"十三五"高等教育医药院校规划教材/多媒体融合创新教材

供护理、助产、相关医学技术类等专业使用

护理解剖学

HULI JIEPOUXUE

主编◎ 臧卫东

郑州大学出版社

郑 州

图书在版编目(CIP)数据

护理解剖学/臧卫东主编. —郑州:郑州大学出版社,
2017.6
ISBN 978-7-5645-4228-3

Ⅰ.①护… Ⅱ.①臧… Ⅲ.①人体解剖学-医学
院校-教材 Ⅳ.①R322

中国版本图书馆 CIP 数据核字(2017)第 091931 号

郑州大学出版社出版发行
郑州市大学路40号　　　　　　　　　　　邮政编码:450052
出版人:张功员　　　　　　　　　　　　　发行电话:0371-66966070
全国新华书店经销
郑州龙洋印务有限公司印制
开本:889 mm×1 194 mm　1/16
印张:21.75
字数:528 千字
版次:2017 年 6 月第 1 版　　　　　　　　印次:2017 年 6 月第 1 次印刷

书号:ISBN 978-7-5645-4228-3　　　　　定价:68.00 元
本书如有印装质量问题,由本社负责调换

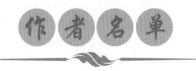

作者名单

主　编　　臧卫东

副主编　　张　伟　沈军生　曹　靖
　　　　　常　成　胡伊乐

编　委　　（按姓氏笔画排序）

王　昕　王　省　石冰涛

田恒运　刘　锦　沈军生

张　伟　陈雪梅　邵金平

郑　伟　赵青赞　胡伊乐

徐　凯　徐高磊　曹　靖

常　成　臧卫东

"十三五"高等教育医药院校规划教材/多媒体融合创新教材

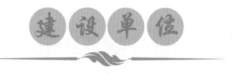

（以单位名称首字拼音排序）

安徽医科大学	济宁医学院
安徽中医药大学	嘉应学院
蚌埠医学院	井冈山大学
承德医学院	九江学院
大理学院	南华大学
赣南医学院	平顶山学院
广东医科大学	山西医科大学
广州医科大学	陕西中医药大学
贵阳中医学院	邵阳学院
贵州医科大学	泰山医学院
桂林医学院	西安医学院
河南大学	新乡医学院
河南大学民生学院	新乡医学院三全学院
河南广播电视大学	徐州医科大学
河南科技大学	许昌学院医学院
河南理工大学	延安大学
河南中医药大学	延边大学
湖南医药学院	右江民族医学院
黄河科技学院	郑州大学
江汉大学	郑州工业应用技术学院
吉林医药学院	

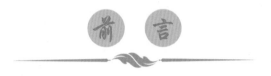

前言

随着护理事业的迅速发展，护理教育工作者面临着诸多机遇与挑战。如何构建适应护理专业岗位特点和护理专业知识结构需要的教学模式及教学内容是我们亟待解决的重要问题。鉴于《护理解剖学》的教学现状及其发展趋势，"十三五"高等教育医药院校规划教材/多媒体融合创新教材编写委员会组织编写了本教材，突出基础课程与护理操作密切结合的特色，体现在如下几方面：

1. 读者对象及学术层次定位准确：本教材的特定读者对象是已受过高中阶段教育，继续接受护理本科阶段教育的医学生。遵循教学大纲的目标要求，编写内容从护理专业学生的实际出发，紧密围绕护理学生将来的就业和继续深造读研读博的实际需求，突出基础医学与临床护理的有机结合，突出基础理论和护理技能的融会贯通。

2. 基础课程与职业教育密切结合：解剖学相关知识在编写中突出针对性与实用性，强调职业需要，以够用为原则，对与护理专业关系密切的内容充分描述，如表浅血管、体表标志、内脏插管涉及的脏器和部位等做详尽描述；对其他内容只做一般介绍，如腹腔血管和神经的分支分布、出入脏器的结构血管神经的位置关系、运动系统部分内容等进行删减和压缩。

3. 基础课程服务临床护理需求：增加护理应用解剖学章节，结合临床基础护理、内科护理、外科护理、儿科护理和妇产科护理等相关护理知识内容，将护理工作中涉及的解剖学知识融入护理操作中去，从解剖学知识应用的角度上，描述器官的位置、形态、结构、毗邻，阐述操作的定位、局部层次结构与操作的关系以及操作的注意事项，使学生提前感受基础知识与临床应用的结合。

天道酬勤，贵在创新。在此，主编向为本书编写出版付出辛勤劳动的全体编委、郑州大学出版社表示衷心感谢。

由于水平有限，教材编写的疏漏或不当之处在所难免，恳请同行专家、广大读者多提宝贵意见，以利修改完善。

臧卫东

2017 年 3 月

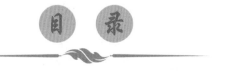

目 录

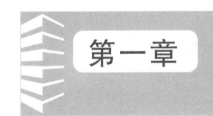

第一章

运动系统

运动系统（locomotor system）由骨、骨连结和骨骼肌三部分组成。全身各骨和骨连结构成人体的支架称骨骼，骨骼肌附着于骨骼上，并围成体腔，如颅腔、胸腔、腹腔等。骨是运动的杠杆，关节是运动的枢纽，骨骼肌是运动的动力。

在人体体表可以看到或触及一些骨的突起、凹陷或骨骼肌的隆起，解剖学称之为体表标志。临床上常常将这些体表标志作为确定某些内脏器官位置、判定血管和神经的走行、中医针灸的取穴、选取手术切口的部位以及穿刺定位的依据。

第一节　骨和骨连结

一、概述

（一）骨

成人有骨（bone）206块，按其所在部位可分为躯干骨（51块）、颅骨（23块）、上肢骨（64块）、下肢骨（62块）（图1-1），另有6块听小骨位于中耳内。每块骨都是一个器官，具有一定的形态，并有丰富的血管、神经和淋巴管分布。经常锻炼的人，骨发育坚实而粗壮；长期不活动的人，就会导致骨质疏松或骨细小。

1. **骨的形态和分类**　按照形态，骨可分为长骨、短骨、扁骨和不规则骨四类。

（1）**长骨**（long bone）　呈长管状，主要分布于四肢，如肱骨、股骨等，在运动中起杠杆作用。长骨可分为一体两端。体又称**骨干**，位于中部，细长，内有较大的空腔称**骨髓腔**，容纳骨髓。两端膨大称**骺**，具有光滑的关节面，面上附有一层关节软骨。骨干与骨骺相邻的部位称**干骺端**，幼年时保留一片骺软骨，通过骺软骨的软骨细胞分裂增殖和骨化，长骨不断增长。成年后，骺软骨骨化，骨干和骺融合为一体，融合遗迹形成骺线。

（2）**短骨**（short bone）　形似立方体，多成群分布于承受压力较大、运动较复杂的部位，如腕骨、跗骨等。

（3）**扁骨**（flat bone）　呈板状，主要构成体腔的壁，如颅腔的顶骨、胸腔的胸骨和肋骨、盆腔的髋骨等，对腔内器官起保护作用。

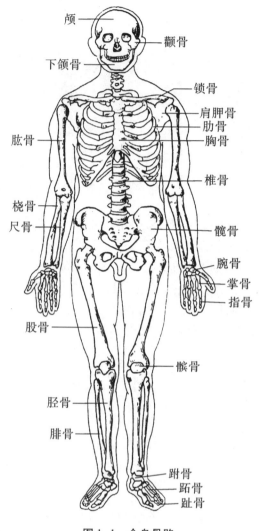

图1-1 全身骨骼

（4）**不规则骨**（irregular bone） 形状不规则，主要分布于躯干、颅底和面部，如躯干的椎骨、颅的上颌骨等。有些不规则骨内含有空腔，称**含气骨**，如上颌骨、额骨等，它们对发音起共鸣作用，同时可减轻颅骨的重量。

2. 骨的构造 骨由骨质、骨膜和骨髓三部分构成（图1-2），并有血管、神经分布。

（1）**骨质**（bone substance） 是骨的主要成分，分为**骨密质**和**骨松质**。骨密质分布于骨的外表面及长骨的骨干，由紧密排列成层的骨板构成；致密坚硬，抗压性强。骨松质分布于长骨两端和其他骨的内部，由交错排列的骨小梁构成，其排列与压力或张力方向一致，疏松呈海绵状。

（2）**骨膜**（periosteum） 是一层致密结缔组织膜，呈淡红色，薄而坚韧，富有血管、神经和淋巴。骨膜分骨外膜和骨内膜两种。骨外膜覆盖于除关节面外的骨表面，含有大量的成骨细胞和破骨细胞，对骨的生长、再生、修复和愈合具有重要作用。骨外膜的神经末梢丰富，骨发生损伤和炎症时疼痛明显。衬覆于骨髓腔内面和松质间隙内的膜称为骨内膜。骨膜对骨的营养、生长和感觉具有重要作用,剥离骨膜后,骨不易修复而坏死。

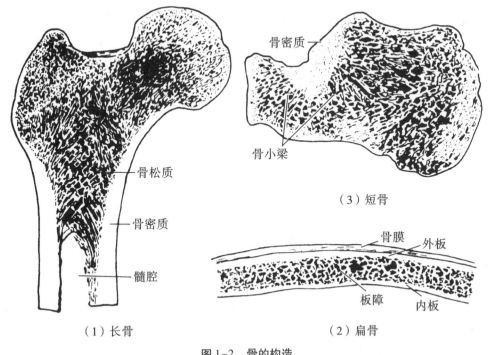

骨密质

骨小梁

（3）短骨

骨松质

骨密质

髓腔

骨膜　外板

板障　　　内板

（1）长骨　　　　　　　　　　　　（2）扁骨

图 1-2　骨的构造

（3）**骨髓**(bone marrow)　充填于骨髓腔和骨松质内,分为**红骨髓**和**黄骨髓**两种。红骨髓具有造血功能,因含有大量不同发育阶段的红细胞而呈红色,人体内的红细胞和大部分白细胞均产生于红骨髓。5~7 岁后,长骨骨髓腔内的红骨髓逐渐被黄骨髓代替,黄骨髓内含大量脂肪组织而呈黄色,已不具备造血功能,但当大量失血或重度贫血时,黄骨髓仍可能转化为红骨髓恢复造血功能。成人髂骨、椎骨和胸骨内的骨髓终生都是红骨髓,临床疑有造血功能疾患时,常在髂骨或胸骨处抽取少量红骨髓进行检查来确定。

3.**骨的化学成分和物理特性**　成人骨质的化学成分由有机质和无机质组成。有机质约占 1/3,使骨具有韧性和弹性;无机质约占 2/3,使骨坚实有硬度。一生中骨的无机质和有机质的比例随年龄的增长而发生变化。年幼者骨的有机质和无机质约各占一半,故弹性大、硬度小、易变形,在外力作用下不易骨折或折而不断;成年人的骨有机质和无机质的比例最为合适,约为 3 ：7,具有很大硬度和一定弹性,也较坚韧;老年人的骨无机质比例更大,脆性较大,易发生骨折。

4.**骨的发生和生长**

（1）**膜内成骨**　由间充质先形成膜状,然后骨化成骨,如锁骨、颅盖骨等。

（2）**软骨内成骨**　由间充质先发育成软骨雏形,然后再由软骨逐渐骨化成骨,绝大部分的骨是以此种方式发育而成的。

在形成软骨雏形的基础上,骨干的中央出现初级骨化中心,然后在软骨两端出现次级骨化中心,于是在骨化中心的基础上不断发育成骨。初级骨化中心和次级骨化中

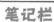

心分别形成骨干和骺,两者之间有骺软骨。发育到一定年龄(16~24岁)骨干和骺之间的骺软骨全部骨化,长骨即停止增长。在长骨两端的X射线片或切开的骨上,可见到其痕迹称**骺线**。

(二)骨连结

骨与骨之间的连结装置称**骨连结**(synostosis)。按照骨连结的方式和功能不同,可分为直接连结和间接连结两种。

1. 直接连结 骨与骨之间借致密结缔组织、软骨或骨直接相连,其间没有腔隙(图1-3)。这类连结,运动性能很小或完全不能运动。

(1)**纤维连结**(fibrous joint) 骨与骨之间借致密结缔组织直接相连称纤维连结,如颅骨间的缝,几乎不能活动。

(2)**软骨连结**(cartilaginous joint) 骨与骨之间借软骨组织直接相连称软骨连结,多见于幼年时期。随着年龄的增长,到一定年龄有些软骨组织发生骨化,骨与骨之间融合在一起,软骨连结则转变成骨性结合(synostosis),如骶椎之间的骨性融合、颅骨缝的骨化等。

2. 间接连结 又称**滑膜关节**(synovial joint),简称**关节**(joint),骨与骨之间借膜性的结缔组织囊互相连结而成,囊内有腔隙(图1-4)。这类连结,具有较大的活动性,它是骨连结的高级分化形式,也是连结的主要方式。

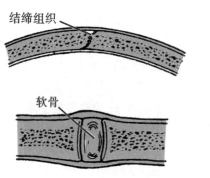

图1-3 骨的纤维连结和软骨连结

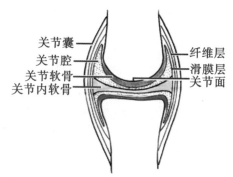

图1-4 关节的基本结构模式

(1)**关节的基本结构** 关节的基本结构包括关节面、关节囊和关节腔。

关节面(articular surface):是构成关节各骨的相对面,表面无骨膜,覆盖一层透明软骨称关节软骨,其表面光滑,有弹性,可减少运动时的摩擦,并有缓冲作用。

关节囊(articular capsule):为包绕关节周围的结缔组织膜性囊,分为内、外两层。外层为纤维层,由致密结缔组织构成,厚而坚韧,两端附着于关节面周缘,并与骨膜相延续。内层为滑膜层,由疏松结缔组织构成,薄而光滑,有丰富的血管网,可分泌滑液,两端附着于关节软骨周缘。滑膜内衬于纤维层内面及关节内除软骨以外的结构,具有减少摩擦和营养作用。

关节腔(articular cavity):是由关节软骨与滑膜围成的密闭腔隙,在正常状态下,内含少量滑液,有润滑关节、减少摩擦的作用。关节腔内为负压,对维持关节稳定有一定的作用。

（2）**关节的辅助结构**　有些关节除具备上述基本结构外，还有一些辅助结构，以增加关节的稳固性和灵活性。

韧带（ligament）：是连于两骨间的致密结缔组织束，分**囊内韧带**和**囊外韧带**。囊内韧带位于关节囊内，如膝关节内的交叉韧带；囊外韧带位于关节囊外，如髋关节的髂股韧带；有的是关节周围肌腱的延续，如髌韧带。对关节起加固和限制其过度活动作用。

关节盘（articular disc）：是垫于两骨关节面之间的纤维软骨板，中央稍薄，周缘略厚，使两骨关节面更为合适，并增加了运动形式和范围。关节盘既增加了关节的稳固性和灵活性，又减少了冲击和震荡。膝关节的关节盘呈半月形，称关节半月板。

关节唇（articular labrum）：是附着于关节窝周缘的纤维软骨环，可加深关节窝，增大关节面，增加关节的稳固性。

（3）**关节的运动形式**　关节的运动一般都是围绕一定的轴而运动，围绕某一运动轴可产生两种方向相反的运动形式。根据运动轴的方位不同，关节的运动形式可分为四组。

屈和伸：是围绕冠状轴进行的运动。运动时两骨互相靠拢为屈，反之为伸。

内收和外展：是围绕矢状轴进行的运动。骨向正中矢状面靠拢为内收，反之为外展。

旋转：是围绕垂直轴进行的运动。骨的前面转向内侧称**旋内**，反之称**旋外**。在前臂则称旋前和旋后，手背转向前方称**旋前**，反之称**旋后**。

环转：骨的近端在原位转动，远端做圆周运动，整个骨的运动轨迹是一圆锥形。这实际上是矢状轴和冠状轴连续变换，屈、收、伸、展四种形式不断转换的连续动作。

二、躯干骨及其连结

躯干骨包括椎骨、肋和胸骨三部分，借助骨连结构成脊柱和胸廓。

（一）脊柱

1. **椎骨**（vertebrae）　在未成年前有 32~34 块，即颈椎 7 块、胸椎 12 块、腰椎 5 块、骶椎 5 块和尾椎 3~5 块。青春期后 5 块骶椎融合成 1 块骶骨，3~5 块尾椎融合成 1 块尾骨，因而成年人椎骨共有 26 块。

（1）**椎骨的一般形态**　椎骨为不规则骨，每块椎骨均由**椎体**和**椎弓**两部分组成。椎体位于椎骨的前部，呈短圆柱状，表面密质较薄，内部充满松质。上、下面粗糙，借椎间盘与相邻椎骨相连结，是脊柱承重的主体，从颈椎到腰椎，椎体的横断面积逐渐增大。

椎弓是附在椎体后方的弓状骨板，它与椎体共同围成**椎孔**，所有椎孔相互连通形成**椎管**，容纳、保护脊髓及脊神经根。椎弓与椎体相连结的部分较细称**椎弓根**，其上方浅切迹称**椎上切迹**，其下方深切迹称**椎下切迹**。相邻椎骨的上、下切迹围成**椎间孔**，孔内有脊神经和血管通过。椎弓后部宽厚呈板状称**椎弓板**。从椎弓发出 7 个突起，即**棘突** 1 个，正中向后突起；**横突** 1 对，向两侧突起；**上关节突** 1 对，从椎弓根和椎弓板结合处向上突起；**下关节突** 1 对，从椎弓根和椎弓板结合处向下突起。

（2）**各部椎骨的主要特征**

颈椎（cervical vertebrate）：椎体相对较小，椎孔相对较大，呈三角形；横突根部有**横突孔**，孔内其中上 6 位颈椎的横突孔内有椎动脉和椎静脉通过。除第 1、第 7 颈椎外，其他颈椎棘突末端分叉。第 1 颈椎又称**寰椎**（atlas），呈环状，无椎体、棘突和关节突，由前弓、后弓和两个侧块组成。侧块上面各有一椭圆形的关节面，与颅骨枕髁形成寰枕关节。第 2 颈椎又称**枢椎**（axis），在椎体上方伸出一指状突起称**齿突**，齿突原为寰椎的椎体，发育过程中脱离寰椎而与枢椎体融合。第 7 颈椎又称**隆椎**（vertebra prominens），棘突特别长，末端不分叉，稍低头时，在颈后正中线上很容易看到和摸到，常作为记数椎骨序数的标志（图 1-5 ~ 图 1-8）。

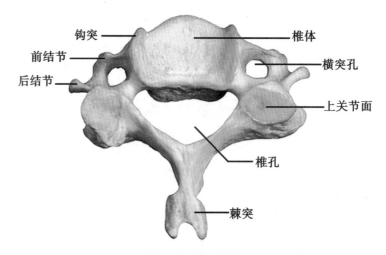

图 1-5　第 3 颈椎

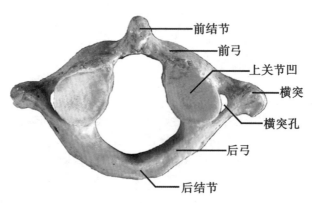

图 1-6　寰椎

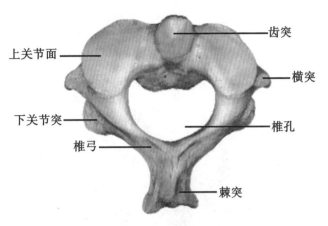

图1-7　枢椎

齿突
上关节面
横突
下关节突
椎孔
椎弓
棘突

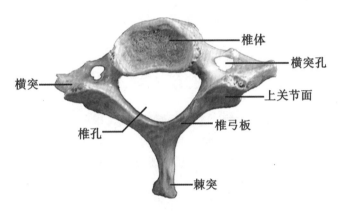

图1-8　第7颈椎

椎体
横突孔
横突
上关节面
椎孔
椎弓板
棘突

　　胸椎(thoracic vertebra):椎体横断面呈心形,12个椎体从上向下逐渐增大;椎孔相对较小,呈圆形;棘突细长向后下方倾斜,呈叠瓦状排列;胸椎两侧与肋骨相连结,故椎体两侧的上、下和横突末端均有小的关节面,分别称**上肋凹**、**下肋凹**和**横突肋凹**(图1-9,图1-10)。

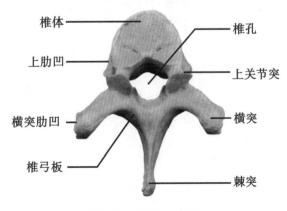

图1-9　胸椎(上面观)

椎体
椎孔
上肋凹
上关节突
横突肋凹
横突
椎弓板
棘突

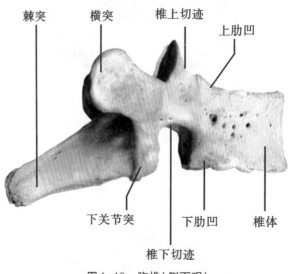

图 1-10　胸椎(侧面观)

腰椎(lumbar vertebra):椎体粗大,横断面呈肾形;椎弓发达,椎孔较大呈三角形;上、下关节突粗大,关节面基本呈矢状位;棘突宽大呈板状,几乎呈水平后伸,末端圆钝,且棘突间隙较宽,临床上利用此间隙进行腰椎穿刺术(图 1-11)。

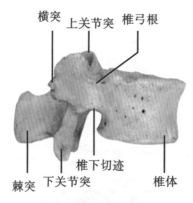

图 1-11　腰椎(侧面观)

骶骨(sacrum):成人骶骨呈倒置三角形,由 5 块骶椎融合而成。分骶骨底、侧部、骶骨尖、盆面和背侧面(图 1-12,图 1-13)。

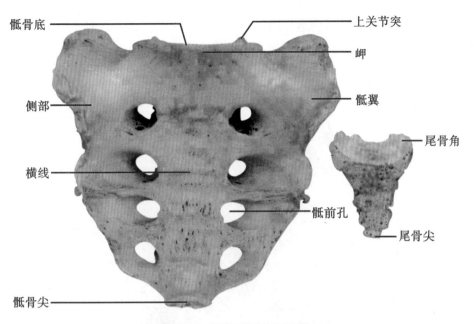

图 1-12 骶骨、尾骨（前面观）

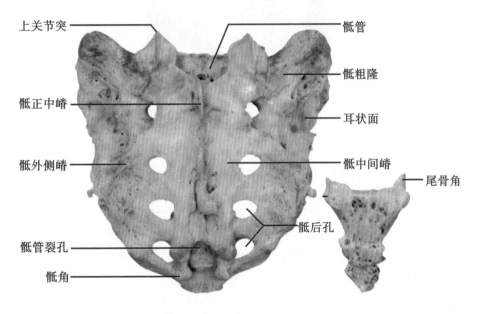

图 1-13 骶骨、尾骨（后面观）

骶骨底位于上方，即第 1 骶椎体的上面，其前缘突出称**骶骨岬**，女性骶骨岬是产科测量骨盆入口大小的重要标志。侧部的外侧有**耳状面**，与髂骨的耳状面相对应，形成骶髂关节；耳状面后方有骶粗隆。盆面凹向前下，有 4 对**骶前孔**。背侧面凸向后上，中线处有棘突融合而成的纵形**骶正中嵴**，其两侧有 4 对**骶后孔**，与骶前孔相通，其下方有形状不整齐的**骶管裂孔**，向上通**骶管**，此孔两侧有明显的突起称**骶角**，临床上以骶角为标志进行骶管麻醉。骶骨尖向下与尾骨相连。

尾骨（coccyx）：由3～5块退化的尾椎融合而成，一般30～40岁才融合成。尾骨形体较小，上与骶骨尖相连结，下端游离称尾骨尖。

2. 椎骨的连结

（1）**椎体间的连结** 椎体间借椎间盘、前纵韧带和后纵韧带相连结（图1-14）。

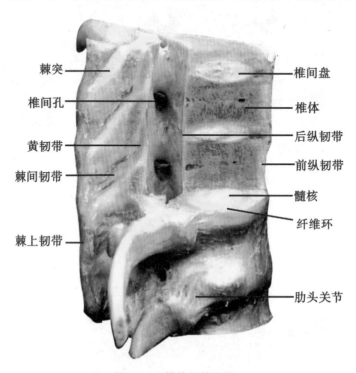

图1-14 椎体间的连结

椎间盘（intervertebral disc）：是连结相邻两个椎体间的纤维软骨盘，由**髓核**和**纤维环**两部分构成。髓核位于椎间盘的中央稍偏后，是柔软富有弹性的胶状物。纤维环环绕在髓核周围，由数层同心圆排列的纤维软骨环构成，质坚韧，其前部较宽，后部较窄，牢固连结相邻椎体，并保护和限制髓核向外膨出。因此，整个椎间盘既坚韧又富有弹性，除对椎体起连结作用外，还可缓冲震荡，起"弹性垫"的作用，并保证脊柱能向各个方向运动。椎间盘厚薄不一，腰部最厚，颈部次之，中胸部最薄，故脊柱腰部活动度最大，损伤最多。当椎间盘纤维环破裂时，髓核容易向后外侧脱出，突入椎管或椎间孔，压迫脊髓或脊神经根，产生相应的临床症状称**椎间盘突出症**。

前纵韧带（anterior longitudinal ligament）：是紧密附着于所有椎体及椎间盘前面的扁带状、坚固的纤维束，有限制脊柱过度后伸的作用。

后纵韧带（posterior longitudinal ligament）：为附着于所有椎体及椎间盘后面的纵长韧带，并形成椎管的前壁，有限制脊柱过度前屈的作用。

（2）**椎弓间的连结** 主要是韧带和关节。①**黄韧带**（ligamenta flava）为连结相邻椎弓板间的短韧带，与椎弓板共同构成椎管后壁。它由黄色的弹性纤维构成，坚韧有弹性，有限制脊柱过度前屈的作用。②**棘间韧带**（interspinal ligaments）为连结相邻棘突间的短韧带,前接黄韧带,后接棘上韧带,具有限制脊柱过度前屈的作用。③**棘上韧带**(supraspinous ligament)为附着于各棘突末端的纵长韧带,也有限制脊柱过度前屈的作用。④**关节突关节**(zygapophysial joint)是相邻椎骨的上、下关节突构成的联合关节,属于微动关节。

(3)**寰枕关节和寰枢关节** 寰枕关节由寰椎侧块与枕髁构成,可使头前俯、后仰和侧屈。寰枢关节由寰椎和枢椎构成,可使头左右旋转。

3.**脊柱的整体观** 脊柱(vertebral column)因年龄、性别和发育不同而有差异。成年男性脊柱长约70 cm,女性约为60 cm,椎间盘总厚度占脊柱总长度的1/4(图1-15)。

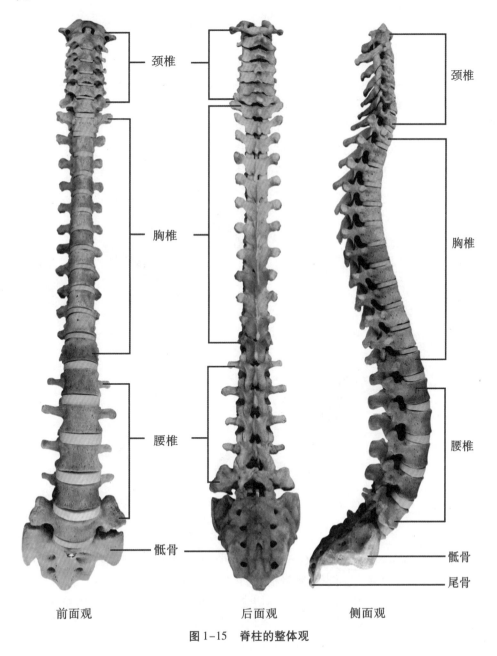

| 前面观 | 后面观 | 侧面观 |

图1-15 脊柱的整体观

（1）**脊柱前面观** 椎体自上而下逐渐增大，到骶骨上端最宽，并可见前纵韧带纵贯脊柱全长。

（2）**脊柱后面观** 可见棘上韧带纵贯脊柱全长；棘突纵列成一条直线，各部棘突形态各异。颈椎棘突短，末端分叉，但隆椎棘突长而突出；胸椎棘突长，斜向后下方，并呈"叠瓦状"排列；腰椎棘突呈板状，水平向后伸，棘突间隙较宽。

（3）**脊柱侧面观** 可见脊柱有 4 个生理弯曲，即颈曲和腰曲凸向前，是生后发育过程中，随着抬头和坐立而形成；胸曲和骶曲凸向后，在胚胎时期已形成。脊柱的生理弯曲增大了脊柱的弹性，利于维持身体平衡及缓冲重力和反弹力。

4. 脊柱的功能 脊柱具有支持体重、传递重力和缓冲震动的作用；具有保护脊髓和内脏器官的作用；并具有多种运动功能。

（二）胸廓

1. 肋（rib） 由肋骨和肋软骨两部分组成，共 12 对。

（1）**肋骨（costal bone）** 呈细长弓状，属扁骨。肋骨后端稍膨大称**肋头**；肋头外侧稍细的部分称**肋颈**，再转向前方为**肋体**，颈、体交界处的后外侧有一粗糙突起称**肋结节**。肋体长而扁，分内、外两面和上、下两缘，内面近下缘处有一浅沟称**肋沟**，肋间血管、神经行于其中，体后份的急转角称**肋角**（图 1-16）。

（2）**肋软骨（costal cartilage）** 位于各肋骨的前端，由透明软骨构成，终生不骨化。

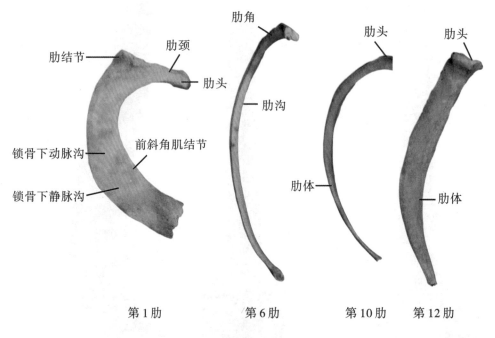

第 1 肋　　　　第 6 肋　　　　第 10 肋　　　第 12 肋

图 1-16　肋骨

2. 胸骨（sternum） 长而扁，位于胸前壁正中皮下，全长可从体表摸到（图 1-17）。前面微凸，后面微凹，自上而下由**胸骨柄**、**胸骨体**和**剑突**组成。胸骨柄上部宽厚，下部窄薄，上缘有 3 个凹陷，中间的称**颈静脉切迹**，外侧的称**锁切迹**，与锁骨相关节；柄的两侧有 1 对肋切迹，与第 1 肋相连结。柄体相连处稍向前突称**胸骨角**，是确定第 2 肋的重要标志。胸骨体是长方形的扁骨板，外侧缘有 6 对肋切迹，分别与第 2~7 肋软骨相关节。剑突薄而窄,形状变化较大,上连胸骨体,下端游离。

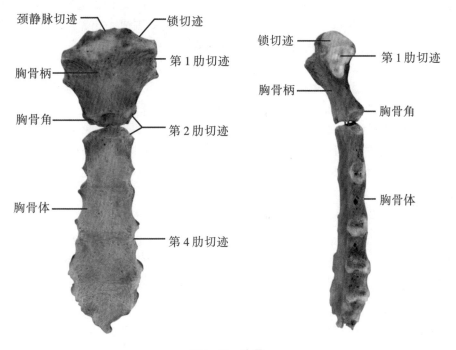

图1-17　胸骨

3. 肋骨的连结

（1）**肋椎连结**　肋后端与胸椎之间形成**肋椎关节**。

（2）**肋前端的连结**　第1～7肋前端直接与胸骨侧缘相连,其中第1肋与胸骨柄构成直接连结,第2～7肋与胸骨体构成胸肋关节;第8～10肋前端借肋软骨与上位的肋软骨依次相连形成**肋弓**;第11～12肋前端游离于腹壁肌中称**浮肋**(图1-18)。

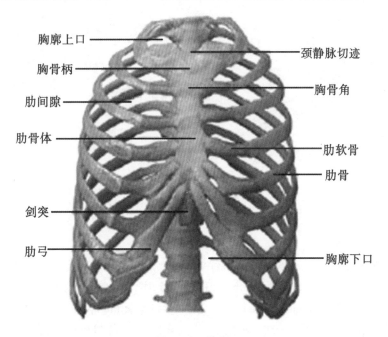

图1-18　胸廓

4. 胸廓(thoracic cage)**的整体观**　成人胸廓呈前后略扁的圆锥形。胸廓上口较小,由第 1 胸椎体、第 1 肋和胸骨柄上缘围成,是颈部与胸腔之间的通道。胸廓下口较大,由第 12 胸椎体、第 12 肋和第 11 肋前端、肋弓和剑突围成。相邻两肋之间的间隙称**肋间隙**,共 11 对。两侧肋弓之间的夹角称**胸骨下角**(也称腹上角)。

胸廓的形状和大小与年龄、性别、体形、健康状况等因素有关。新生儿的胸廓呈桶状;老年人的胸廓则扁长;成年女性的胸廓短而圆。佝偻病患儿的胸廓前后径大,胸、肋骨向前突出,称"鸡胸"。肺气肿患者的胸廓各个径线都增大,形成"桶状胸"。

5. 胸廓的功能　胸廓对胸腔内器官除具有保护和支持作用外,主要参与呼吸运动。吸气时,在肌的作用下,肋前端上提,胸骨抬高并前移,肋体向外扩展,胸廓前后径和横径都增大,胸腔容积扩大,肺被动扩张,气体吸入;呼气时则相反。

三、颅骨及其连结

颅(cranium)位于脊柱上方,由 23 块不同形状、不同大小的**颅骨**(cranial bone)组成,另外有 3 对听小骨位于颞骨内。成人颅骨除下颌骨和舌骨外,其余各颅骨相互连成一个整体,对脑、感觉器官以及消化器官和呼吸器官的起始部分起保护和支持作用。

(一)颅的组成

按颅骨所在的部位,颅骨分为脑颅骨和面颅骨两部分(图 1-19)。

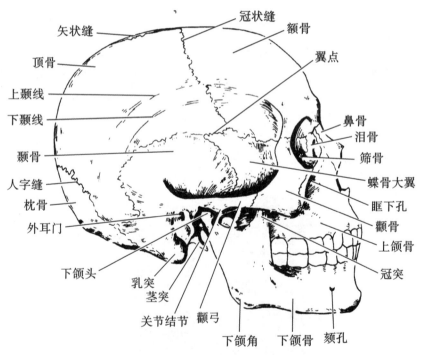

图 1-19　颅的侧面观

1. 脑颅骨(bone of cerebral cranium)　位于颅的后上部,共有 8 块,它们共同围成颅腔,容纳脑。脑颅骨包括:**额骨**(frontal bone)1 块,突出向前;**顶骨**(parietal bone)1 对,头顶两侧;**枕骨**(occipital bone)1 块,突出向后;**颞骨**(temporal bone)1 对,居顶骨外下方;**蝶骨**(sphenoid bone)1 块,蝴蝶形,位于颅底中部;**筛骨**(ethmoid bone)1 块,位于

颅底前部。

2. **面颅骨**(bone of facial cranium) 位于颅的前下部分,有15块,它们构成面部支架,并围成眶、骨性鼻腔和骨性口腔,容纳视器、嗅觉和味觉器官。面颅骨包括:**下颌骨**(mandible)1块,位于下方,可活动,有下颌牙;**上颌骨**(maxillary bone)1对,与下颌骨相对应,有上颌牙;**腭骨**(palatine bone)1对,位于上颌骨之后;**鼻骨**(nasal bone)1对,位于两上颌骨上部之间,构成鼻背的基础;**颧骨**(zygomatic bone)1对,位于上颌骨外上方,形成面颊部的骨性突起;**犁骨**(vomer)1块,位于鼻腔正中后下方,参与鼻中隔的形成;**下鼻甲**(inferior nasal concha)1对,位于鼻腔外侧壁下方;**泪骨**(lacrimal bone)1对,位于两眶内侧壁;**舌骨**(hyoid bone)1块,游离于喉上方的舌肌群中。

(二)下颌骨和舌骨

1. **下颌骨**(mandible) 呈"蹄铁"形,分为中部的**下颌体**及两侧的**下颌支**,二者相交于**下颌角**(图1-20)。下颌体上缘为牙槽弓,弓上有窝,有容纳牙根的牙槽。下颌体前外侧有一对**颏孔**,体后正中有突起称颏棘,体内面下部有一三角形浅窝称**下颌下腺凹**。

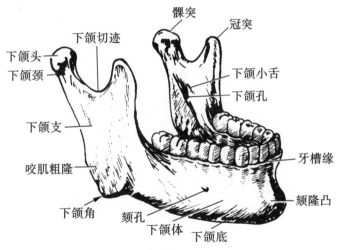

图1-20 下颌骨

下颌支向上有两个突起,前方尖锐称**冠突**,后方宽大称**髁突**,髁突上端膨大称**下颌头**,其下方缩细称**下颌颈**。下颌支内面中央有一开口向后上的**下颌孔**,向下经下颌管通颏孔。

2. **舌骨**(hyoid bone) 呈"U"形,位于喉上方,借肌连于下颌骨及颅底(图1-21)。其中部称为**舌骨体**,自体向后伸出一对**大角**,体与大角结合处向上伸出一对**小角**。

(三)颅的整体观

1. **颅的上面观** 颅的上面称**颅顶**(calvarir),呈卵圆形,光滑隆凸,由顶骨、额骨及部分颞骨和枕骨构成。有3条缝:**冠状缝**位于额骨与顶骨之间;**矢状缝**位于两顶骨之间;**人字缝**位于顶骨与枕骨之间。

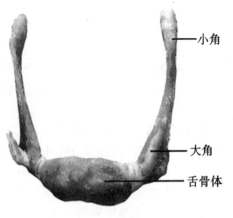

图1-21 舌骨

2. 颅的侧面观 中部有**外耳门**,向内通外耳道。外耳门前方有**颧弓**,外耳门后下方有一突起称**乳突**,二者均可在体表摸到。颧弓内上方有一大而浅的凹陷称**颞窝**,窝内侧面的前下部有额骨、顶骨、颞骨和蝶骨大翼四骨相交而成的"H"形缝称为**翼点**,此处骨质薄弱,其有脑膜中动脉分支经过,骨折时,易引起颅内出血,形成硬膜外血肿,可压迫脑组织。

3. 颅的前面观 上部为额骨的鳞部(图1-22),其下方两侧有一对弓形隆起称**眉弓**,左右眉弓之间较平坦称**眉间**。眉弓的外下方有一对腔称**眶**,眶的内下方为**骨性鼻腔**,骨性鼻腔的下方是不完整的骨性口腔。

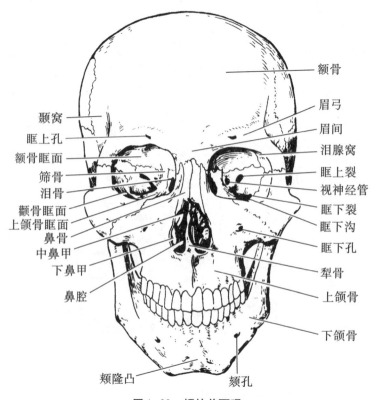

图1-22 颅的前面观

（1）**眶**(orbit) 容纳眼球及附属结构。眶口略呈四边形,上、下缘分别称**眶上缘**和**眶下缘**,眶上缘的内、中1/3交界处有一**眶上切迹**或**眶上孔**,眶下缘的中点下方有**眶下孔**,分别有同名血管和神经通过。眶尖朝向后内,有一圆孔称**视神经管**,通入颅中窝。眶有四个壁:上壁与颅前窝相邻,其前外侧面有一深窝称**泪腺窝**,容纳泪腺;下壁中部有**眶下沟**,向前导入眶下管通眶下孔;内侧壁最薄,其前下部有**泪囊窝**,容纳泪囊,此窝向下经**鼻泪管**通向鼻腔;外侧壁较厚。上壁与外侧壁间的后份有**眶上裂**,通颅中窝;下壁与外侧壁间的后份有**眶下裂**,通颞下窝,二裂均有血管和神经经过。

（2）**骨性鼻腔**(bony nasal cavity) 位于面颅中央,上至颅底,下邻口腔。内有正中矢状位的骨性鼻中隔将其分为左、右两部分。**骨性鼻中隔**由筛骨垂直板和犁骨构成。左、右鼻腔共同的前口称梨状孔;后口有两个称**鼻后孔**,通向鼻咽部。每侧鼻腔的外侧壁自上而下有3个向下弯曲的骨片,分别称**上鼻甲、中鼻甲**和**下鼻甲**,鼻甲的下方都有相应的鼻道,分别称**上鼻道、中鼻道**和**下鼻道**(图1-23)。上鼻甲的后上方与蝶骨体之间有一浅窝称**蝶筛隐窝**。下鼻道有鼻泪管开口。

（3）**鼻旁窦**（paranasal sinus） 又称**鼻旁窦**或**鼻窦**，包括上颌窦、额窦、蝶窦和筛窦，是位于上颌骨、额骨、蝶骨和筛骨内的含气空腔，它们都位于鼻腔周围，并开口于鼻腔。**上颌窦**，容积最大，窦口高于窦底，人体直立时不宜引流，开口于中鼻道；**额窦**，位于眉弓深面，左右各一，窦口向下开口于中鼻道；**蝶窦**，位于蝶骨体内，由骨板分为两腔，向前开口于蝶筛隐窝；**筛窦**，是筛骨内蜂窝状小房的总称，分前、中、后三群，前、中群开口于中鼻道，后群开口于上鼻道。下鼻道有鼻泪管开口。鼻旁窦对发音共鸣、减轻颅骨重量有一定作用。

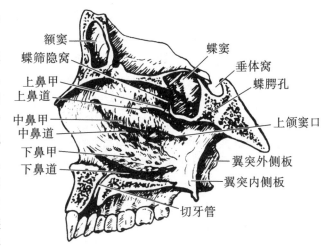

图 1-23　鼻腔的外侧壁

（4）**骨性口腔**（bony oral cavity） 由上颌骨、腭骨和下颌骨围成。顶为骨腭，前壁及外侧壁由上、下颌骨的牙槽和牙齿构成。底缺如，由软组织封闭。

4.**颅底内面观** 凹凸不平，前部最高，后部最低，由前向后呈"三级阶梯"状的3个窝，分别称颅前窝、颅中窝和颅后窝（图 1-24）。

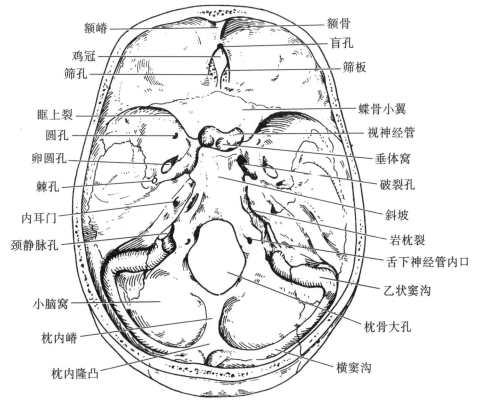

图 1-24　颅底（内面观）

（1）**颅前窝** 由额骨、筛骨、蝶骨的部分构成。窝底正中有一向上突起称鸡冠,其两侧的水平骨板称**筛板**,板上有许多小孔称**筛孔**,通鼻腔。

（2）**颅中窝** 由蝶骨、颞骨的部分构成。中央有马鞍形的结构称**蝶鞍**,鞍的正中有**垂体窝**,容纳垂体,窝前是横行的交叉前沟,此沟向两侧通向视神经管,窝后的横位隆起称**鞍背**,垂体窝和鞍背合称**蝶鞍**,其两侧有浅沟称**颈动脉沟**,此沟向前通眶上裂,向后通**破裂孔**,续于颞骨岩部内的**颈动脉管**。在蝶鞍两侧,由前向后外依次排列有**圆孔、卵圆孔和棘孔**。卵圆孔和棘孔的后方骨突为**颞骨岩部**,呈"三棱锥"状,岩部外侧较平坦称**鼓室盖**,为中耳鼓室的上壁。

（3）**颅后窝** 由枕骨和颞骨岩部构成,容纳小脑和脑干。此窝位置最低,中央有**枕骨大孔**,孔前外侧缘有舌下神经管的内口,孔前上方的平坦斜面称**斜坡**,孔后上方的"十"字隆起称**枕内隆凸**,由此凸向上的浅沟延伸为**上矢状窦沟**,向两侧续于**横窦沟**,转向前下呈"S"形的沟称**乙状窦沟**,再经**颈静脉孔**出颅。颅后窝的前外侧,颞骨岩部后面中央有一开口称**内耳门**,通内耳道。

5. **颅底外面观** 高低不平,孔裂甚多。后部正中有枕骨大孔(图1-25),其正后方的突起称**枕外隆凸**,它的两侧有弓形骨嵴称**上项线**。枕骨大孔两侧有椭圆形关节面称**枕髁**,与寰椎形成关节。髁前有一边缘不整齐的孔称**破裂孔**,髁的前外侧有颈静脉孔。在颈静脉孔前方有**颈动脉管外口**,向前内侧通颈动脉管续于破裂孔。枕髁外侧有明显骨突称乳突,其前内侧有细长的**茎突**,二突间有一小孔称**茎乳孔**,向内通**面神经管**。枕髁根部有一向前外方的开口称**舌下神经管外口**。茎突前外侧有明显的关节窝称**下颌窝**,窝前的横行突起称**关节结节**。颅底外面前部上颌牙齿围绕的部分称**骨腭**,其前部正中有一小孔称**切牙孔**,腭后部两侧有**腭大孔**。

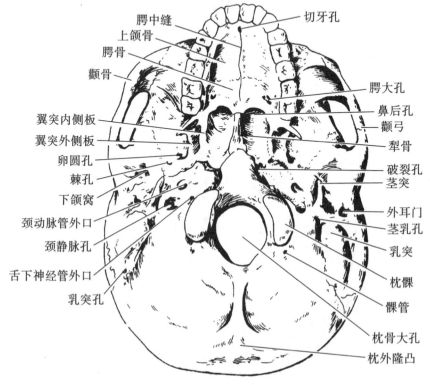

图1-25 颅底(外面观)

6. 新生儿颅的特征及其生后的变化 新生儿颅(图1-26),由于牙齿未萌出,鼻窦未发育,咀嚼功能不健全;而胎儿脑及感觉器官发育较早,所以脑颅大于面颅,到成年期,由于牙齿和鼻窦的发育,使面颅迅速扩大;老年人骨质因吸收变薄,牙齿磨损脱落,面颅再次变小。新生儿颅顶各骨间有一定的缝隙,由结缔组织膜封闭,缝隙交接处的膜称**囟**,其中有较大的**前囟**和**后囟**,二者分别位于矢状缝的前和后。前囟一般于1岁半左右闭合,后囟于生后不久即闭合。前囟闭合的早晚可作为婴儿发育的标志和颅内压力变化的测试窗口。新生儿颅盖只有一层骨板,一般于4岁开始逐渐分内、外两层,其间夹有松质称**板障**。

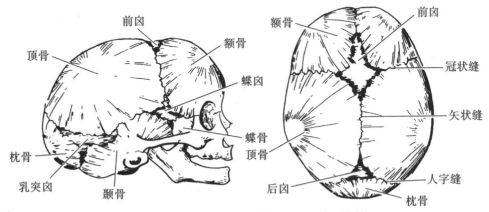

图1-26 新生儿颅

(四) 颅骨的连结

1. 颅骨的纤维连结和软骨连结 颅盖各骨之间,大多借结缔组织膜相连结,构成缝;颅底各骨之间则为软骨连结。随着年龄的增长,有些缝和软骨可转化成骨性结合。舌骨与颞骨茎突间借韧带连结。

2. 颞下颌关节(temporomandibular joint) 又称**下颌关节**(图1-27),是颅骨间唯一的滑膜关节,它是由颞骨的下颌窝、关节结节与下颌头构成。关节囊松弛,前部较薄弱,外侧有韧带加强。关节囊内有椭圆形的关节盘,将关节腔分隔成上、下两部分。

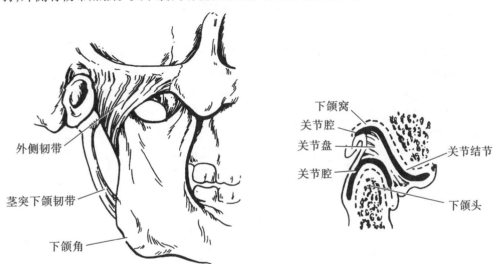

图1-27 颞下颌关节

颞下颌关节属于联合关节,两侧同时运动,可使上颌骨上提、下降、向前、向后和侧方运动。由于关节囊较松弛,当张口过大时,下颌头有可能向前滑脱,离开关节窝,进入颞下窝而不能退回关节窝,造成下颌关节脱位。

四、四肢骨及其连结

(一)上肢骨及其连结

1.上肢骨 上肢骨包括锁骨、肩胛骨、肱骨、尺骨、桡骨和手骨。

(1)**锁骨**(clavicle) 呈"～"形弯曲(图1-28),位于胸廓前上部两侧,全长均可在体表摸到。锁骨分一体两端,体的上面光滑,下面粗糙,内侧2/3凸向前,呈"三棱棒"形,外侧1/3凸向后,呈扁平形,锁骨的外、中1/3交界处较细易骨折;内侧端粗大称**胸骨端**,有关节面与胸骨柄形成胸锁关节;外侧端扁平称**肩峰端**,有关节面与肩峰形成关节。锁骨是上肢骨中唯一与躯干骨构成关节的骨,具有固定上肢、支持肩胛骨、便于上肢灵活运动的作用。

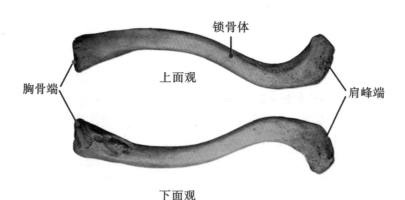

图1-28 锁骨

(2)**肩胛骨**(scapula) 为三角形扁骨(图1-29,图1-30),分为两面、三缘和三角。前面为一大而浅的窝称**肩胛下窝**;后面上方有一横位的骨嵴称**肩胛冈**,冈的外侧端较平宽称**肩峰**,为肩部最高点,冈的上、下各有一窝,分别称**冈上窝**和**冈下窝**。内侧缘薄而锐利,外侧缘肥厚,上缘短而薄,近外侧有一小切迹称**肩胛切迹**,自切迹外侧向前伸出一指状突起称**喙突**,有肌附着。上角在内上方,平对第2肋;下角为内、外侧缘会合处,对应第7肋,体表易摸到;外侧角膨大,有一微凹朝外的关节面称**关节盂**,与肱骨头相关节,关节盂的上、下分别有**盂上结节**和**盂下结节**,有肌附着。

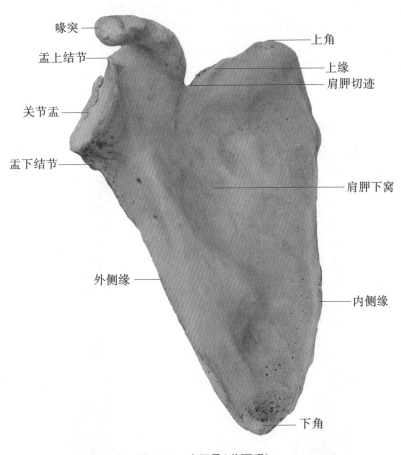

喙突

盂上结节

关节盂

盂下结节

外侧缘

上角

上缘

肩胛切迹

肩胛下窝

内侧缘

下角

图1-29 肩胛骨(前面观)

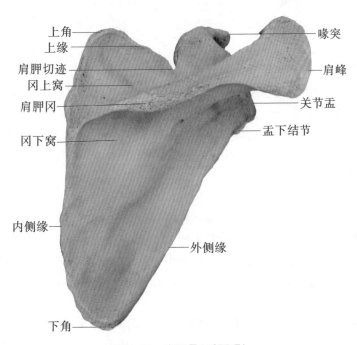

上角

上缘

肩胛切迹

冈上窝

肩胛冈

冈下窝

内侧缘

外侧缘

下角

喙突

肩峰

关节盂

盂下结节

图1-30 肩胛骨(后面观)

（3）**肱骨**（humerus） 位于上臂，是典型长骨，分上、下两端及一体（图1-31，图1-32）。上端呈"半球"形，称**肱骨头**，朝向内后上方，与肩胛骨的关节盂构成肩关节，头周围的环状浅沟称**解剖颈**，头外侧的隆起称**大结节**，前面的隆起称**小结节**，两结节向下延伸的骨嵴，分别称**大结节嵴**和**小结节嵴**，两结节间的纵沟称**结节间沟**，内有肱二头肌长头腱通过。上端与肱骨体交界处称**外科颈**，因此处易骨折而得名。

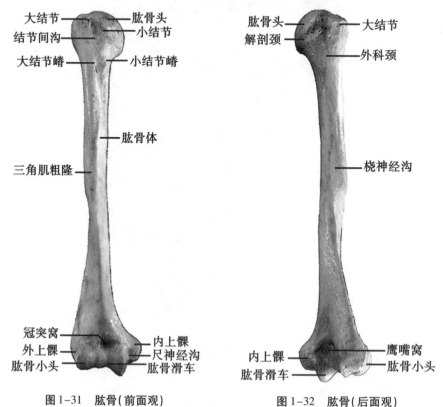

图1-31 肱骨（前面观）　　图1-32 肱骨（后面观）

肱骨体上端呈圆形，下端呈三棱柱形。体中部外侧有较大的"V"形粗糙面称**三角肌粗隆**，是三角肌的附着处；在粗隆的后内侧有一浅沟称**桡神经沟**，桡神经沿沟通过，因此肱骨中段骨折易损伤此神经；体内侧近中点处有滋养孔，有血管、神经通过。

下端有两个关节面，内侧的形如滑车称**肱骨滑车**，与尺骨相关节；外侧的呈半球形称**肱骨小头**，与桡骨相关节；滑车和小头的前上方有一小窝称**冠突窝**，滑车的后上方有一大窝称**鹰嘴窝**。下端的两侧各有一突起，分别称**内上髁**和**外上髁**，二者在体表均易摸到，内上髁后面有尺神经沟，有尺神经通过。

（4）**尺骨**（ulna） 位于前臂的内侧，分一体两端（图1-33，图1-34）。上端粗大，有一向前的深凹称**滑车切迹**，与肱骨滑车相关节；切迹上方的突起较大称**鹰嘴**，下方的突起较小称**冠突**；在滑车切迹的下外侧有一小关节面称**桡切迹**，与桡骨头相关节；冠突下方有一粗糙隆起称**尺骨粗隆**。尺骨下端有球形的**尺骨头**，其后内侧有向下的突起称**尺骨茎突**。

（5）**桡骨**（radius） 位于前臂的外侧，分一体两端（图1-33，图1-34）。上端细小，有圆柱形的桡骨头，头上面的关节凹与肱骨小头相关节，头周围的环状关节面与尺骨相关节;头下方略细称**桡骨颈**,颈下方前内侧有**桡骨粗隆**。桡骨体呈三棱柱形,内侧缘锐利称骨间缘。下端较大,左右较宽,略向前弯曲,前面凹,后面凸,外侧向下突起称**桡骨茎突**,是重要的体表标志,内侧有关节凹称**尺切迹**,与尺骨头相关节,下面有**腕关节面**,与腕骨形成**桡腕关节**。

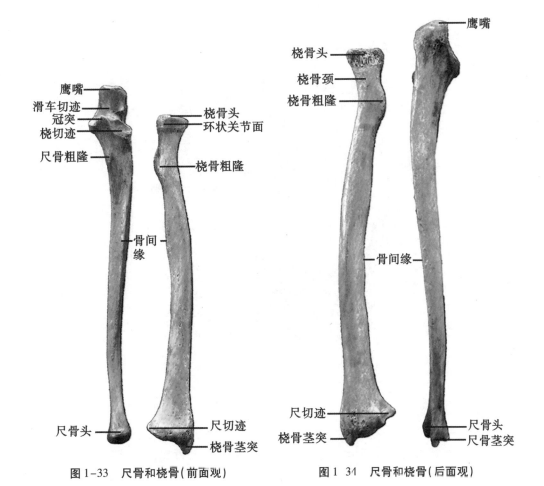

图 1-33　尺骨和桡骨(前面观)　　　图 1 34　尺骨和桡骨(后面观)

　　(6)**手骨**(bones of hand)　包括腕骨、掌骨和指骨(图 1-35)。

　　腕骨(carpal bone):共 8 块,均属短骨,排成近远两列由桡侧向尺侧排列,近侧列依次为**手舟骨、月骨、三角骨和豌豆骨**;远侧列依次为**大多角骨、小多角骨、头状骨和钩骨**。8 块腕骨并列,不在一个平面上,掌面凹陷,形成腕骨沟。

　　掌骨(metacarpal bone):共 5 块,属长骨。从桡侧向尺侧,分别称为第 1 ~ 5 掌骨。掌骨近侧端为底,接腕骨,中部为体,远侧端为头,接指骨。

　　指骨(phalanx):共 14 块,属长骨。除拇指为 2 节外,其余均为 3 节。由近侧及远侧依次称近节指骨、中节指骨和远节指骨。

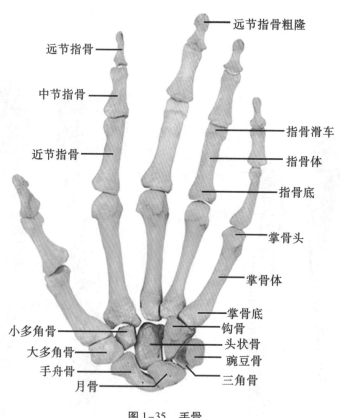

图1-35　手骨

2. 上肢骨的连结

（1）**胸锁关节**(sternoclavicular joint)　是上肢骨与躯干骨之间唯一的关节，由胸骨的锁切迹与锁骨的胸骨端构成。其关节囊坚韧，并有韧带加强，囊内有关节盘。此关节可使锁骨外侧端小幅度地向上、下、前、后运动以及旋转和环转运动。

（2）**肩锁关节**(acromioclavicular joint)　由肩胛骨的肩峰与锁骨的肩峰端构成，属于平面微动关节。

（3）**肩关节**(shoulder joint)　由肱骨头与肩胛骨的关节盂构成（图1-36）。关节盂小而浅，边缘附有盂唇；关节囊薄而松弛，囊内有肱二头肌长头腱通过；关节囊外有韧带及肌腱加强其稳固性，唯有囊下部无韧带和肌加强，最为薄弱，故肩关节脱位时，肱骨头常从下部脱出，脱向前下方，表现为"方肩"畸形。

肩关节是全身运动幅度最大、运动形式最多、最灵活的关节。可做屈、伸、内收、外展、旋内、旋外和环转运动。

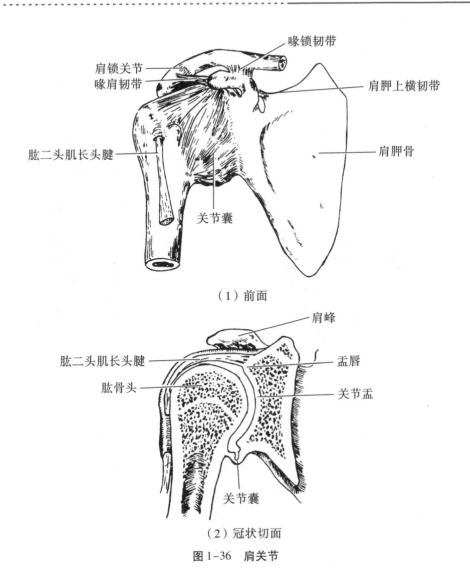

（1）前面

（2）冠状切面

图 1-36　肩关节

（4）**肘关节**（elbow joint）　由肱骨下端与尺骨、桡骨上端构成（图 1-37），包括三个关节：①**肱尺关节**，由肱骨滑车与尺骨的滑车切迹构成。②**肱桡关节**，由肱骨小头与桡骨上关节凹构成。③**桡尺近侧关节**，由桡骨头环状关节面与尺骨桡切迹构成。三个关节包在一个关节囊内；关节囊的前、后部薄而松弛，后部最为薄弱，故肘关节脱位时，常见桡、尺二骨向后脱位；关节囊两侧壁厚而紧张，并有**尺侧副韧带**和**桡侧副韧带**加强。此外，环绕在桡骨环状关节面周围的有**桡骨环状韧带**，可防止桡骨头突出。幼儿的桡骨头发育不全，桡骨环状韧带较宽松，在前臂伸直位受到猛力牵拉时，有可能发生桡骨头半脱位。

肘关节可做屈、伸运动。当肘关节伸直时，肱骨内、外上髁与尺骨鹰嘴三点位于一条直线上；当肘关节 90°时，以上三点的连线组成一等腰三角形。肘关节脱位时，三点的位置关系便发生改变。

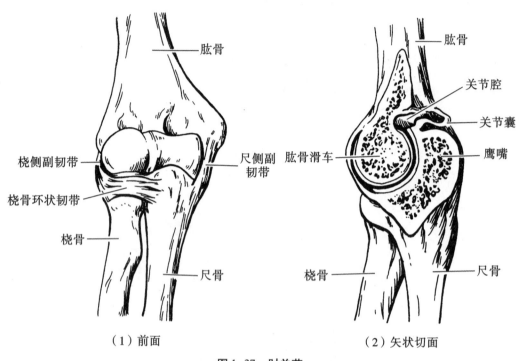

（1）前面　　　　　　　　　　　（2）矢状切面

图1-37　肘关节

（5）**尺桡骨连结**　前臂的尺骨和桡骨借桡尺近侧关节、前臂骨间膜、桡尺远侧关节相连。桡尺近侧关节和桡尺远侧关节是联合关节,可使前臂旋前和旋后。

（6）**手关节**　手关节包括桡腕关节、腕骨间关节、腕掌关节、掌指关节、指骨间关节。**桡腕关节**(radiocarpal joint)又称**腕关节**(wrist joint),由手舟骨、月骨和三角骨近侧的关节面共同组成关节头,与桡骨腕关节面和尺骨头下方关节盘共同构成的关节窝组成。关节囊松弛,周围有韧带加强。可做屈、伸、收、展、环转运动。

（二）下肢骨及其连结

1.**下肢骨**　包括髋骨、股骨、髌骨、胫骨、腓骨和足骨。

（1）**髋骨**(hip bone)　是不规则骨(图1-38,图1-39),由髂骨、耻骨和坐骨融合而成。一般在15岁以前,三骨间由软骨连结,15岁后软骨逐渐骨化使三骨融为一骨,三骨体融合处为一大而深的窝称**髋臼**,朝向外下方,与股骨头相关节;髋臼内有半月形关节面称**月状面**,髋臼下缘缺损处称**髋臼切迹**。左右髋骨和骶骨、尾骨共同连结而成骨盆。

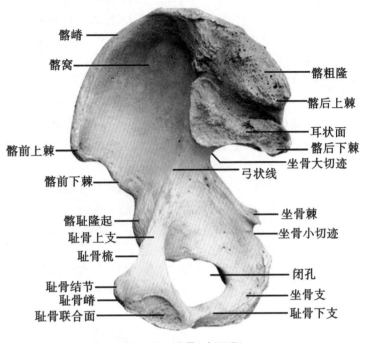

髂嵴
髂窝
髂前上棘
髂前下棘
髂耻隆起
耻骨上支
耻骨梳
耻骨结节
耻骨嵴
耻骨联合面

髂粗隆
髂后上棘
耳状面
髂后下棘
坐骨大切迹
弓状线
坐骨棘
坐骨小切迹
闭孔
坐骨支
耻骨下支

图 1-38　髋骨(内面观)

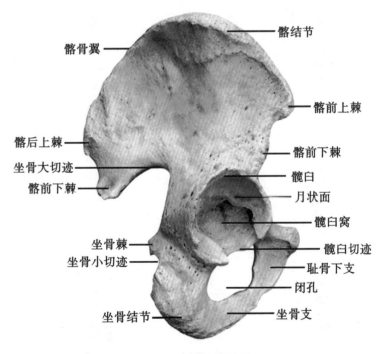

髂骨翼
髂后上棘
坐骨大切迹
髂前下棘
坐骨棘
坐骨小切迹
坐骨结节

髂结节
髂前上棘
髂前下棘
髋臼
月状面
髋臼窝
髋臼切迹
耻骨下支
闭孔
坐骨支

图 1-39　髋骨(外面观)

　　髂骨(ilium):构成髋骨的后上部,分为**体**和**翼**两部。髂骨体构成髋臼的上 2/5,髂骨翼位于体上方,上缘肥厚弯曲成弓形称**髂嵴**,髂嵴的前后突起分别称**髂前上棘**和**髂**

后上棘,二棘下方又各有一突起称**髂前下棘**和**髂后下棘**;髂嵴外缘距髂前上棘 5 ~ 7 cm处向外有一突起称**髂结节**,它是重要的体表标志,临床上进行骨髓穿刺术常选择于此。髂骨翼内面平滑稍凹称**髂窝**,髂窝下界为一骨嵴称**弓状线**,窝后部上方粗糙称**髂粗隆**,其下为耳状面,与骶骨耳状面相关节。

耻骨(pubis):位于髋骨前下部,分体和上、下两支。耻骨体构成髋臼的前下 1/5,向前下延伸为**耻骨上支**,支的上面有一条较锐利的骨嵴称**耻骨梳**,耻骨梳向后与弓状线相连,向前终于一突起称**耻骨结节**;耻骨上支向后下移行为**耻骨下支**,下支后伸与坐骨支结合。耻骨上、下支移行处的内侧,有一椭圆形的粗糙面称**耻骨联合面**,两侧联合面相结合形成**耻骨联合**。耻骨与坐骨共同围成**闭孔**。

坐骨(ischium):位于髋骨后下部,分体和支。坐骨体构成髋臼的后下 2/5,体向后下延续为**坐骨支**,体后下份的粗大隆起称**坐骨结节**,是坐骨最低部,体表可以摸到。髂后下棘与坐骨结节之间有一个突起和两个切迹,突起称**坐骨棘**,坐骨棘上方切迹大而深称**坐骨大切迹**,其下方切迹小而浅称**坐骨小切迹**。

(2)**股骨**(femur) 位于大腿内,是人体最长最粗最结实的长骨,其长度约为身高的 1/4,分为一体和两端(图 1-40,图 1-41)。

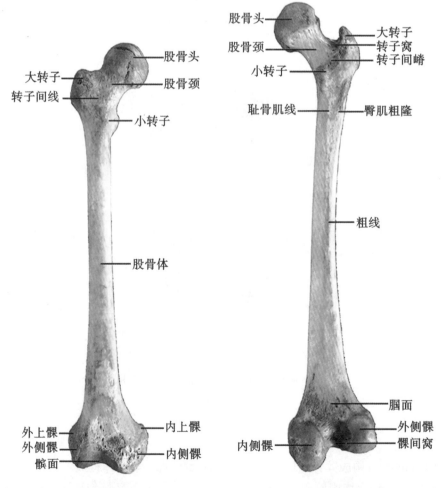

图 1-40 股骨(前面观)   图 1-41 股骨(后面观)

上端有朝向内上方呈球状的**股骨头**,与髋臼相关节,头中央稍下有一小凹称**股骨头凹**,有股骨头韧带附着。头外下缩细部分称**股骨颈**,它与体之间形成一钝角称**颈体角**,此角男性平均132°,女性约为127°,儿童为150°～160°。颈与体交界处的上外侧有粗糙隆起称**大转子**,后内侧有一隆起称**小转子**,都有肌附着。大、小转子间,前面有**转子间线**、后面有**转子间嵴**相连。大转子是重要的体表标志。

股骨体粗壮结实,略向前弓,上端呈圆柱形,下端前后较扁。股骨体后面有纵形的骨嵴称**粗线**,它是由内侧唇和外侧唇合并而成的。粗线向上延续为粗糙的突起称**臀肌粗隆**,有臀大肌附着。下端向左右两侧膨大且向后突出形成内侧髁和外侧髁,其间有深窝称**髁间窝**,两髁侧面上方分别有较小的突起称**内上髁**和**外上髁**,是重要的体表标志。

(3)**髌骨**(patella) 略呈三角形,前面粗糙,后面光滑有关节面,与股骨髌面相关节。在膝关节前方,股四头肌腱包裹髌骨并向下延续为髌韧带。

(4)**胫骨**(tibia) 是三棱柱形粗大的长骨(图1-42,图1-43),位于小腿内侧,对支持体重起主要作用,分为一体和两端。上端粗大,形成与股骨内、外侧髁相对应的胫骨内、外侧髁,两髁之间有向上的**髁间隆起**。外侧髁的后下方有一小关节面称**腓关节面**,与腓骨头相关节。上端与体移行处的前面有粗糙隆起称**胫骨粗隆**,体表可以摸到,其上附有韧带。胫骨体呈三棱柱形,前缘锐利,体表可以触到。下端稍膨大,内侧有一向下的突起称**内踝**。

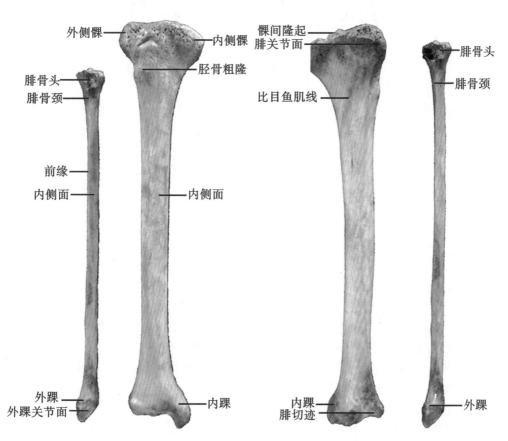

图1-42 胫骨和腓骨(前面观)　　图1-43 胫骨和腓骨(后面观)

（5）**腓骨**（fibula） 细长，位于小腿的后外侧，不承受体重，主要作为小腿肌的附着部位，可分一体和两端。上端膨大称**腓骨头**，与胫骨相关节，头下方缩细称**腓骨颈**。体较细，内侧有骨间缘。下端膨大称**外踝**（图1-42，图1-43）。临床上常截取一段带血管的腓骨，进行自身移植。

（6）**足骨** 包括跗骨、跖骨和趾骨（图1-44）。

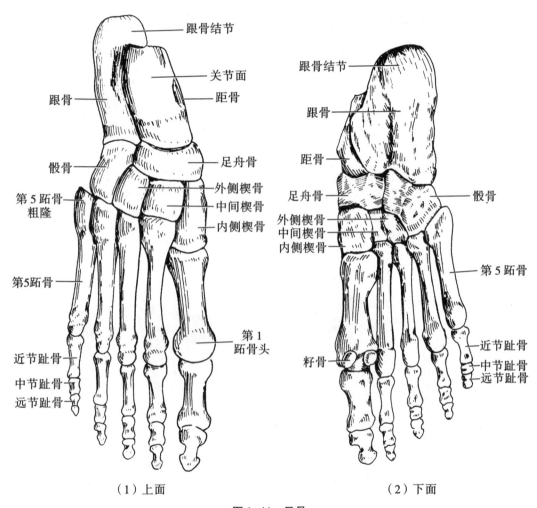

（1）上面　　　　　　　　　　　（2）下面

图1-44　足骨

　　跗骨（tarsal bone）：共7块，属于短骨，相当于腕骨，但体积较大，主要功能是支持体重。其排列为前、中、后三列，后列有**距骨**，与胫、腓骨形成关节，距骨下方为**跟骨**；中列为**足舟骨**，位于距骨前方偏内侧；前列由内侧向外侧，依次为**内侧楔骨**、**中间楔骨**、**外侧楔骨**和**骰骨**，三块楔骨位于足舟骨之前，骰骨位于前外侧。

　　跖骨（metatarsal bone）：共5块，属于长骨，相当于掌骨，由内侧向外侧依次称第1～5跖骨。每块跖骨由近及远可分为底、体和头三部分。

　　趾骨（phalange of toe）：共14块，跗趾为2节，其余各趾为3节。

　　2. 下肢骨的连结

　　（1）**骨盆**（pelvis） 由骶骨、尾骨和左右髋骨及其间的骨连结构成。骨盆各骨间主要靠骶髂关节以及韧带连结。

骶髂关节(sacroiliac joint)：由骶骨与髂骨的耳状面构成。关节面对合紧密，关节囊紧张，周围有强厚韧带加强，连结牢固，活动性甚微。

骶骨与坐骨之间有两条韧带(图1-45)相连：①**骶结节韧带**，从骶、尾骨侧缘连至坐骨结节，呈扇形；②**骶棘韧带**，位于骶结节韧带前方，从骶、尾骨侧缘连至坐骨棘，呈三角形。这两条韧带与坐骨大切迹围成**坐骨大孔**，与坐骨小切迹围成**坐骨小孔**。

耻骨联合(pubic symphysis)：由两侧耻骨联合面借耻骨间盘连结而成，间盘内有一矢状位裂隙。女性耻骨间盘较厚，裂隙较宽，分娩时稍分离，有利于胎儿的娩出。耻骨联合上、下缘都有韧带附着。

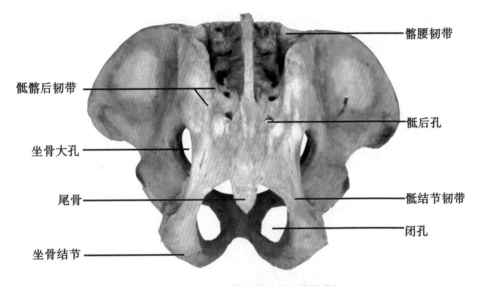

图1-45 骨盆各骨间的连结（后面观）

在骨盆，由骶骨岬经两侧弓状线、耻骨梳、耻骨结节、耻骨嵴至耻骨联合上缘连成的环形线称**界线**。骨盆以界线为界分为上部的**大骨盆**和下部的**小骨盆**。大骨盆较宽大，向前开放，参与腹腔的构成。小骨盆的上口称骨盆上口，由界线围成；骨盆下口由尾骨尖、骶结节韧带、坐骨结节、坐骨支、耻骨支和耻骨联合下缘围成。两侧耻骨下支之间的夹角称**耻骨下角**。骨盆上、下口之间的小骨盆内腔称**骨盆腔**。平常所说骨盆即指小骨盆。

骨盆具有承受、传递重力和保护盆内器官的作用，女性骨盆还是胎儿娩出的产道。成年女性的骨盆，由于在功能上与妊娠和分娩相适应，所以在形态上与男性骨盆存在明显差异（表1-1）。

表1-1 骨盆的性别差异

项目	男性	女性
骨盆形状	窄而长	宽而短
骨盆上口	心形	椭圆形

续表 1-1

项目	男性	女性
骨盆下口	狭小	宽大
骨盆腔	漏斗形	圆桶形
耻骨下角	70°~75°	90°~100°
骶骨	窄长、曲度大	宽短、曲度小
骶骨岬	突出明显	突出不明显

（2）**髋关节**（hip joint）　由髋臼与股骨头构成（图1-46）。髋臼深，其周缘附有髋臼唇，关节囊厚而坚韧。股骨颈的前面全部包在关节囊内，后面仅内侧2/3包在囊内，外侧1/3露于囊外，所以股骨颈骨折分囊内骨折和囊外骨折。关节囊周围有韧带加强，以其前方的髂股韧带最为强厚，它起自髂前上棘，止于转子间线，可加强关节囊前部，并限制髋关节过伸。髋关节关节囊后下部较为薄弱，髋关节发生脱位时，股骨头大多脱向后下方。关节囊内有股骨头韧带，它连于股骨头凹与髋臼之间，内含营养股骨头的血管，与关节的稳固性无关。

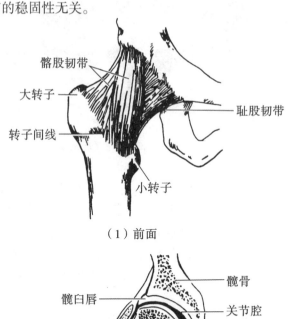

（1）前面

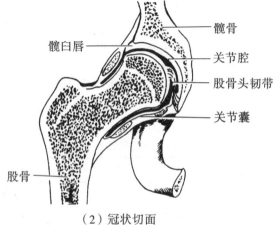

（2）冠状切面

图1-46　髋关节

髋关节可做屈、伸、收、展、旋内、旋外和环转运动,其运动幅度远不及肩关节,但稳固性较大,以适应下肢负重行走的功能。

(3) **膝关节**(knee joint) 为人体最大、最复杂的关节,由股骨下端、胫骨上端和髌骨构成。关节囊宽阔而松弛;其前方有股四头肌腱及其延续而成的髌韧带,此韧带厚而坚韧,从髌骨下缘止于胫骨粗隆;关节囊两侧分别有胫侧副韧带和腓侧副韧带;关节囊内有**前交叉韧带**和**后交叉韧带**,可防止胫骨向前和向后移动。

在关节腔内,股骨与胫骨相对关节面之间垫有两块纤维软骨板,分别称内侧半月板和外侧半月板(图1-47)。内侧半月板较大,呈"C"形;外侧半月板较小,呈"O"形。半月板外缘厚,与关节囊相连,内缘薄而游离。半月板下面平坦,上面凹陷,分别与胫骨、股骨的关节面相适应,增强了关节的稳固性,还可起缓冲作用。

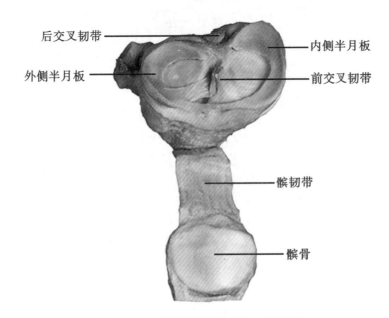

后交叉韧带 —— 内侧半月板
外侧半月板 —— 前交叉韧带
髌韧带
髌骨

图1-47　膝关节半月板及前后交叉韧带

膝关节主要做屈、伸运动,在半屈位时,还可做小幅度的旋内和旋外运动。

(4) **胫骨和腓骨的连结** 胫骨和腓骨的连结包括三部分,上端有**胫腓关节**;两骨干之间由小腿骨间膜相连;下端借韧带相连。

(5) **足关节** 足关节包括距小腿关节、跗骨间关节、跗跖关节、跖趾关节、趾骨间关节(图1-48)。**距小腿关节**(talocrural joint)又称**踝关节**(ankle joint),由胫、腓骨下端与距骨构成。关节囊前、后部松弛,两侧有韧带加强。内侧韧带较厚,外侧韧带较薄弱,足过度内翻易引起外侧韧带扭伤。距小腿关节能做背屈和跖屈运动。足尖向上称**背屈**,足尖向下称**跖屈**。

足弓(arches of foot)是跗骨和跖骨借关节和韧带紧密连结而成的凸向上的弓。足弓增加了足的弹性,有利于行走和跳跃,并能缓冲震荡,还可保护足底血管、神经免受压迫。当足底的韧带、肌和腱发育不良、萎缩或损伤,便可造成足弓塌陷,足底平坦,称为平底足,影响正常功能。

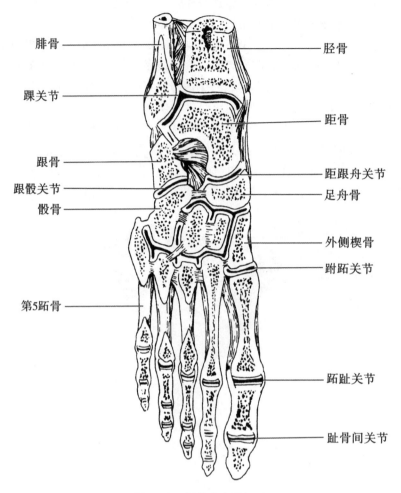

腓骨

胫骨

踝关节

距骨

跟骨

距跟舟关节

跟骰关节

足舟骨

骰骨

外侧楔骨

跗跖关节

第5跖骨

跖趾关节

趾骨间关节

图1-48　足关节水平切面

（黄河科技学院　张　伟）

第二节　骨骼肌

一、概述

　　人体系统的肌均属骨骼肌(skeletal muscle)，全身约有600余块。一般都附着在骨骼上，可随人的意志而收缩，所以又称随意肌。人体空间位置的改变及心血管、内脏器官的活动，都是肌收缩的结果。肌是运动的动力部分，在神经系统的支配下，肌收缩而牵引骨改变位置。每块肌都是一个器官，都有一定的形态、结构和功能，有丰富的血液供应，受一定的神经支配，并执行一定的功能。若肌的血液供应受阻，肌则缺血坏死；如果支配肌的神经损伤可引起肌肉瘫痪。若肌长期不活动，肌肉则会萎缩或退化。

　　1.肌的形态构造　肌的形态多种多样，根据肌的外形的不同，可将其分为长肌、短肌、阔肌和轮匝肌(图1-49)。长肌的肌束通常与肌的长轴平行,收缩时肌显著缩短,可引起大幅度的运动,多见于四肢,呈梭形或带状。短肌小而短,具有明显的节段性,多见于躯干深层,收缩时运动幅度较小。阔肌呈宽阔的薄片状,多见于胸、腹壁,除运动功能外还兼有保护内脏的作用。轮匝肌多呈环状,位于孔裂周围,收缩时关闭孔、裂。

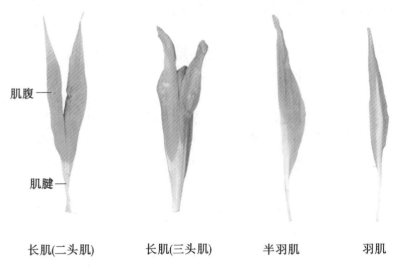

肌腹 —

肌腱 —

长肌(二头肌)　　　长肌(三头肌)　　　半羽肌　　　羽肌

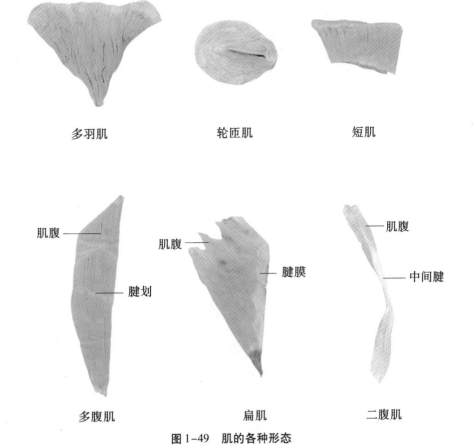

多羽肌　　　　　轮匝肌　　　　　短肌

肌腹 —

腱划 —

肌腹 —

腱膜 —

肌腹 —

中间腱 —

多腹肌　　　　　扁肌　　　　　二腹肌

图1-49　肌的各种形态

每块肌都由肌腹和肌腱构成。其中,肌腹主要由骨骼肌纤维组成,多位于肌的中部,色红,柔软而有收缩能力。肌腱由排列规则而致密的胶原纤维束构成,呈条索状或带状,多位于肌的两端并附着于骨。长肌的肌腹呈梭形,两端的腱细小呈条索状。肌腱表面光滑,呈银白色,略有弹性,具有强大的抗伸展力,但没有收缩功能,只起力的传递作用。阔肌的肌腹和腱均呈薄膜状,故阔肌的腱称为腱膜,位于肌中心的腱膜称中心腱。

2.肌的起止和作用 肌通常以两端附着于2块或2块以上的骨面上,中间越过一个或多个关节。肌收缩时,两骨必有一骨的位置相对固定,而另一骨受肌的牵引而发生位置的移动(图1-50)。肌收缩时,一般是止点向起点靠拢而产生运动,通常把接近身体正中矢状面或靠近四肢近侧端的(在固定骨上的)附着点看作是起点或定点,把远离身体正中矢状面或靠近四肢远侧端的(在移动骨上的)附着点看作是止点或动点。固定点和移动点是相对的,在一定条件下可以相互转换,肌的动点和定点可以转换。

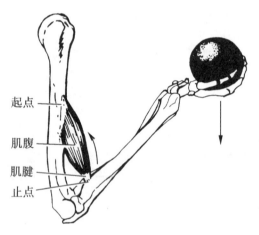

起点

肌腹

肌腱

止点

图 1-50　肌的起止

肌的作用有两种:一种是动力作用,使整个机体或某一部分产生运动,并使人体完成各种动作,如行走、跑跳或伸手取物等。

另一种是静力作用,即通过肌内少量肌纤维轮流收缩,保持一定的肌张力而使身体维持一定姿势,取得相对平衡,如站立、造型动作或蹲下等。肌的运动范围取决于纤维束的长度,而纤维束的长度与关节运动范围之间的关系是在胚胎发育时期形成的,在出生后可以改变。若骨骼肌长期不运动,或不适当地固定于短于肌长度的位置上,肌会发生挛缩,久之可发生肌纤维变性而被结缔组织替代,导致运动的显著障碍。相反,如体操运动员和杂技演员等超出一般人运动范围的动作,除了关节囊和韧带的原因外,也有骨骼肌在长期练习中逐渐变长的因素。

3.肌的配布 肌肉配布的多少与关节的运动轴一致。其规律是在一个运动轴相对的两侧,配布有运动方向完全相反的肌或肌群,这两组作用相反的肌或肌群互称为拮抗肌。例如肘关节前面的屈肌群和后面的伸肌群。通常完成一个动作,由多块肌共同配合完成,这些位于运动轴同一侧作用相同的肌称协同肌。拮抗肌、协同肌两群肌既互相拮抗,又互相依存,在神经支配下,彼此相互协调、配合,准确地完成各种动作。

4.肌的辅助结构　由肌周围的结缔组织转化,形成某些肌的辅助结构包括筋膜、滑膜囊和腱滑膜鞘等,有保护和辅助肌活动的作用。

(1)**筋膜**(fascia)　分浅筋膜和深筋膜两种(图1-51)。

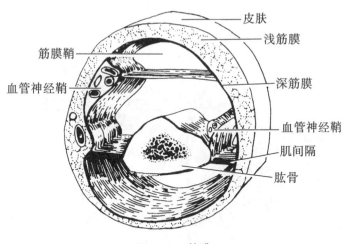

图1-51　筋膜

浅筋膜(superficial fascia):又称皮下筋膜,位于真皮之下,包被全身各部,由疏松结缔组织构成。其内含有脂肪、浅静脉、神经以及浅淋巴结、淋巴管和皮神经等。皮下脂肪的多少因身体部位、性别和营养状况而不同。临床常做的皮下注射,即将药液注入浅筋膜内。浅筋膜就像是包被于身体各部浅层的一个脂肪垫,不仅对其深层的肌、血管和神经起到保护作用,而且还有保温等功能。

深筋膜(deep fascia):又称固有筋膜,位于浅筋膜深面,由致密结缔组织构成,呈一明显的膜状。遍布全身并相互连续。它呈鞘状包裹肌、肌群、血管和神经,形成肌间隔、筋膜鞘、血管神经鞘等。深筋膜还插入肌群之间并向内附着于骨,形成肌间隔。深筋膜具有约束和固定肌的作用,在肌收缩时,还可减少其与相邻肌之间的摩擦,有利于肌或肌群的活动。

(2)**滑膜囊**(synovial bursa)　是封闭的结缔组织囊,由滑膜构成,为扁形封闭的结缔组织小囊,内含有滑液,多位于肌腱或韧带与骨面接触处,以减少两者之间的摩擦。在近关节的部位的滑膜囊可与关节腔相通。滑膜囊具有润滑、减少摩擦、增加关节灵活性的作用。滑膜囊炎症可引起肢体局部的运动障碍。

(3)**腱滑膜鞘**(synovial sheath of tendon)　是包在长肌腱周围的结缔组织鞘,是套在长肌腱表面的鞘管,存在于活动性较大的部位,主要分布于肌腱通过韧带、支持带或骨性纤维管处。腱滑膜鞘分两部分:纤维层和滑膜层(图1-52)。纤维层(fibrous layer)位于表面,是深筋膜增厚形成的半环状的纤维性管。此管与骨共同构成完整的管道即骨纤维鞘,肌腱被包于其中,对肌腱起滑车和约束作用。滑膜层(synovial layer)位于纤维层深方,由滑膜构成,是双层圆筒形的鞘。腱滑膜鞘是密闭的腔隙,内含少量滑液,能使肌腱在鞘内自由滑动。滑膜层的脏层和壁层相互移行的部分,称为腱系膜(mesotendon)。当剧烈、反复的运动和过度牵拉造成包裹肌腱的滑膜鞘发炎,引起腱鞘炎,临床表现为关节僵硬、肿胀、疼痛以及局部皮肤的发热。腱系膜的大部分因肌腱经常运动而消失,只保留供肌腱的血管、神经通过的部分,称为**腱纽**(vincula tendinum)。

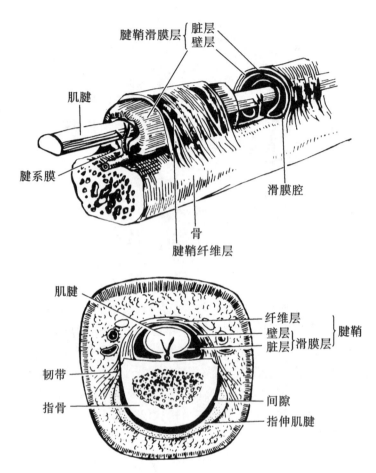

图1-52　腱滑膜鞘

二、头肌

头肌分为面肌和咀嚼肌两部分。

(一)表情肌

面肌(facial muscle)位于面部和额、枕部,位置较浅,起于骨骼,止于皮肤,主要分布在眼、鼻、口和耳周围。收缩时改变五官的形状和外观,产生喜、怒、哀、乐等各种表情,故亦称表情肌。环形肌纤维具有括约作用,辐射状肌纤维具有开大孔、裂的作用(图1-53)。

面肌大部分属于皮肌,表情肌位置表浅,起于颅骨,止于皮肤,其可分为环形肌和辐射肌2种,主要分布于口、眼和鼻孔的周围。收缩时牵动皮肤可开大或闭合上述孔裂,显示出各种不同的表情。①**枕额肌**(occipitofrontalis):即颅顶肌,阔而薄,位于颅顶部皮下,前部称额腹,后部称枕腹,其间以帽状腱膜相连。此腱膜坚韧,与头皮紧密结合,而与深部的骨膜则隔以疏松结缔组织。额腹收缩时能提眉,使额部皮肤出现皱纹;枕肌收缩时向后牵拉帽状腱膜。②**眼轮匝肌**(orbicularis oculi) 和**口轮匝肌**(orbicularis oris):眼轮匝肌呈扁圆形,围绕眼裂周围,使眼睑闭合。口轮匝肌,位于口裂周围,收缩时使口裂闭合。③**颊肌**(buccinator):位于面颊深部,此肌紧贴口腔侧壁的颊黏膜,收缩时使唇、颊紧贴牙齿,有协助咀嚼和吸吮的作用。

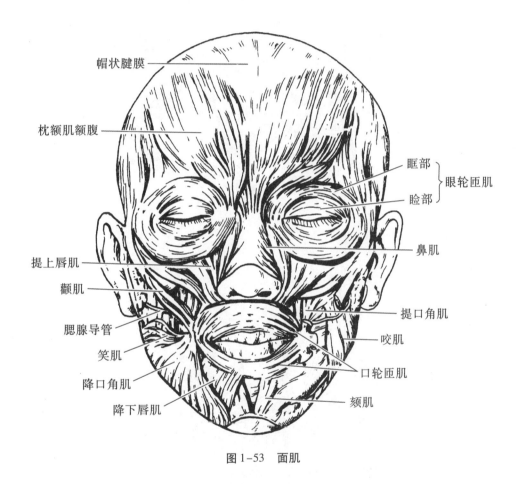

帽状腱膜
枕额肌额腹
眶部　眼轮匝肌
睑部
鼻肌
提上唇肌
颧肌
腮腺导管
笑肌
降口角肌
降下唇肌
提口角肌
咬肌
口轮匝肌
颏肌

图 1-53　面肌

(二)咀嚼肌

咀嚼肌是运动颞下颌关节的肌肉,包括咬肌、颞肌、翼内肌和翼外肌 4 对。主要有**咬肌**(masseter) 和**颞肌**(temporalis) (图 1-54),前者位于下颌支外面,起自颧弓,止于下颌骨的咬肌粗隆。后者位于颞窝,肌束呈扇形向下汇聚,经颧弓深面,止于下颌骨的冠突,两肌收缩时均上提下颌骨,使牙咬合。

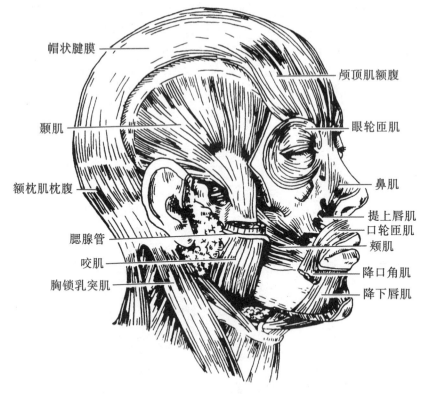

（1）浅层

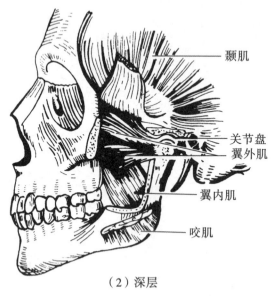

（2）深层

图1-54 咀嚼肌

三、颈肌

颈肌依其所在位置分颈浅肌群、颈中肌群和颈深肌群三组(图1-55)。

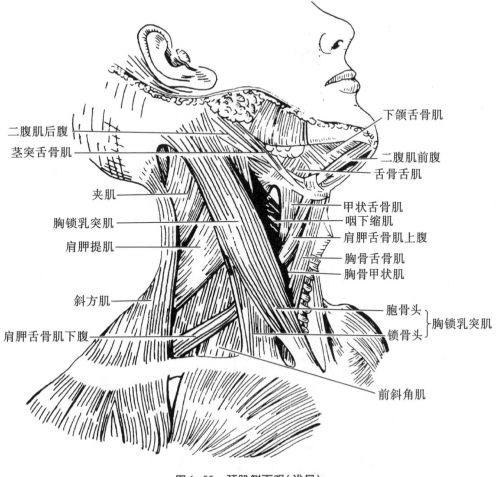

图 1-55　颈肌侧面观(浅层)

1. 颈浅肌群

(1)**颈阔肌**(platysma)　位于颈部浅筋膜中,为一皮肌,扁薄宽阔,起自胸大肌和三角肌表面的筋膜,向上止于口角,作用是收缩时牵拉口角向下,并使颈部皮肤出现皱褶。

(2)**胸锁乳突肌**(sternocleidomastoid)　位于颈部两侧,大部分为颈阔肌所覆盖,呈长带状,起自胸骨柄和锁骨的内侧端,二头会合后斜向后上方,止于颞骨的乳突。作用是此肌一侧收缩,使头向同侧倾斜,面部转向对侧。两侧同时收缩,可使头向后仰。

2. 颈中肌群

(1)舌骨上肌群　位于颅底、下颌骨和舌骨之间,每侧由 4 块肌组成,包括二腹肌、茎突舌骨肌、下颌舌骨肌和颏舌骨肌,共同参与构成口腔底。舌骨上肌群收缩时可上提舌骨,协助吞咽,若舌骨固定,下颌舌骨肌、颏舌骨肌和二腹肌前腹均能拉下颌骨向下而张口。

(2)舌骨下肌群　位于颈前部正中线两侧,舌骨和胸廓上口之间,居喉、气管、甲状腺的前面。每侧也有 4 块肌,分深、浅两层排列,各肌均依起止点命名,包括胸骨舌骨肌、胸骨甲状肌、甲状舌骨肌和肩胛舌骨肌。收缩时可以下降舌骨,并使喉上、下活动。

3. 颈深肌群　颈部深群肌主要包括前、中、后斜角肌。位于脊柱颈段两侧,均起自颈椎横突。前斜角肌止于第1肋的前斜角肌结节;中斜角肌止于第1肋上面;后斜角肌止于第2肋上面。其中前、中斜角肌与第1肋围成斜角肌间隙,有锁骨下动脉和臂丛通过(图1-56)。一侧斜角肌收缩,可使颈向同侧倾斜;两侧同时收缩,可以提第1、2肋助深吸气;肋固定时,可使颈前屈。

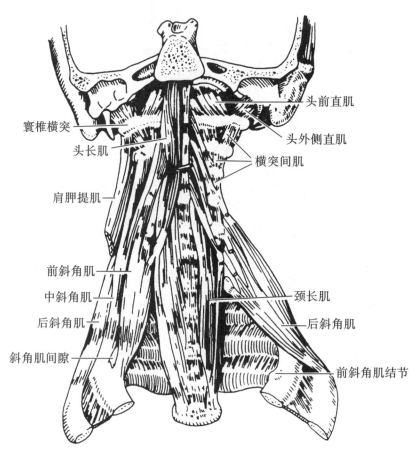

图1-56　颈深肌群

四、躯干肌

躯干肌包括背肌、胸肌、膈肌、腹肌和会阴肌。

(一)背肌

背肌位躯干背面(图1-57),分深浅两群。浅群主要有斜方肌、背阔肌、肩胛提肌、菱形肌。深群有长的竖脊肌和其深面的许多短肌。短肌与脊柱的韧带一起保持各椎骨之间的稳固团结,以保护长肌有效地作用于脊柱。

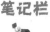

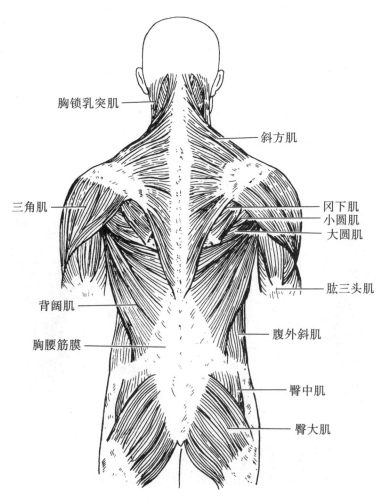

胸锁乳突肌

斜方肌

三角肌

冈下肌
小圆肌
大圆肌

肱三头肌

背阔肌

胸腰筋膜

腹外斜肌

臀中肌

臀大肌

图 1-57 背肌

1. **斜方肌**(trapezius) 位于项部和背上部,为呈三角形的扁肌,左右两侧合在一起呈斜方形而得名。起自上项线、枕外隆凸、项韧带、第 7 颈椎和全部胸椎的棘突。上部肌束行向外下方,中部肌束水平向外,下部肌束斜向外上方,全肌止于锁骨的外侧1/3 部分、肩峰和肩胛冈。斜方肌可使肩胛骨向脊柱靠拢,上部肌束可上提肩胛骨,下部肌束可下降肩胛骨。当肩胛骨固定时,两侧斜方肌同时收缩,使头后仰。

2. **背阔肌**(latissimus dorsi) 为全身最大的扁肌,呈三角形,位于背下部、腰部和胸部的后外侧,以腱膜起于下部胸椎的棘突、胸腰筋膜、骶正中嵴和髂嵴后份等处,肌束走向外上方,以扁腱止于肱骨的小结节嵴。收缩时使臂内收、旋内和后伸。当上肢上举被固定时,可上提躯干。

3. **竖脊肌**(erector spinae) 又称骶棘肌,纵列于棘突两侧的深沟内,为背肌中最长的肌。起自骶骨背面和髂嵴后部,向上分出很多肌齿,沿途止于椎骨的棘突、横突和肋骨,并从这些骨起始继续上行,最后止于颞骨的乳突。该肌一侧收缩可使脊柱侧屈,两侧收缩伸脊柱和仰头,维持直立姿势。

4. **胸腰筋膜**(thoracolumbar fascia) 是包裹在竖脊肌周围的筋膜,可分为浅层、中层和深层。浅层在竖脊肌的表面,内侧端附着于棘突,较薄的上部向外与肋角结合,腰部显著增厚,并与背阔肌的起始腱膜紧密结合。中层分隔竖脊肌与腰方肌,位于第12肋和髂嵴之间,内侧端附着于腰椎横突。浅层与中层在竖脊肌的外侧缘处集合,构成竖脊肌鞘,并成为腹内斜肌和腹横肌的起始部。深层较薄,是位于腰方肌前面的腰方筋膜,也是腹内筋膜的一部分。

(二)胸肌

胸肌分为胸上肢肌和胸固有肌(图1-58,图1-59)。前者位于胸壁前外侧面浅层,止于上肢骨;后者参与胸壁构成,保持着节段性。胸上肢肌包括胸大肌、胸小肌和前锯肌,此外还有锁骨下肌;胸固有肌主要有肋间外肌和肋间内肌。

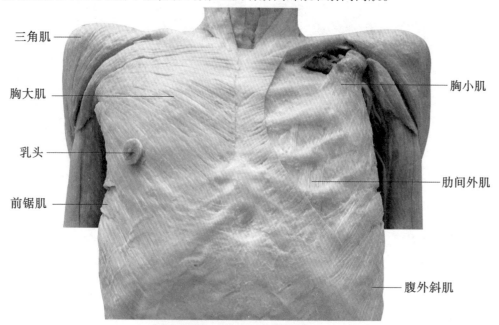

图1-58 胸腹壁浅层(前面)

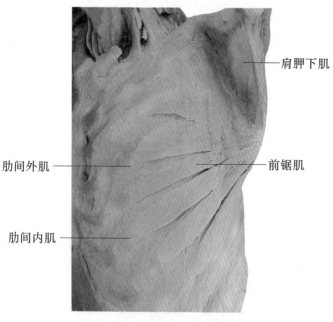

图1-59 胸腹壁深层(前面)

1

1.胸上肢肌

（1）**胸大肌**(pectoralis major)　位于胸前外侧壁上部,呈扇形。覆盖胸前壁大部,起自锁骨内侧半、胸骨和第1~6肋软骨以及腹直肌鞘前侧上端。各部的肌束向外聚合,以扁腱止于肱骨大结节下方。作用:使肩关节内收、旋内。上肢固定则可上提躯干,也可提肋以助吸气。

（2）**胸小肌**(pectoralis minor)　位于胸大肌的深面,呈三角形,起自第3~5肋骨的外面,向外上方止于肩胛骨的喙突。作用:胸小肌可拉肩胛骨向前下方,当肩胛骨固定时,可上提肋以助吸气。

（3）**前锯肌**(serratus anterior)　贴附于胸阔侧壁,是宽大扁肌。以8~9个肌齿起自上8~9个肋骨的外面,肌束斜向后上内方,绕胸廓侧壁,经肩胛骨的前面,止于肩胛骨内侧缘和下角的前面。作用:前锯肌可拉肩胛骨向前,并使肩胛骨紧贴胸廓;下部肌束使肩胛骨下角外旋,协助上肢上举;当肩胛骨固定时,可上提肋以助深吸气。

2.胸固有肌　胸固有肌为连接肋之间或肋与胸骨之间的肌,参与构成胸壁,主要有肋间外肌和肋间内肌。

（1）**肋间外肌**(intercostale externi)　位于各肋间隙浅层,起自上位肋骨下缘,肌束向前内下方,止于下位肋骨的上缘,自肋骨与肋软骨结合处向前,即在肋骨间隙处,肌组织退化,代之以结缔组织膜,此膜称肋间外膜。作用:提肋,助吸气。

（2）**肋间内肌**(intercostale interni)　位于各肋间隙内,肋间外肌的深面,起自下位肋骨上缘,肌束方向与肋间外肌相反,斜向前内上方,止于上位肋骨的下缘。前部肌束达胸骨外侧缘,后部肌束到肋角处,自此向后,代之以结缔组织膜,此膜称为肋间内膜。作用:降肋,助呼气。

（三）膈肌

膈肌(diaphragm)呈向上膨隆的穹窿形扁肌(图1-60),位于胸腔、腹腔之间,构成胸腔的底和腹腔的顶。膈肌周围部为肌腹,起自胸廓下口周缘和腰椎前面。周围部为肌性部分,附于胸廓下口;中央部为腱膜,称中心腱。膈肌以肌束起自胸廓下口的周缘和腰椎前面,可分为三部分:肋骨部起自剑突后面;肋部起自下6对肋骨和肋软骨的内面;腰部以左脚和右脚起自上2~3个腰椎以及腰大肌和腰方肌表面的内侧弓状韧带、外侧弓状韧带。膈肌上有3个裂孔:①腔静脉孔位丁食管裂孔右前方的中心腱内,平第8胸椎水平,有下腔静脉通过;②主动脉裂孔位于第12胸椎体的前方,有主动脉和胸导管通过;③食管裂孔位于主动脉裂孔左前方,平第10胸椎水平,有食管和迷走神经通过。

膈肌是重要的呼吸肌,舒张时,膈穹窿恢复原位,胸腔容积缩小,有助于呼气;收缩时膈穹窿下降,胸腔容积扩大,有助于吸气。膈肌与腹肌同时收缩,可增加腹压,有协助排便、分娩等作用。

（四）腹肌

腹肌位于胸廓与骨盆之间,包括位于腹前外侧壁的三层扁肌和腹直肌,以及位于腹后壁的腰方肌,是腹壁的主要组成部分。

1.腹前外侧群　腹前外侧群肌构成腹壁,具有保护和固定腹腔脏器的作用,收缩时增加腹压,协助排便、分娩、咳嗽、呼吸等功能;腹肌又是背部伸肌的拮抗肌,收缩时能使脊柱前屈、侧屈与旋转,还可降肋助呼气(图1-61)。

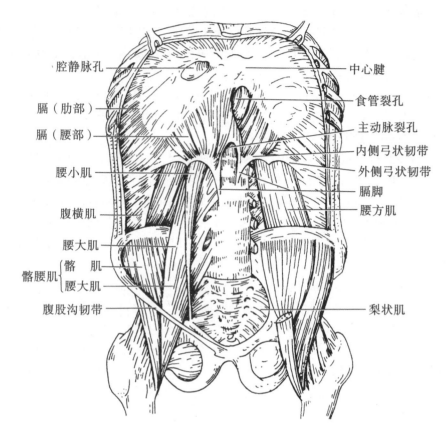

图1-60 膈肌

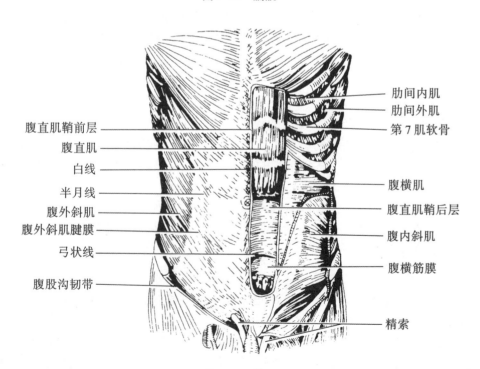

图1-61 腹肌

（1）**腹直肌**（rectus abdominis） 位于腹前壁正中线两侧，上宽下窄，呈长带状，表面被腹直肌鞘包裹。起自耻骨联合和耻骨嵴，肌束向上止于第5～7肋软骨和剑突。腹直肌纤维被3～4条横行腱划分为膈，腱划与腹直肌鞘前层紧密结合。

（2）**腹外斜肌**（obliquus externus abdominis） 为一宽扁的阔肌，以8个肌齿起自下8肋外面，肌纤维向前下斜行，至腹前壁移行为腱膜，参与腹直肌鞘前层的构成，至腹部中线止于白线，位于腹前外侧壁浅层。在耻骨结节外上方，腱膜形成一个三角形的裂孔，称腹股沟管浅（皮下）环。腹外斜肌腱膜下缘卷曲增厚，连于髂前上棘与耻骨结节之间，形成**腹股沟韧带**（inguinal ligament）。这条韧带内侧端向后下分出一束腱纤维附于耻骨梳，称为腔隙韧带（陷窝韧带）。在腹股沟韧带内侧端上方，腹外斜肌腱膜分裂形成一近似三角形的裂口，称为腹股沟管浅环（皮下环）。

（3）**腹内斜肌**（obliquus internus abdominis） 在腹外斜肌深面，起于胸腰筋膜、髂嵴和腹股沟韧带外侧半，肌束呈扇形展开，至腹直肌外侧移行为腱膜并分为2层，包绕腹直肌，终于白线。腹内斜肌下部肌束形成游离弓状下缘，男性跨过精索，女性越过子宫圆韧带，止于耻骨梳和耻骨结节，称腹股沟镰或联合腱。男性腹内斜肌最下部发出一些细散的肌束包绕精索和睾丸，称提睾肌，收缩时上提睾丸。

（4）**腹横肌**（transversus abdominis） 位于腹内斜肌深面，肌纤维横行，起自于下位6个肋骨、胸腰筋膜、髂嵴和腹股沟韧带的外侧部，肌束横行向前移行为腱膜，经腹直肌后面参与组成腹直肌鞘层，终于白线。腹横肌最下部肌束和腱膜下缘分别参与构成提睾肌和腹股沟镰。

2. 后群 后群肌有腰大肌和腰方肌。腰大肌（psoas major）位于脊柱腰段的两侧，起于腰椎体的侧面和横突，止于股骨小转子。腰方肌（quadratus lumborum）位于腹后壁腰椎两侧。起自髂嵴后部，向上止于第12肋。作用：收缩时牵拉第12肋，并使脊柱侧屈。

3. 腹肌的肌间结构

（1）**腹直肌鞘**（sheath of rectus abdominis） 包裹腹直肌的纤维性鞘，由腹壁三层扁肌的腱膜构成，分前后两层包裹腹直肌。前层由腹外斜肌腱膜和腹内斜肌腱膜前层构成；后层由腹内斜肌腱膜后层和腹横肌腱膜构成。其中后层在脐下4～5 cm全部转到腹直肌前面，形成一凸向上方的弧形分界线，称**弓状线**（arcuate line），此线以下腹直肌后面与腹横筋膜相贴。

（2）**白线**（white line） 位腹前壁正中线上，两侧腹直肌鞘之间，由3层扁肌腱膜的纤维交织而成。上端胸骨起自剑突，下端附着于耻骨联合。白线上宽下窄，结构坚韧而少血管，中部有脐环，为胎儿时脐带脱落后的遗迹。是腹壁的薄弱点，可发生脐疝。

（3）**腹股沟管**（inguinal canal） 位腹股沟韧带内侧半的上方，是腹前外侧壁下部肌和腱之间的斜行裂隙（图1-62），长4～5 cm。男性的腹股沟管有精索通过，女性有子宫圆韧带通过。管有两口和四壁：内口称腹股沟管深环（腹环），在腹股沟韧带中点上方1.5 cm处（约一横指处），由腹横筋膜向外突出形成；外口即腹股沟管浅环（皮下环）。四壁：前壁为腹外斜肌腱膜，后壁为腹横筋膜和腹股沟镰，上壁是腹内斜肌和腹横肌的弓状下缘，下壁为腹股沟韧带。

（4）**腹股沟三角**（inguinal triangle） 又称海氏三角，位于腹前壁下部，由腹直肌外侧缘、腹股沟韧带和腹壁下动脉围成的三角区。

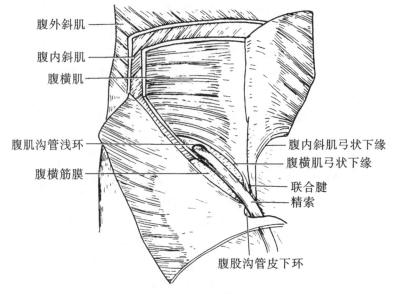

图 1-62 腹股沟管深层

腹外斜肌
腹内斜肌
腹横肌
腹肌沟管浅环
腹横筋膜
腹内斜肌弓状下缘
腹横肌弓状下缘
联合腱
精索
腹股沟管皮下环

（五）会阴肌

会阴肌指封闭小骨盆下口的肌，亦称盆底肌。主要有肛提肌、尾骨肌、会阴深横肌和尿道括约肌等（图 1-63）。

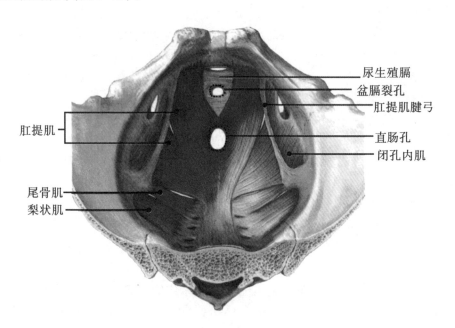

图 1-63 会阴肌

肛提肌
尾骨肌
梨状肌
尿生殖膈
盆膈裂孔
肛提肌腱弓
直肠孔
闭孔内肌

1. **肛提肌**（levator ani muscle） 起自小骨盆前、外侧壁内面，肌束向下内止于会阴中心腱、直肠壁、阴道壁和尾骨尖。呈漏斗形，承托盆腔脏器，并对肛管、阴道有括约作用。

2. **尾骨肌**（coccygeus） 起自坐骨棘，呈扇形止于骶尾骨侧缘，协助封闭小骨盆下口，承托盆腔脏器及固定骶、尾骨在肛提肌和尾骨肌的上面和下面分别有盆膈上筋膜和盆膈下筋膜覆盖，三层结构共同构成盆膈，封闭小骨盆下口的大部分，中央有直肠通过,位于肛提肌后方。

3. 会阴深横肌(deep transverse muscle of perineum) 肌束横行附着于两侧的坐骨支,位于小骨盆下口的前下部。

4. 尿道括约肌(sphincter of urethra) 环绕尿道周围,在女性环绕尿道和阴道,称尿道阴道括约肌;在男性环绕在尿道膜部周围,形成尿道膜部括约肌。

五、四肢肌

四肢肌分上肢肌和下肢肌。上肢肌细小灵巧,数目多,执行复杂、精细的劳动功能;下肢肌粗大有力,与下肢支持体重和行走功能相适应。随着人类的进化和分工的不同,四肢肌出现明显差异。

(一)上肢肌

上肢肌指上肢的肌肉组织,包括上肢带肌、臂肌、前臂肌和手肌。上肢带肌配布于肩关节周围,均起自上肢带骨,即能运动肩关节,又能增强关节的稳固性。上肢带肌包括三角肌、冈上肌、冈下肌、小圆肌、大圆肌和肩胛下肌。上肢的特点是灵活和具有抓握与操作的能力,尤其以手的运动最灵活。

1. **肩肌** 运动肩关节并增强其稳固性,配布在肩关节周围(图1-64,图1-65)。

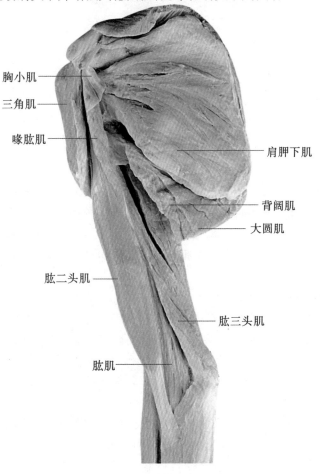

胸小肌
三角肌
喙肱肌
肩胛下肌
背阔肌
大圆肌
肱二头肌
肱三头肌
肱肌

图1-64 肩肌和臂肌前群

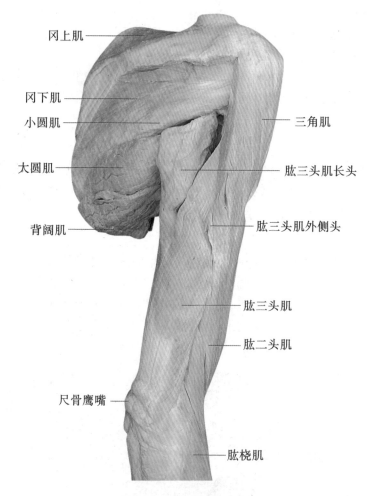

图 1-65　肩肌和臂肌后群

（1）**三角肌**（deltoid）　位于肩部,呈三角形。起自锁骨的外侧段、肩峰和肩胛冈,肌束在肩关节的前面、外侧面、后面包裹关节,逐渐向外下方集中,止于肱骨的三角肌粗隆,收缩时可使肩关节外展。肱骨上端由于三角肌的覆盖,使肩部呈圆隆形。在肩关节脱位时,此圆隆外形消失。三角肌的前部肌束可使肩关节屈和旋内,而后部肌束相反,能使肩关节伸和旋外。

（2）**冈上肌**（supraspinatus）　位于斜方肌深面,起自肩胛骨冈上窝,肌束向外经肩峰和喙肩韧带的下方,跨越肩关节,止于肱骨大结节上份,作用:使臂外展。

（3）**冈下肌**（infraspinatus）　又称肱骨外旋肌,和 3 个"兄弟"（冈上肌、小圆肌、肩胛下肌）共同固定肱骨头于肩胛骨关节盂。起自冈下窝,止于肱骨大结节中部。

（4）**小圆肌**（teres minor）　使臂外旋,位于冈下肌下方,起自肩胛骨外侧缘的背面,止于肱骨大结节中部。

（5）**大圆肌**（teres major）　使臂内收、内旋,位于冈下肌和小圆肌下方,起自肩胛骨下角的背面,经肩关节前方,止于肱骨小结节下方。

（6）**肩胛下肌**（subscapularis）　使臂内收、内旋,起自肩胛骨前面的肩胛下窝,经肩关节前方,止于肱骨小结节。

2. 臂肌   分为前群的屈肌和后群的伸肌,配布在肱骨周围。

(1)前群   包括浅层的肱二头肌和深层的肱肌与喙肱肌。

肱二头肌(biceps brachii) :位于臂前部浅层,呈梭形,以长、短两头起于肩胛骨,短头在内侧,起自肩胛骨喙突,两头合并成一个肌腹下行,止于桡骨粗隆,长头起自肩胛骨盂上结节,通过关节囊,经结节间沟下降。肱二头肌主要作用是屈肘关节、肩关节。当前臂处于旋前位时,肱二头肌能使其旋后。

喙肱肌(coracobrachialis) :位于肱二头肌短头的内侧,起自肩胛骨喙突,止于肱骨内侧中部。喙肱肌的主要作用是协助肩关节前屈和内收。

肱肌(brachialis) :位于肱二头肌下部深面,起自肱骨体下半的前面,止于尺骨粗隆。肱肌的作用是屈肘关节。

(2)后群   主要为肱三头肌,位于肱骨后方。肱三头肌有三个头,长头起自肩胛骨盂下结节;外侧头和内侧头均起自肱骨背面。三头合成肌腹,以扁腱止于尺骨鹰嘴。肱三头肌的主要作用是伸肘关节。其长头还可使肩关节后伸和内收。

3. 前臂肌   分为前、后两群;前群是屈肌和旋前肌,后群是伸肌和旋后肌。配布在桡、尺骨周围,各肌的作用大致与其名称相一致。

(1)前群   位于肱骨上髁前面,分浅、深两层(图 1–66)。

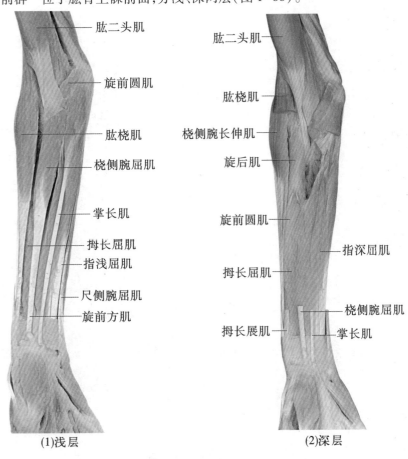

(1)浅层 — 肱二头肌, 旋前圆肌, 肱桡肌, 桡侧腕屈肌, 掌长肌, 拇长屈肌, 指浅屈肌, 尺侧腕屈肌, 旋前方肌

(2)深层 — 肱二头肌, 肱桡肌, 桡侧腕长伸肌, 旋后肌, 旋前圆肌, 指深屈肌, 拇长屈肌, 桡侧腕屈肌, 掌长肌, 拇长展肌

图 1–66   前臂肌前群

浅层肌:6块,大部分起于肱骨内上髁及附近深筋膜,自桡侧向尺侧依次为:①肱桡肌,起自肱骨外上髁的上方,向下止于桡骨茎突。②旋前圆肌,止于桡骨外侧面的中部。③桡侧腕屈肌,位于旋前圆肌的尺侧,止于第二掌骨底。④掌长肌,位于桡侧腕屈肌的尺侧,腱细长,止于掌腱膜。⑤尺侧腕屈肌,位于前臂尺侧,止于豌豆骨。⑥指浅屈肌,起自肱骨内上髁,尺骨和桡骨前面,肌腹向下移行为四条肌腱,每条肌腱分为二脚,分别止于第2到5指中节指骨体的两侧。

深层肌:3块,起于桡、尺骨前面,包括:①拇长屈肌,止于拇指远节指骨底。②指深屈肌,向下四条肌腱穿过指浅屈肌腱二脚之间到达末节,止于第2~5指的远节指骨底。③旋前方肌,为扁平四方形小肌,贴在前臂骨远端的前面,起自尺骨,止于桡骨。大部分肌以长腱下行,分别止于腕骨、掌骨和指骨。

(2)后群 位前臂后面及外侧面,分浅、深二层(图1-67)。

浅层:5块,共同起于肱骨外上髁,自桡侧向尺侧依次为**桡侧腕长伸肌**(extensor carpi radialis longus)、**桡侧腕短伸肌**(extensor carpi radialis brevis)、**指伸肌**(extensor digitorum)、**小指伸肌**(extensor digiti minimi)、**尺侧腕伸肌**(extensor carpi ulnaris)。

深层:5块,由桡侧向尺侧依次有**旋后肌**(supinator)、**拇长展肌**(abductor pollicis longus)、**拇短伸肌**(extensor pollicis brevis)、**拇长伸肌**(extensor pollicislongus)、**示指伸肌**(extensor indicis)。大部分肌也以长腱下行,分别止于腕骨和指骨。

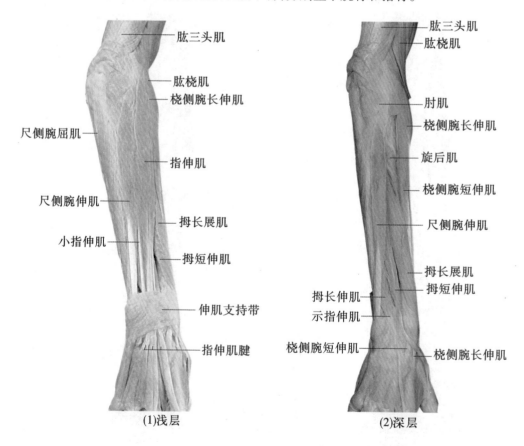

(1)浅层   (2)深层

图1-67 前臂肌后群

4.手肌　位于手掌,分外侧群、中间群和内侧群(图1-68)。外侧群发达,位于手掌外侧部,形成丰满的隆起,称**鱼际**(thenar)。中间群位于掌心和掌骨之间,包括骨间肌和蚓状肌。内侧群位于手掌内侧部,形成**小鱼际**(hypothenar),外侧肌群收缩可使拇指做内收、外展、屈和对掌运动,中间肌的骨间肌可使手指内收和外展,蚓状肌能屈掌指关节和伸指间关节。

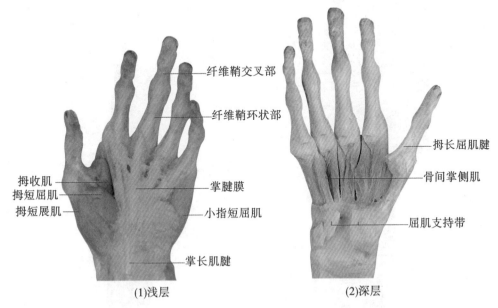

纤维鞘交叉部
纤维鞘环状部
拇收肌
拇短屈肌
拇短展肌
掌腱膜
小指短屈肌
掌长肌腱
拇长屈肌腱
骨间掌侧肌
屈肌支持带
(1)浅层　　(2)深层

图1-68　手肌

5.上肢的局部结构

(1)**腕管**(carpal canal)　位于腕部掌侧,由屈肌支持带和腕骨沟围成。管内有屈指肌腱和正中神经通过。

(2)**腋窝**(axillary fossa)　位于胸外侧壁与臂上部之间的锥形腔隙,向上通颈部,底由腋筋膜和皮肤构成。腋窝内有到上肢的腋动脉、腋静脉、臂丛神经由此通过,还分布有数群淋巴结。

(3)**肘窝**(cubital fossa)　位于肘关节前方的三角形凹陷,主要结构自外向内有肱二头肌肌腱、肱动脉的分支和正中神经等。

(二)下肢肌

根据所在部位,下肢肌可分为髋肌、股肌、小腿肌和足肌。下肢肌比上肢肌粗壮强大,这与维持直立姿势、支持体重和行走有关。

1.髋肌　主要起自骨盆,跨越髋关节,止于股骨上部,按所在部位可分为前、后两群,位于髋关节周围,主要作用是运动髋关节。

(1)前群　**髂腰肌**(iliopsoas)由腰大肌和髂肌组成。腰大肌起自腰椎体侧面和横突,髂肌起自髂窝,两肌向下汇合,经腹股沟韧带深面和髋关节的前内侧,止于股骨小转子。髂腰肌表面的筋膜称髂腰筋膜,它与髂窝和脊柱腰部共同构成骨筋膜鞘,当患腰椎结核或腰大肌脓肿时,脓液可沿此鞘流入髂窝和大腿根部。作用:髂腰肌使髋关节前屈和旋外,下肢固定时,又可使躯干和骨盆前屈。

（2）后群 后群肌位于臀部,又称臀肌,主要有臀大肌、臀中肌、臀小肌、梨状肌、股方肌、闭孔外肌和闭孔内肌等（图1-69,图1-70）。

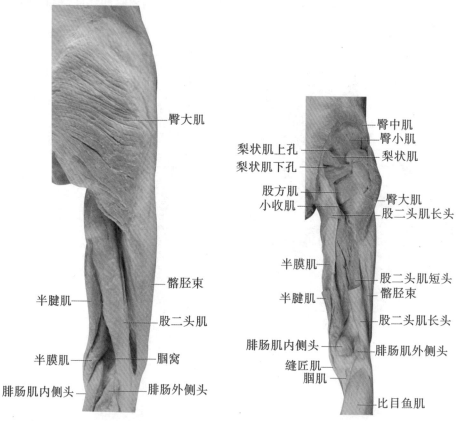

图1-69 臀肌浅层和股肌后群　　图1-70 臀肌深层和股肌后群

臀大肌（gluteus maximus）:位于臀部浅层,厚而大,形成臀部膨隆,覆盖臀中肌下半部。起自骶骨背面和髂骨翼外面,肌束斜向外下,止于髂胫束和股骨的臀肌粗隆。作用:臀大肌可使髋关节后伸和旋外;下肢固定时能伸直躯干,防止躯干前倾,维持身体平衡。该肌肥厚,其外上部是肌内注射的常用部位。

臀中肌（gluteus medius）:臀中肌位于臀大肌深面,位于臀部外上方。起自髂骨翼外面,肌束向下集中形成短腱。大部分被臀大肌覆盖。

臀小肌（gluteus minimus）:位于臀中肌深面。起自髂骨翼外面,止于股骨大转子。作用:使髋关节外展,两肌的前部肌束能使髋关节旋内,而后部肌束则使髋关节旋外。

梨状肌（piriformis）:起自骶前孔的外侧,向外侧经坐骨大孔出骨盆,达臀大肌深面,止于股骨大转子。作用:梨状肌可使髋关节外旋、外展。

2.股肌 位于股骨周围,分前群、内侧群和后群。

（1）前群 有缝匠肌和股四头肌（图1-71）。

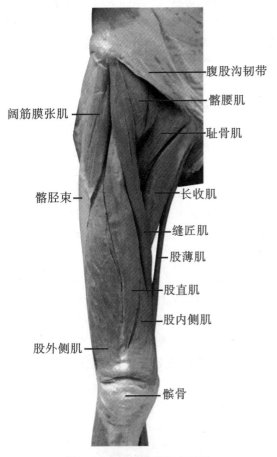

腹股沟韧带

髂腰肌

阔筋膜张肌

耻骨肌

长收肌

髂胫束

缝匠肌

股薄肌

股直肌

股内侧肌

股外侧肌

髌骨

图 1-71　股肌前群和内侧群

缝匠肌(sartorius)：呈扁带状，斜列于大腿前面，是人体最长的肌，起自髂前上棘，经大腿前面，斜行向内下方，止于胫骨上端内侧面。作用：屈髋关节和膝关节，并使已屈的膝关节旋内。

股四头肌(quadriceps femoris)：是全身体积最大的肌，以 4 个头分别起自髂前下棘和股骨前面，4 头合并向下移行为腱，包绕髌骨的前面和两侧，延续为髌韧带，止于胫骨粗隆。作用：股四头肌是膝关节强有力的伸肌，股直肌还有屈髋关节的作用。

(2)内侧群　位于大腿内侧，由于其主要作用是使髋关节内收，所以又称为内收肌群。共有 5 块肌肉，分浅层和深层排列(图 1-71)。**股薄肌**(gracilis)位于大腿内侧面，其外侧自上而下为**耻骨肌**(pectineus)、**长收肌**(adductor longus)、**短收肌**(adductor brevis)和**大收肌**(adductor magnus)。内侧群肌均起自闭孔周围的耻骨支、坐骨支和坐骨结节等骨面，除股薄肌止于胫骨上端内侧以外，其他各肌均止于股骨粗线。大收肌尚有一条肌腱止于股骨内上髁上方的收肌结节，此腱与股骨之间形成的裂孔，称收肌腱裂孔，有股动脉、股静脉等穿过。内侧群肌的作用是使髋关节内收。

(3)后群　后群肌位于大腿后面，有股二头肌、半腱肌和半膜肌三块。股二头肌位于大腿后面的外侧，有长头和短头。长头起自坐骨结节，短头起自股骨粗线，两头合并后，以长腱止于腓骨头。股骨后部内侧是半腱肌和半膜肌，起自坐骨结节，止于胫骨上端内侧。股后群肌的作用是屈膝关节、伸髋关节。屈膝时股二头肌可以使小腿旋外,而半腱肌及半膜肌则使小腿旋内。

3.小腿肌 小腿肌的分化程度不如前臂,分布在胫、腓骨的周围,肌的数目较少,但一般比较粗大,可分为前群、外侧群和后群。

(1)前群 小腿前群肌位于小腿骨间膜和胫骨、腓骨的前面(图1-72),从内侧向外侧依次排列有**胫骨前肌**(tibialis anterior)、**趾长伸肌**(extensor digitorum longus)和**跗长伸肌**(extensor hallucis longus)3块。胫骨前肌起自胫骨外侧面,肌腱向下经踝关节前方,至足的内侧缘,止于内侧楔骨和第1跖骨的足底面。趾长伸肌起自腓骨内侧面的上2/3和小腿骨间膜,向下至足背分为4条腱至第2~5趾背移行为趾背腱膜,止于中节和远节趾骨底。由此肌另外分出一腱,经足背外侧止于第5趾骨底,称为第3腓骨肌。腓骨长肌位于胫骨前肌和趾长伸肌之间,起于腓骨内侧面的中份及骨间膜,肌腱经足背,止于远节指骨底。胫骨前肌使足背屈和内翻;拇长伸肌和趾长伸肌能伸第1~5趾和使足背屈。

(2)外侧群 外侧群肌位于腓骨的外侧,由浅层的**腓骨长肌**(peroneus longus)和深层的**腓骨短肌**(peroneus brevis)组成(图1-72)。腓骨长肌起自腓骨上半部,腓骨短肌位于腓骨长肌的深面,起自腓骨下半部。两肌的腱经外踝的后面转向前方,在跟骨外侧面分开。腓骨长肌腱和胫骨前肌腱共同形成"腱环",对维持足横弓,调节足内翻、外翻有重要作用。肌腱经外踝后方到足底,前者止于内侧楔骨和第1跖骨底,后者止于第5跖骨粗隆,能使足跖屈、外翻。

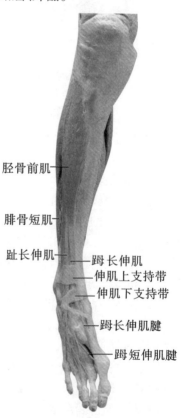

图1-72 小腿肌前群和外侧群

（3）后群　后群肌分为浅、深两层（图1-73）。浅层有强大的**小腿三头肌**（triceps surae），它由浅面的**腓肠肌**（gastrocnemius）和其深面的**比目鱼肌**（soleus）合成，肌腹膨大，向下形成一条粗大的跟腱，止于跟骨。腓肠肌有内侧头和外侧头，分别起自股骨的内侧髁和外侧髁的后面，两个头在小腿中部互相融合成一个肌腹，向下移行为强厚的腱。比目鱼肌起自腓骨后面的上部和胫骨的比目鱼肌线。腓肠肌和比目鱼肌的腱汇合，向下续为粗大的跟腱，止于跟骨结节。作用：可屈膝关节，并使足跖屈。在站立时，固定膝关节和距小腿关节，防止身体前倾。姆长屈肌和趾长屈肌分别止于底1～5趾远节趾骨底，有屈踝关节、屈趾的作用。深层有胫骨后肌、趾长屈肌和长屈肌，三肌的腱都经内踝后方到足底，胫骨后肌止于足舟骨和楔骨，有使足跖屈、内翻的作用。

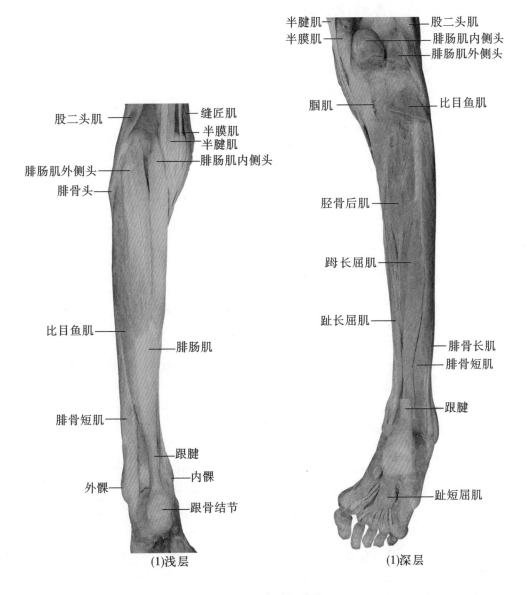

图1-73　小腿肌后群

4.足肌　分为足背肌和足底肌。足背肌较弱小，为伸姆趾和伸第2～4趾的小肌。

足底肌的配布情况和作用与手肌相似。分内侧群、外侧群和中间群,内侧群有𧿹展肌(abductor hallucis)、趾短屈肌(flexor digitorum brevis)和𧿹收肌(adductor hallucis);外侧群有小趾展肌(abductor digiti minimi)和小趾展短肌(flexor digiti minimi brevis);中间群有趾短屈肌(flexor digitorum brevis)、足底方肌(quadratus plantae)、蚓状肌(lumbricales)和骨间背侧肌(dorsal interossei)及骨间足底肌(plantar interossei)。内侧群运动𧿹趾、外侧群运动小趾,中间群运动第2~4趾。其中足底方肌的作用主要是与其他足底肌一起维持足弓。

5.下肢的局部结构

(1)梨状肌上、下孔　梨状肌上孔有臀上血管、神经穿出;梨状肌下孔有坐骨神经、臀下血管神经和阴部血管神经穿出。由坐骨大孔被梨状肌分隔而成,位于梨状肌上、下两缘和坐骨大孔之间。

(2)股三角　位于大腿前面上部,上界是腹股沟韧带,内侧界为长收肌的内侧缘,外侧界是缝匠肌的内侧缘。在腹股沟韧带下方,股三角内由内向外依次排列有股静脉、股动脉和股神经。

(3)腘窝　位于膝关节后面,呈菱形。腘窝的上内侧面为半腱肌和半膜肌,上外侧界为股二头肌,下内侧面为腓肠肌内侧头,下外侧界为腓肠肌外侧头。内有腘动脉、腘静脉和胫神经、腓总神经经过。

（黄河科技学院　田恒运）

第三节　护理应用解剖学

肌性标志在临床上有重要的应用价值,因为根据肌性标志决定浅部和深部的结构,如血管和神经在身体表面的定位。

1.头颈肌性标志

(1)咬肌　当咬紧牙时,在下颌角前上方摸到的坚硬隆起即为咬肌。面动脉压迫止血的部位在咬肌前缘和下颌骨下缘相交处。

(2)胸锁乳突肌　当头转向一侧时,在颈部自前下向后上的条状隆起。颈丛麻醉的进针部位是胸锁乳突肌后缘中点。

2.四肢肌性标志

(1)三角肌　三角肌在肩部形成圆隆外形,是肌内注射的常选部位。

(2)肱二头肌　当握拳、屈肘、旋后时,在肘窝中央可摸到肌腱,在臂前部可见到膨隆的肌腹。由于肱二头肌内侧沟有肱动脉和臂丛的分支走行,所以当上肢外伤出血时可在肱骨中段压迫肱动脉止血。

(3)肱三头肌　肱三头肌位于臂的后面,用力伸肘时隆起,在肱骨中段的肌肉深面有桡神经紧贴骨面走行,在不当姿势下,此处受压迫可导致桡神经损伤。

(4)股四头肌　位于大腿前面。在大腿屈和内收时,可见股直肌在缝匠肌和阔筋膜张肌所组成的夹角。股内侧肌和股外侧肌在大腿前面的下部,分别位于股直肌的内、外侧。膝跳反射叩击的部位在肌腹下端移行为髌韧带。

（5）臀大肌　在臀部形成圆隆的外形，由于深面有坐骨神经走行，肌内注射部位常选外上部。

（6）小腿三头肌　在小腿后面形成明显隆起的肌腹和向下延续的跟腱，止于跟骨结节。也可作为神经反射的检查部位。

一、三角肌注射术

三角肌注射术（injection of deltoid muscle）：因肌肉含有丰富的毛细血管，药物注射后能迅速被吸收入血而发挥疗效；凡不宜口服的药物或患者不能口服时，可采用肌内注射给药法。

（一）应用解剖

1. 三角肌　该肌呈三角形，底朝上，起自锁骨外侧1/3、肩峰、肩胛冈及肩胛筋膜，整块肌肉位于肩部皮下，从前、外、后三方包绕肩关节。

2. 三角肌的血管、神经　三角肌的动脉来源较多，前外侧部由胸肩峰动脉的三角肌支分布，后部由旋肩胛动脉的分支分布，旋肱后动脉向后经四边孔至三角肌分布于三角肌的大部，为三角肌的主要动脉。腋神经从臂丛后束发出，与旋肱后动脉伴行至三角肌。

3. 三角肌的分区　将三角肌长宽各分三等份，分别做水平线和垂直线将全肌分为九个区域。竖线区因肌肉较厚，没有大血管及神经通过，为注射的绝对安全区；密点所示区有腋神经的分支通过，但分支较细，加之肌肉较厚，为注射的相对安全区；空白所示区肌肉较薄，不宜作为注射部位；横线所示区因有桡神经通过，为注射的危险区。

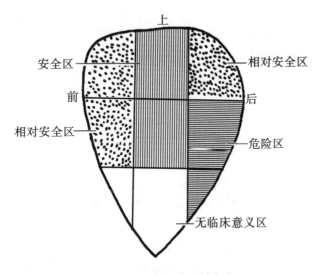

图1-74　三角肌的注射方法

4. 三角肌区　皮肤较厚，皮下组织较薄。

（二）应用要点

1. 注射部位选择　以两条横线和两条纵线将三角肌分为9个区，分别称三角肌上、中、下1/3部的前、中、后区。三角肌上、中1/3部的前区和上1/3的后区内有腋神经的分支通过,但分支细小,肌层较厚,为注射的相对安全区,三角肌上、中 1/3 的中区肌肉较厚,没有大血管和神经通过,为绝对安全区,肌内注射应在此区进行,注射时患者取坐位或卧位。

2. 体位选择　患者取坐位或卧位。

3. 穿经层次　依次经过皮肤、浅筋膜、深筋膜至三角肌。

4. 操作步骤　选准注射部位,左手绷紧注射区皮肤,右手持注射器,使针头与皮肤垂直,快速刺入 2.5 ~ 3.0 cm。

5. 注意事项

(1)三角肌不发达者不宜选其做肌内注射,以免刺至骨面,造成折针,必要时可提捏起三角肌斜刺进针。

(2)在三角肌区注射时,针尖勿向前内斜刺。以免伤及腋窝内的血管及臂丛神经。

(3)在三角肌后区注射时,针头切勿向后下偏斜,以免损伤桡神经。

二、臀肌注射术

臀肌注射术(injection of gluteus maximus):由于臀肌肥厚,血液供应丰富,能为药物吸收提供良好条件,是肌内注射的首选部位。

(一) 应用解剖

1. 臀大肌　臀大肌是臀肌中最大且表浅的肌肉,近似四方形,该肌以广泛的短腱起于前上棘至尾骨尖之间的深部结构,肌纤维向外下止于髂胫束和股骨臀肌粗隆。小儿此肌不发达,较薄。

2. 臀大肌筋膜　该筋膜是臀区深筋膜之一,不甚发达。筋膜向深面发出许多纤维隔,使臀大肌内部结合非常牢固。

3. 臀部的血管、神经　臀部的血管、神经较多,均位于臀大肌的深面,经梨状肌上孔和梨状肌下孔出入盆腔。

(1)臀下血管及神经　臀下动脉、静脉通过梨状肌下孔出盆腔。三者相互伴行,分布于臀大肌等处,各主干穿出梨状肌下孔处的体表投影在背后上棘至坐骨结节连线的中点处。

(2)臀上血管　臀上动脉、静脉及神经通过梨状肌上孔出盆腔。主要分布于臀中肌、臀小肌等处。它们出梨状肌上孔的体表投影在背后上棘至大转子尖连线上、中 1/3 段交界处。

(3)阴部内血管及神经　阴部内动脉发自髂内动脉前干,经梨状肌下孔出盆腔,再经坐骨小孔至会阴部。阴部内静脉和阴部神经与阴部内动脉伴行,位于动脉内侧。

(4)坐骨神经　为全身最大的神经,起始处宽约 2 cm。坐骨神经一般经梨状肌下孔穿出至臀部,位于臀大肌中部深面,约在坐骨结节与股骨大转子连线的中点处下降至股后部。

4. 臀区皮肤及浅筋膜　较厚、浅筋膜含有大量的脂肪组织,故该区皮下组织较厚,中年女性此处皮下脂肪厚约 2 ~ 4 cm。

5. 臀中肌　呈扇形,前上部位于皮下,后下部被臀大肌覆盖,前方为阔筋膜张肌,后方为梨状肌。肌纤维起于骶骨背面,止于股骨大转子。

6.臀小肌　位于臀中肌深面,其形态、起止、功能及血管神经分布都与臀中肌相同,故可将此肌视为臀中肌的一部分。

7.臀上血管　臀上动脉为臀中、小肌的供血动脉,起自髂内动脉后干,至臀部后即分为深浅两支。浅支至臀大肌深面,营养该肌,并与臀下动脉吻合,深支位于臀中肌的深部,分为上下两支,深上支沿臀小肌上缘行进,与旋髂深动脉及旋股外侧动脉的升支吻合,深下支在臀中肌与臀小肌之间向外行进,分支营养该二肌。在髂嵴结节下方,臀上动脉的深上支与深下支相距5～9 cm。臀上静脉与臀上动脉伴行注入髂内静脉。

(二)应用要点

1.体位选择　患者多取侧卧位,下方的腿微弯曲,上方的腿自然伸直;或取俯卧位,足尖相对,足跟分开。亦可取坐位。

2.部位选择

(1)臀大肌注射区的定位

十字法:从臀裂顶点向外画一水平横线,再通过膈肌最高点向下做一垂线,两线十字交叉,将臀区分为四区。臀部外上1/4区为臀部肌内注射最佳部位。

连线法:将髂前上棘至骶尾连结处做一连线,将此线分为三等份,其外上1/3为注射区。

(2)臀中肌、臀小肌注射区定位　①以示指尖和中指尖分别置于髂前上棘和髂嵴下缘处,使示指、中指和髂嵴间构成一三角形区域,此区即为注射部位。②髂前上棘外侧三横指处。

3.穿经层次　依次穿过皮肤、浅筋膜、臀筋膜至臀大肌。

4.注意事项

(1)选准注射部位　防止损伤大神经及血管,用十字法或连线法选好注射区。注射点处应无炎症、硬结及压痛,用十字法选区时,因臀外上1/4区的内下角靠近臀下血管、神经及坐骨神经,故选注射点时应避开此区的内下角,为避免损伤血管、大神经,进针时针尖勿向下倾斜。

(2)防止折针　因臀大肌发达,在肌肉紧张时易发生折针。预防折针的方法是在肌肉松弛的情况下快速进针,针梗应垂直刺入,不可在肌内撬动及改变方向。为确保安全,切勿将针梗全部刺入,一般针梗的1/3应保留在体外,以防针梗从根部焊接处折断。万一折断,应保持局部与肢体不动,速用止血钳夹住断端取出。

(3)注意进针深度　注射的深度因人而异,因臀区皮下组织较厚,成年人臀大肌注射时针梗不应短于4～5 cm,注射过浅或针尖达不到肌肉时,易引起皮下硬结及疼痛。

(4)婴儿不宜做臀肌注射　婴儿臀区较小,肌肉不发达,不宜做臀肌注射。小儿开始行走后臀肌逐渐发达,方可用于注射。

(5)防止药液直接入血　进针后应回抽活塞,无回血后方可注射。

(6)臀中肌注射深度　略小于臀大肌注射深度,此注射区皮下脂肪较薄,成人一般0.8 cm,臀中肌和臀小肌平均厚度为2.5 cm,进针时不要过深,以免针尖触及骨面。

三、运动系统易损伤的结构

(一)椎间盘损伤

1.概述　椎间盘随年龄增长出现相应的变化,青年人椎间盘的髓核中充满大量的水分,椎间盘坚实而富有弹性,以致从高处跌落时常首先发生椎骨骨折而非椎间盘破裂。然而在脊柱猛烈过屈时,椎间盘可能发生破裂并伴随邻近椎骨的椎体骨折。

椎间盘可以吸收垂直方向上的冲力,在脊柱做屈伸、旋转和侧屈运动时,它的作用就像一个半液体状的滚珠轴承,受压时变的扁平。因为纤维环前部厚,后外侧部较薄,前纵韧带和后纵韧带的支持较少,当猝然弯腰或过度劳损,可引起纤维环破裂,髓核突向椎管内或椎间孔处,压迫脊髓或脊神经根,引起肢体疼痛、肌力减退和肌萎缩,临床上称椎间盘突出症。

老年人的髓核不再饱满,因脱水、退化而变薄,这种年龄性变化是人在老年时变矮的原因之一。椎间盘的厚度变小,还导致椎间孔变窄,可能压迫脊神经根,出现相应的症状。

椎间盘损伤包括椎间盘脱出、椎间盘突出、椎间盘膨出。

(1)椎间盘脱出　指的是保护椎间盘的纤维环和脊椎后纵韧带受损伤较重,损伤的椎间盘部分或全部掉落到椎管内。临床表现主要有腰部疼痛,臀部及腿部出现放射性疼痛,可表现在一侧或双侧。身体常固定一个姿势,改变体位可引起剧烈疼痛。因脱落的椎间盘在椎管内可以移动位置,当改变体位时,下肢疼痛的部位也可有所改变。在急性期咳嗽、打喷嚏,甚至深呼吸都可产生剧烈的放射痛。因疼痛而出现腰部和下肢的功能障碍,腰部肌肉紧张度增高或成板状腰。腰$_{4\sim5}$,腰$_5\sim$骶$_1$是椎间盘突出最常见的部位,颈椎次之。腰部的触诊或叩击都可使疼痛加重。CT、磁共振成像检查可见脱落的椎间盘显影,得出明确诊断。

(2)椎间盘突出　指的是椎间盘、纤维环、后纵韧带都有轻度损伤,椎间盘压向后纵韧带,造成椎间盘和后纵韧带同时向后方或侧后方突出。突出向正后方称中央型。突出向侧后方称左侧或右侧椎间盘突出。此症的临床表现主要是腰部疼痛,臀部及下肢的放射痛。中央型表现在双侧,左、右型突出表现在单侧。疼痛的位置固定不变,咳嗽、打喷嚏时疼痛加重。可出现不同程度的功能障碍。一侧突出同时伴有小关节错位时,椎旁有明显压痛。CT、磁共振成像检查可明确诊断。

(3)椎间盘膨出　指的是椎间盘、纤维环、后纵韧带无明显损伤,只是由于腰部肌肉紧张,椎间盘受力较大使后纵韧带向后膨出。临床表现是腰肌紧张,可有不同程度的腰部酸痛、胀痛。在日常生活劳动中,椎间盘始终承受不均匀的压力,不断地被挤压和牵拉,容易发生慢性劳损与变性,丧失弹性与韧性,组织变得脆弱,稍受外力就可能引起椎间纤维环破裂,致使髓核从破裂口脱出,压迫附近的神经根,引起腰痛腿痛。青壮年人的劳动强度大,特别是腰部用力、反复屈伸转动的动作,增加了腰伤机会,故本病20~40岁的患者多见,约占80%。腰椎承受整个躯干、头颅及上肢重量,故椎间盘突出发生在下腰椎者多见,约占98%。颈部活动虽也较多,但颈椎间盘突出症比较少见。胸椎因有肋骨与胸骨相连,是固定不动的,故无胸椎间盘突出症发生。男性的劳动强度比女性大,故本病男性多见。

2.疾病分类和临床表现　在青春期后人体各种组织即出现退行性变,其中椎间盘的变化发生较早,主要变化是髓核脱水,脱水后椎间盘失去其正常的弹性和张力,在此基础上由于较重的外伤或多次反复的不明显损伤,造成纤维环软弱或破裂,髓核即由该处突出,压迫神经根而产生神经根受损伤征象;也可由中央向后突出,压迫马尾神经,造成大小便障碍。如纤维环完全破裂,破碎的髓核组织进入椎管,可造成广泛的马尾神经损害。由于下腰部负重大,活动多,故突出多发生于腰$_{4\sim5}$与腰$_5\sim$骶$_1$间隙。触诊和 X 射线检查一般都有小关节错位的指征。

（1）疾病分类

1）后外侧方突出型:纤维环的后方最弱的部位在椎间盘中线两侧,此处本身薄弱,同时缺乏后纵韧带的强力及中部纤维的支持,因此是腰椎间盘突出最常见的部位。临床上最为多见,约占80%。

2）中央突出型:指髓核通过纤维环后部中央突出,达到后纵韧带下。除引起坐骨神经症状外,还可刺激或压迫马尾神经,表现为会阴部麻痹及大小便障碍。

3）椎间孔内突出:指髓核向后经后方的纤维环及后纵韧带突入椎管,进入椎间孔内,容易漏诊,但所幸其发生率低,仅1%左右。

（2）症状表现

1）腰痛:自觉腰部持续性钝痛,平卧位减轻,站立则加剧,一般情况下尚可忍受,腰部可适度活动或慢步行走,另一种为突发的腰部痉挛样剧痛,难以忍受,需卧床休息,会严重影响生活和工作。

2）腿部麻木、畏寒、走路出现跛行:下肢麻木很多情况下会与疼痛伴发,少数可表现为单纯麻木,有少数自觉下肢发冷、发凉。主要是因为椎管内的交感神经纤维受到刺激所至。间歇性跛行的产生机制及临床表现与腰椎管狭窄相似,主要是由于髓核突出的情况下可出现继发性腰椎管狭窄症的病理和生理学症状。

3）腿部会出现放射性痛:几乎4/5的腰椎间盘突出患者会出现腿部放射性痛的情况,常在腰痛减轻或消失后出现。表现为由腰部至大腿及小腿后侧的放射性刺激或麻木感,直达足底部。严重的患者可为由腰至足部的电击样剧痛,同时多伴有麻木感。疼痛轻者可行走,呈跛行状态;重者需卧床休息,屈腰、屈髋、屈膝位的姿态比较多。

4）马尾神经症状:主要见于中央型髓核脱出症,临床上比较少见,可出现会阴部麻木、刺痛,大小便功能障碍,女性还可出现尿失禁,男性可出现阳痿,严重者可出现大小便失控及双下肢不全性瘫痪。

（二）颅底损伤

单纯颅底骨折少见,多与颅盖骨折并存。颅底水平的外力,头部挤压变形和头部垂直打击、垂直坠落均可造成颅底骨折。临床主要靠脑脊液耳、鼻漏来诊断。颅底骨折可仅限于某一颅窝,亦可横行穿过两侧颅底或纵行贯穿前、中、后颅窝,骨折线常与鼻旁窦、岩骨或乳突气房相通,而形成隐性开放性骨折,引起颅内继发感染是最严重的问题。

颅底结构复杂,有许多沟、管、裂、孔,多有血管、神经穿行,是颅底的薄弱部位,当颅脑外伤时,颅底骨折往往沿这些部位断裂,导致血管和神经损伤。由于硬脑膜与颅底紧密相贴,颅底骨折往往导致硬脑膜撕裂,出现脑脊液外漏。如颅前窝骨折,可导致视神经损伤,还出现眼睑皮下、球结膜下出血(熊猫眼)和脑脊液鼻漏。颅中窝骨折可出现相关脑神经损伤的症状,口、鼻出血及脑脊液鼻漏。颅后窝骨折常于伤后逐渐在乳突、枕下及颈部出现瘀血斑。

1. 临床表现

(1)颅前窝骨折 ①双眼周围瘀血呈紫蓝色,俗称"熊猫眼";②单侧或双侧嗅觉障碍;③少数可有视神经损伤表现;④脑脊液鼻漏;⑤CT示颅内积气。

(2)颅中窝骨折 ①颞肌肿胀或耳后迟发性瘀斑;②听力障碍和面瘫,也可有动眼、滑车、三叉和外展神经麻痹;③脑脊液耳漏,也可鼻漏;④CT示颅内积气。

(3)颅后窝骨折 ①乳突和枕下可见皮下瘀血。有时在咽后壁发现黏膜下瘀血;②可有舌咽、迷走、副神经和舌下神经损伤表现;③拍X射线汤氏位照片可见骨折线。

2. 操作 ①需住专科病房;②耳鼻孔均不可填塞和冲洗,可于鼻孔内滴入抗生素溶液,保持外耳道清洁;③嘱伤员不要用力咳嗽、打喷嚏和擤鼻涕;④一般不做腰椎穿刺;⑤取头高位,保持头偏向不漏一侧数天,多数可在2周内自愈。

3. 注意事项

(1)颅底骨折的X射线诊断价值较小,可拍摄不同角度的颅底片增加检出率。

(2)继发颅内感染者应先控制感染后行手术修补漏孔。

(3)事先确定脑脊液漏的部位,是手术修补成功与否的关键。

(4)警惕颅底骨折合并颈内动脉海绵窦瘘。

(5)迟发脑脊液漏液因化验有糖可与变应性鼻炎鉴别。

(6)警惕延迟出现的脑脊液漏。

(三)膝关节半月板损伤

膝关节伸屈运动时,半月板在股骨与胫骨间滑动。在某些情况下可出现半月板损伤,如膝关节由屈曲至伸直运动同时伴有旋转时,最易产生半月板损伤。半月板损伤以内侧半月板居多,最常见者为半月板后角的损伤,且以纵形破裂最多。撕裂的长度、深度和位置取决于半月板后角在股骨与胫骨髁之间的关系。半月板的先天性异常,特别是外侧盘状软骨较容易导致退变或损伤。半月板损伤后不能自行修复,如将半月板切除,可从滑膜生长出新的半月板,但其结构成分改变了,不再能完全负担半月板原有的功能,导致关节软骨的接触压力增加,且润滑作用丧失,将造成关节的退行性改变而出现相应症状。因此治疗半月板损伤时,应尽可能在关节镜下行半月板修复,保持其功能,以维持膝关节的正常活动。

1. 疾病体征 半月板损伤后的常见临床表现包括局限性疼痛、关节肿胀、弹响和交锁、股四头肌萎缩、打软腿以及在膝关节间隙或半月板部位有明确的压痛。

(1)压痛 常见体征是沿膝关节的内、外侧间隙或半月板周围有局限性压痛。

(2)麦氏(McMurray)试验 患者仰卧位,检查者用一手抵住关节的内侧缘,控制内侧半月板,另一手握足,使膝关节完全屈曲,小腿外旋内翻,然后缓慢伸展膝关节,可听到或感觉到弹响或弹跳;再用手抵住关节的外侧缘,控制外侧半月板,小腿内旋外翻,缓慢伸展膝关节,听到或感觉弹响或弹跳,即为该试验阳性。

麦氏试验产生的弹响或患者在检查时主述的突然疼痛,常对半月板撕裂的定位有一定意义:膝关节完全屈曲到90°之间,多提示半月板后缘撕裂;当膝关节在较大的伸直位产生弹响提示半月板中部或前部撕裂。

(3)提拉研磨试验(Apley试验) 患者俯卧位,屈膝90°,大腿前面固定于检查台上,上提足和小腿,使关节分离并做旋转动作,旋转时拉紧的力量在韧带上,若韧带撕裂,试验时有显著的疼痛。此后,膝关节在同样位置,足和小腿向下压并旋转关节,缓慢屈曲和伸展,半月板撕裂时,膝关节间隙可有明显的弹响和疼痛。

2.半月板损伤的分类 半月板撕裂有许多不同的分类方法,较常见的是将其分为边缘型破裂、中心型破裂、纵形破裂(即"桶柄型"破裂)、前角或后角瓣状破裂及少见的半月板中部的横形破裂等。

(四)关节的退行性变

滑膜关节的结构特征使之具备良好的抗磨损能力,但长期的过度劳损会导致关节发生退行性变。人过了30岁以后,各处关节,如膝关节、髋关节、腰椎颈椎等脊柱关节就要发生退化,关节韧性和弹性都将减弱,自然的,包裹其外的关节囊的生理平衡将受到影响,而人体为了适应这些内环境的变化,会自动调整自身状态,建立新平衡,在退化的关节表面边缘处,代偿性地长出新的骨骼,即骨质增生,也就是通常说的骨刺。中老年人的关节在生长过程中出现骨刺,往往就是源于这种自我代偿性反应。当骨刺增长到自身不能调节的时候,骨刺周围的软组织就会充血、水肿、炎症、粘连、压迫神经及血管,引起一系列的临床病症,如软骨凹凸不平、关节缝隙狭窄、软骨磨损缺失,这就是关节退行性变。

正常活动时,如跑步,关节不可避免地会受到某种程度的损坏,通常是关节软骨受到磨损,有时会波及关节软骨下的骨关节面。关节软骨正常老化始于成人早期,并缓慢递进,好发于骨的末端,以髋关节、膝关节以及脊柱和手的关节尤为常见。这些关节不可逆的退行性变使得关节软骨的减震和润滑功能下降。由此,在关节运动产生的摩擦力不断作用下,关节变得脆弱,这些改变会使某些人产生严重的疼痛。

1.疾病多发部位 最常发生的部位是膝关节。膝关节承受了人体大部分的重量,而且位置浅,活动量大,特别是在活动过程中由于关节不稳,容易引起损伤。另外一个原因是中老年人的内分泌系统功能减弱,关节营养来源的滑液分泌随之减少,容易出现骨质疏松,关节软骨变软变薄,承压能力减低,关节软骨磨损加剧,于是关节软骨面出现反应性增生,形成骨刺。

腰椎、颈椎发生退行性变也很常见。如果出现腰痛、坐骨神经痛、下肢疼痛麻木,则说明腰椎关节退行性变的可能性大,而如果感到颈、肩、背、上肢酸痛麻木或胀痛,则是颈椎发生了病变压迫了神经根。

2.临床表现 关节退行性变基本上发病缓慢,在中老年肥胖女性中常见,并常伴有劳损病史;关节活动时感到疼痛,其特点是初期为发作性疼痛,后改为持续性疼痛,劳累后加重,上下楼梯时疼痛明显;关节活动受限,跳、跑、蹲、跪时更加明显,关节活动时伴有摩擦声和弹响声。

3.预防和治疗

(1)休息 给退化关节减少压力,急性发作期内最好把患病关节放在床上休息,以便关节囊和韧带松弛,以减少关节软骨的压迫。肌肉不平衡可引起异常大的应力集中于关节的一侧,大大地加重了关节的退化过程,所以平常应保持良好的姿势,避免不利的力学体位。

(2)运动和体操 为了防止肌肉萎缩,在不负重的情况下,每天几次给关节施以全范围的运动,但须避免剧烈的运动,否则将导致关节面明显受压,加剧病情。

笔记栏

（3）理疗 包括热敷、按摩、牵引、功能锻炼（主、被动运动），可以促进关节部位血液循环，缓解病情恶化，改善和平衡肌肉在关节上的作用力，促进恢复。

（五）肌扭伤和撕裂

肌过度拉伸导致的轻度损伤称扭伤，较严重的损伤为撕裂。严重的损伤可有大量肌纤维撕裂或断裂，撕裂的肌可引起剧烈的疼痛和肿胀，经过医疗检查评估其严重程度。常用的方法是休息、抗炎治疗和理疗。手术病例需要外科手术修复严重撕裂的肌。扭伤通常由突然的、发力的动作引起，肌内的少量出血可引起触痛和肿胀，可伴有痉挛性疼痛或挛缩，随后出现明显的瘀青。运动前充分的热身可预防肌扭伤，减少撕裂风险。日常生活中应注意以下几点：

1. 杜绝不良活动 必须放弃造成疼痛的活动。

2. 保持凉快 疼痛刚开始的几天，冰块是最好的治疗方式。用冰块在疼痛部位搓揉 15 min，一天做 2 次。

3. 按摩 增加疼痛部位的血液流动，最好请物理治疗师或按摩治疗师帮你按摩。

4. 使用支撑物 使用特殊矫正鞋会有帮助。

5. 建立好防卫 训练小腿肌肉，建立好防卫。面对墙站立，手放墙上，身体向前倾，一只脚在前，一只脚在后。背直立，脚平贴地板，这时后脚的小腿肌肉，会感到轻微的拉力，保持姿势 20 s～3 min，然后换另一只脚做。一天做 2 次。双脚站直，以桌子或椅子当支持物。踮起脚趾，保持 5 s。放低脚跟，重复踮脚 10 次。慢慢加到 30 次。每天做 2～3 次。

6. 热敷 3 d 后改热敷。

7. 适应运动训练 固定式脚踏车是一种很好的运动，一天 2～3 次，先由 5～10 min开始，增加到一次 20 min。游泳池内跑步，也是好的运动，水的浮力，减少跑步的撞击力。

（黄河科技学院 田恒运）

第二章

消化系统

第一节　总论

消化系统（alimentary system）由消化管和消化腺两部分组成（图 2-1）。**消化管**（alimentary canal）是指从口腔到肛门的管道，长而迂曲、粗细不等、功能和形态各异，长约 9 m，包括口腔、咽、食管、胃、小肠和大肠，其中小肠包括十二指肠、空肠和回肠；大肠包括盲肠、结肠、直肠和肛管。临床上，通常上消化道为从口腔到十二指肠这段消化管，下消化道为空肠至肛门这段消化管。**消化腺**（alimentary gland）是分泌消化液的器官，包括大消化腺和小消化腺两种，都开口于消化管。大消化腺如大唾液腺、肝、胰等，肉眼可见，独立存在。小消化腺如唇腺、颊腺、食管腺、胃腺和肠腺等，为散在于整个消化管壁内的小腺体。消化系统的主要功能是物理性和化学性摄取、消化食物，并吸收营养物质。消化系统为机体活动和生长发育的来源，能够将食物残渣排出体外。此外，呼吸、发音等活动也由口腔、咽等器官构成。

（一）消化管壁的一般结构

消化管壁的一般结构主要有四层，分别为黏膜层、黏膜下层、肌层和外膜。黏膜层包括上皮层、固有层和黏膜肌层：上皮层类型与部位相关，主要有两种类型：复层扁平上皮和单层柱状上皮；固有层为细密结缔组织，细胞成分较多，纤维细密，有丰富血管、淋巴管、淋巴组织和腺体；黏膜肌层为薄层平滑肌，一般为 1~2 层。黏膜下层为细密的结缔组织，有较大的血管、淋巴管和黏膜下神经丛（多极神经元和无髓神经纤维），食管和十二指肠的黏膜下层内分别有食管腺和十二指肠腺，有皱襞，黏膜与部分黏膜下层共同向肠腔内突出形成的皱褶称皱襞。肌层通常为内环行、外纵行两层，口腔、咽、食管上段与肛门处的肌层大部分为骨骼肌，其余为平滑肌，肌层之间有肌间神经丛。外膜为纤维膜或浆膜，其中纤维膜为薄层结缔组织，浆膜由薄层结缔组织与间皮共同构成。

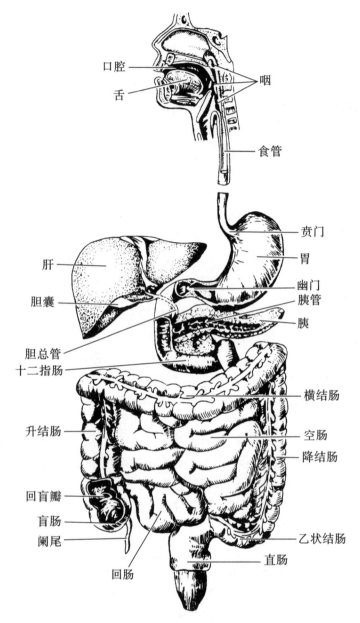

图2-1　消化系统模式图

（二）内脏器官的分类

内脏器官按照基本结构可分为中空性器官和实质性器官两大类。在形态结构、位置、功能和发生上，内脏器官都具有密切联系和相似之处。

1.中空性器官　食管、胃、空肠、结肠、输尿管、支气管、输卵管等属于中空性器官，呈管状或囊状。中空性器官的管壁主要由数层组织（黏膜层、黏膜下层、肌层、外膜）构成。

2.实质性器官　内部没有特定的空腔，多属腺组织，如肝、胰、生殖腺等。表面包以结缔组织被膜或浆膜。实质性器官的门常为一凹陷，分布于实质性器官的血管、神经和淋巴管以及该器官的导管等处,如肺门和肝门等。

(三)胸、腹部标志线和腹部分区

在胸、腹、盆腔内位置,内脏器官相对固定,在掌握了正常内脏器官的位置后,对于后面临床的学习十分重要。为了便于描述各内脏器官的位置及其体表投影,通常在胸、腹部体表确定若干标志线,在腹部分成若干区(图2-2)。

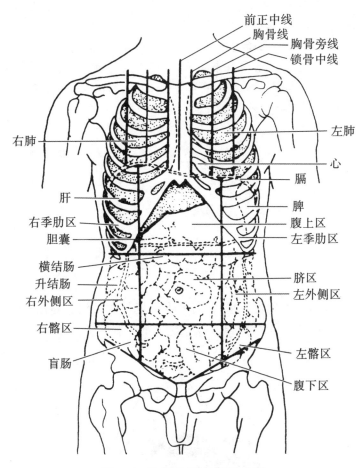

图2-2 胸部标志线和腹部分区

1.胸部标志线

(1)**前正中线**(anterior median line) 沿身体前面正中线所做的垂直线。

(2)**胸骨线**(sternal line) 沿胸骨最宽处的外侧缘所做的垂直线。

(3)**锁骨中线**(midclavicular line) 经锁骨的胸骨端和肩峰端的中点向下所做的垂直线。

(4)**胸骨旁线**(parasternal line) 经胸骨线与锁骨中线之间连线的中点所做的垂直线。

(5)**腋前线**(anterior axillary line) 沿腋窝前皱襞向下所做的垂直线。

(6)**腋中线**(midaxillary line) 沿腋窝中点向下所做的垂直线。

(7)**腋后线**(posterior axillary line) 沿腋窝后皱襞向下所做的垂直线。

(8)**肩胛线**(scapula line) 又称肩胛下角线,经肩胛骨下角所做的垂直线。

（9）**后正中线**（posterior median line）　沿身体后面正中线所做的垂直线。

2.腹部分区　常用的腹部分区的描述方法很多,主要有四分法、七分法和九分法等,目前常采用的为四分法和九分法。

（1）四分法　临床较常用,是以脐为中心做一条水平线和一条垂直线,将腹部分4个区,分别为左上腹、右上腹、左下腹和右下腹。

（2）九分法　通常用两条水平线和两条垂直线为标志,将腹部划分为3部9区。一条水平线是通过左、右肋弓最低点（第10肋的最低点）所做的连线;另一条水平线是左、右髂结节之间的连线;两条垂直线为左、右腹股沟韧带中点向上所做的线。两条水平线将腹部分为上腹部、中腹部和下腹部,通过两条垂线与两条水平线相交,此时腹部就被分成9个区。主要包括腹上区和左、右季肋区,脐区和左、右腹外侧区（腰区）,耻区（腹下区）和左、右腹股沟区（髂区）。

（黄河科技学院　徐　凯）

第二节　消化管

一、口腔

口腔（oral cavity）为消化管的起始部,前借口裂与外界相通,后经咽峡通咽腔,前壁为上、下唇,两侧壁为颊,上壁为腭,下壁为口腔底（图2-3）。

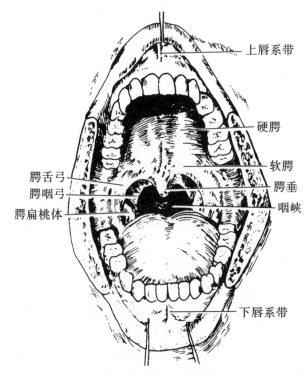

上唇系带
硬腭
软腭
腭垂
咽峡
腭舌弓
腭咽弓
腭扁桃体
下唇系带

图2-3　口腔与咽峡

笔记栏

（一）口腔的构造和分部

1.口腔的构造　口唇由皮肤、口轮匝肌和黏膜构成，为口腔的前壁，由上唇和下唇两部分组成。口裂为两唇之间的裂隙，口角位于口裂的两端。**人中**（philtrum）为上唇表面正中线上的一纵行浅沟，是人类所特有。"水沟穴"位于上、中 1/3 交界处，针刺该穴能够抢救昏迷患者。鼻唇沟为从鼻翼两旁至口角两侧的一浅沟，是唇与颊的分界线。当患者发生面瘫时，瘫痪侧鼻唇沟会变浅或消失。**颊**（cheek）位于口腔的两侧壁，自外向内主要由皮肤、颊肌、颊脂体和口腔黏膜构成，在平对上颌第二磨牙的颊黏膜处有腮腺导管的开口。处于口腔顶，穹窿状，分别由硬腭和软腭组成。**腭**（palate）分隔鼻腔和口腔，其前 2/3 为硬腭，后 1/3 为软腭。硬腭是以骨为基础，表面覆以黏膜构成。软腭由骨骼肌和黏膜构成，其后缘游离，中央有一向下悬垂的乳头状突起称**腭垂**（**悬雍垂**）（uvula）。自腭垂向两侧各有 2 条弓形黏膜皱襞，其前方的一条向下连于舌根，称**腭舌弓**（palatoglossal arch）；后方的一条向下连于咽的侧壁，称**腭咽弓**（palatopharyngeal arch）。腭垂、腭舌弓和舌根共同围成**咽峡**（isthmus of fauces），既是口腔与咽的通道，又是口腔与咽的分界。封闭口腔底的软组织和舌构成了口腔底部。

2.口腔的分部　口腔分为口腔前庭和固有口腔，以上牙弓、下牙弓为界。口腔前庭为牙弓与唇、颊之间，形似"马蹄铁"形腔隙；固有口腔为牙弓以内的腔隙。通过上、下牙咬合，能将口腔前庭和固有口腔通过磨牙后方的间隙互通。当患者处于牙关紧闭状态时，可经此间隙将导管引入固有口腔，再通过咽腔和食管，注入所需营养物质。

（二）口腔内器官

牙与舌是口腔内主要器官。

1.**牙**（teeth）　是人体的器官，比较坚硬，具有咀嚼食物和辅助发音等作用。嵌入上、下颌骨牙槽内，分别排列成**上牙弓**（upper dental arch）和**下牙弓**（lower dental arch），主要功能是咬切和磨碎食物。

（1）牙的形态和构造　牙形状和大小差异性比较大，但其基本形态大致相同。牙为牙冠、牙颈和牙根三部分（图 2-4）。牙冠露于口腔内，为露在牙龈外面的部分；牙颈介于牙冠和牙根之间，为牙冠与牙根之间稍细的部分，外包以牙龈；嵌入牙槽内的部分是牙根，借牙周膜与牙槽骨牢固相连，牙根尖部有一小孔，称牙根尖孔，牙根内贯穿牙根的细管称牙根管。牙的构成主要有牙质、牙釉质、牙骨质和牙髓。**牙质**（dentine of tooth）构成牙的主体，位于牙的内部，致密坚硬。在牙冠部牙质的表面，覆有一层乳白色的釉质（enamel），其钙化程度最高，也是人体最硬的组织；在牙根和牙颈的表面包有一层牙骨质（cement）。牙冠内的空腔，称牙冠腔。牙冠腔和牙根管合称牙腔。牙腔内充满牙髓（dental pulp），牙髓由神经、血管、淋巴管和结缔组织组成。

（2）出牙和牙式　牙按其功能，可分为具有咬切功能的**切牙**（incisor）、具有撕裂功能的**尖牙**（canine tooth）和具有磨碎作用的前磨牙（premolar）与磨牙（molar）。人的一生中，先后有两组牙发生，按萌出先后，**乳牙**（deciduous tooth）为第 1 组，**恒牙**（permanent tooth）为第 2 组。幼儿时期乳牙共 20 个，包括乳中切牙、乳侧切牙、乳尖牙、第一乳磨牙、第二乳磨牙；恒牙共 32 个，包括中切牙、侧切牙、尖牙、第一前磨牙、第二前磨牙、第一磨牙、第二磨牙、第三磨牙（图 2-5）。它们的形态各不相同（图 2-6）。单牙根的主要有切牙、尖牙、前磨牙，2 个牙根的有下颌磨牙，3 个牙根的有上颌磨牙。

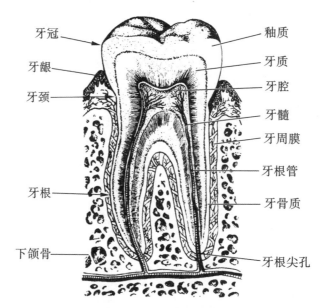

图 2-4　牙的形态结构

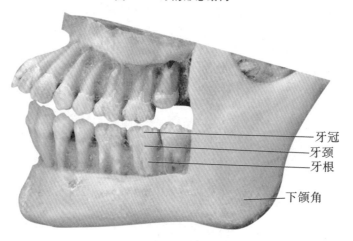

图 2-5　恒牙原位（外面观）

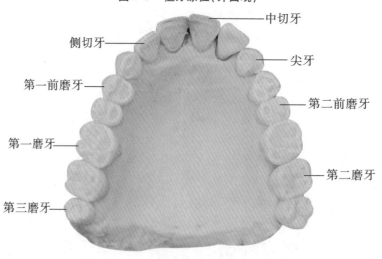

图 2-6　恒牙原位（内面观）

幼儿时期6个月乳牙开始萌出,2～3岁出齐,6～7岁左右乳牙开始脱落,并长出恒牙,12岁时,除第三磨牙外,全部出齐。第三磨牙长出时间较晚,大约18～30岁萌出,故又称为**迟牙(智牙)**(wisdom tooth),有的人迟牙可终生不出。所以恒牙数在28～32个之间均属正常。

(3)记录 为了迅速、准确而简便地记录各个牙在口腔中的位置和分布,临床上通常以被检查者的角度为准,将上、下牙的分界用横线表示,左、右侧的分界用纵线表示。用罗马数字表示乳牙的牙式排列,用阿拉伯数字表示恒牙的牙式排列。这种记录方式称牙式。如:左下颌第一乳磨牙可表示为"Ⅳ";右上颌第1恒磨牙可表示为"6"。

(4)**牙周组织** 位于牙的周围,对牙具有保护、支持和固定作用。包括**牙槽骨**(alveolar bone)、**牙周膜**(periodontal memdrane)和**牙龈**(gum)三部分。牙槽骨即构成牙槽的骨质。连于牙根与牙槽骨之间的致密结缔组织是牙周膜,使牙根牢固地固定于牙槽内。覆盖在牙槽弓和牙颈表面的口腔黏膜是牙龈,富含血管,色淡红,与牙槽骨的骨膜连接紧密。

2.**舌(tongue)** 由骨骼肌被覆黏膜构成,是口腔中可随意运动的器官,位于口腔底,表面覆以黏膜构成。舌能够协助咀嚼、搅拌吞咽食物,同时在辅助发音和感受味觉等方面也发挥着重要的作用。

(1)**舌的形态** 舌可分为上、下两个面。上面称舌背,被向前开放的"人"字形的界沟分为前2/3的舌体后和1/3的舌根(图2-7)。舌系带为舌下面正中线处的一黏膜皱襞,连接于口腔底部。舌下阜为舌系带根部的两侧一小黏膜状隆起,阜的顶端有下颌下腺管和舌下腺大管在此共同开口。由舌下阜向后外侧延伸的黏膜隆起,称舌下襞,其深面有舌下腺。

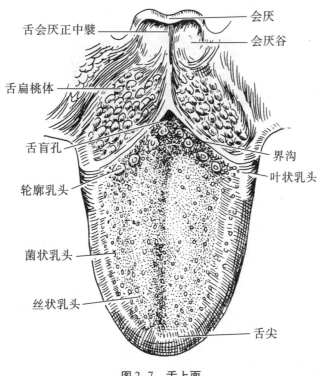

图2-7 舌上面

（2）舌黏膜　舌体背面的黏膜呈淡红色，被覆于舌的上、下面。舌体背面的黏膜上有许多乳突状小突起，称舌乳头。从形状上看，舌黏膜主要为丝状乳头、菌状乳头、轮廓乳头和叶状乳头。①丝状乳头数量最多，体积最小，遍布于整个舌背，白色丝绒状，具有感受触觉的功能。丝状乳头浅层的上皮细胞不断角化、脱落，通常食物残渣、黏液、细菌等成分与之相互混合，在黏膜的表面附着，舌苔正常为淡薄白色。②菌状乳头散在于丝状乳头之间，数量少，有红色钝圆形小突起，多位于舌尖和舌体侧缘等部位，内含味蕾，司味觉。③轮廓乳头位于舌体的后部界沟的前方，体积最大，有 7～11 个；乳头中央隆起，周围有环沟，味蕾为沟壁内的上皮中许多卵圆形小体，有酸、甜、苦、咸等味觉感受功能。舌根部的黏膜内，有许多丘状隆起，其深部有淋巴组织构成的结节，称舌扁桃体。舌下面黏膜在舌的中线上形成一皱襞，向下连于口底，称舌系带。舌系带根部的两侧有 1 对小圆形隆起，称舌下阜。舌下阜向口腔底外侧延续为舌下襞，深面有舌下腺。④叶状乳头在舌体侧缘后部，每侧有 4～8 条，呈皱襞状，内含味蕾，小儿较清楚。

（3）舌肌　分为舌固有肌和舌外肌，属于骨骼肌。颏舌肌为一对最主要的舌外肌，起自于下颌骨体内面的颏棘，肌纤维呈扇形向后上方分布，止于舌体中线两侧。当两侧颏舌肌同时收缩时，舌能伸出口腔（伸舌）；若单侧收缩，舌尖可伸向对侧，当一侧颏舌肌瘫痪时，患者伸舌时，舌尖可偏向瘫痪侧。舌的其他舌外肌主要有舌骨舌肌、茎突舌肌、腭舌肌。

（三）口腔腺

口腔腺（图 2-8）位于口腔周围，具有分泌唾液、湿润和清洁口腔黏膜、混合和消化食物等作用。小唾液腺位于口腔各部黏膜内，数目多，属黏膜腺，有唇腺、颊腺、腭腺和舌腺。大唾液腺主要有 3 对，包括腮腺、下颌下腺和舌下腺。

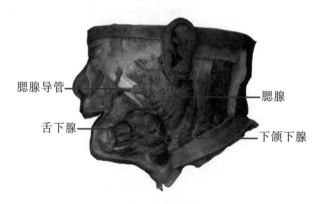

图 2-8　口腔腺

1. **腮腺**（parotid gland）　最大，位于耳郭的前下方、下颌支与胸锁乳突肌之间，下颌后窝内，形状不规则，略呈三角形。分浅部和深部两部分。下颌支的浅面位于浅部；下颌后窝内深部则深入下颌支与胸锁乳突肌之间。腮腺前部发出腮腺导管，在颧弓下方越过咬肌浅面穿颊肌，平对上颌第二磨牙的颊黏膜处有腮腺管的开口。腮腺浅部前缘与咬肌前缘之间常出现副腮腺，其导管通常也多汇入腮腺管，出现率较低。

2. **下颌下腺**（submandibular gland）　在下颌下三角内，由下颌骨下缘及二腹肌前后腹所围成，形态略呈卵圆形，在舌下腺内侧前行，导管开口于舌下阜。

3. 舌下腺(sublingual gland)　位于舌下襞的深面,较小,为扁长圆形,舌下腺大管与下颌下腺导管共同开口于舌下阜,舌下襞的表面有 10 余条小管开口。

二、咽

咽(pharynx)为一上宽下窄、前后略扁的漏斗形肌性管道,是呼吸道和消化道的共同通道(图 2-9)。在第 1 ~ 6 颈椎前方,第 6 颈椎下缘高度与食管相续,上起自颅底。咽的侧壁和后壁比较完整。颈椎在咽的后壁,两侧与颈部大血管和神经相邻;前壁不完整,咽腔依其位置自上而下分为鼻咽、口咽和喉咽 3 部分。

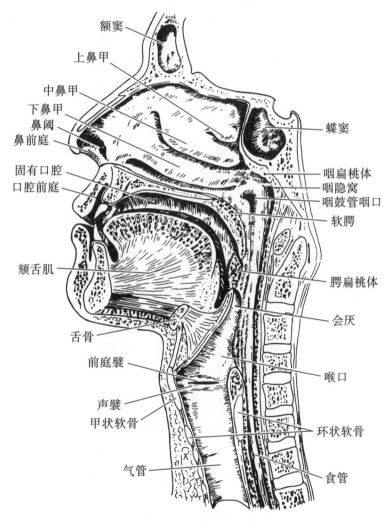

图 2-9　咽的正中矢状面

1. **鼻咽**　介于颅底与软腭之间的为**鼻咽**(nasopharynx),位于咽的上部,在前方,经鼻后孔与鼻腔相通。咽的顶和后壁为圆拱形,合称为顶后壁。**咽扁桃体**(pharyngeal tonsil)处于黏膜深面,6 ~ 7 岁左右时开始萎缩,10 岁以后几乎完全退化。

咽鼓管咽口(pharyngeal opening of auditory tube)呈镰状或三角形分布,在鼻咽侧壁距下鼻甲后端约 1 cm 处,有咽鼓管鼓室,空气可从此口进入鼓室,能够保持鼓膜两侧气压处于平衡状态。小儿咽鼓管走向呈水平位,短而宽,发生感染时,细菌易从鼻咽逆行进入鼓室,导致急性中耳炎。**咽鼓管圆枕**(tubal torus)为咽鼓管软骨形成的隆起,环绕于咽鼓管咽口的前、上、后方,常作为寻找咽鼓管咽口的主要标志,**咽隐窝**(pharyngeal recess)为后方的凹陷,鼻咽癌好发于此。

2.**口咽**(oropharynx) 上接鼻咽,下连喉咽,介于软腭至会厌上缘平面之间,向前经咽峡与口腔相通。其前壁主要为舌根后部,正中有一黏膜皱襞与会厌相连,称会厌正中襞,两侧的凹陷为会厌谷。腭扁桃体位于口咽的侧壁,在腭舌弓与腭咽弓之间的扁桃体窝内,形似卵圆形结构。扁桃体上窝为扁桃体窝上部未被扁桃体充盈的部分,异物常滞留于此。腭扁桃体(palatine tonsil)内侧面有上皮陷入实质内,在此形成了深浅不一的扁桃体隐窝,通过此窝,可向实质内伸出许多囊状分支,通常细菌易于在此部位存留和感染。青春期后腭扁桃体开始萎缩。咽淋巴环为咽后上方的咽扁桃体、咽鼓管扁桃体、腭扁桃体以及舌扁桃体共同构成,在上端通过消化道和呼吸道共同环绕,具有重要的防御功能。

3.**喉咽**(laryngopharynx) 位于会厌上缘至环状软骨下缘平面之间,属于咽的下份,经喉口向前与喉腔相通,向下与食管相通。**梨状隐窝**(piriform recess)位于喉咽前壁喉腔的两侧壁和甲状软骨板内面之间,因黏膜下陷所形成,在吞咽时可张开,呈"漏斗"状,在此部位异物易于停留(图2-10)。

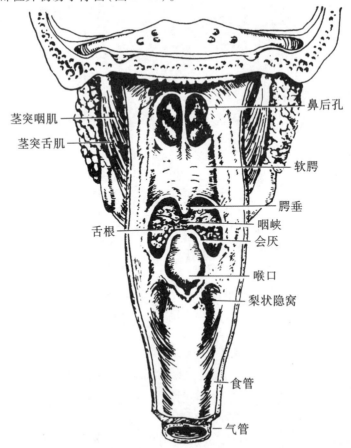

图2-10 咽腔(后壁切开)

4.**咽肌** 均为横纹肌,分别为咽缩肌和咽提肌两组。咽缩肌分为上、中、下3对,自下向上呈叠瓦状排列,当处于吞咽状态时,可自上向下依次收缩,并将食团推入食管。位于咽缩肌深部的为咽提肌,由茎突咽肌、咽鼓管咽肌及腭咽肌组成,它们共同止于咽侧壁和甲状软骨上缘,在收缩时能够上提喉及咽,使舌根后压,并使会厌封闭喉口,此时食物进入食管。

三、食管

1.**食管形态和位置** **食管**(esophagus)为一肌性管状器官,在消化管各部中最狭窄(图2-11)。上端平第6颈椎下缘与咽相接,下与胃相接,成人全长约为25 cm。食管依行程可分为颈、胸、腹3部。颈部:较短,前邻气管,自第6颈椎下缘至胸骨颈静脉切迹平面,其前壁与气管相贴,后与第7颈椎及第1、2胸椎体相邻,两侧有甲状腺侧叶和颈部大血管。胸部:最长,自胸骨颈静脉切迹平面至膈肌食管裂孔。在气管与脊柱之间偏左,再走行于左心房后方并向左前斜跨胸主动脉前方,穿过膈肌食管裂孔相当于第10胸椎水平,进入腹腔。成人长约20 cm。腹部:其前方与肝左叶相邻,最短,自膈的食管裂孔至贲门,长1~2 cm。

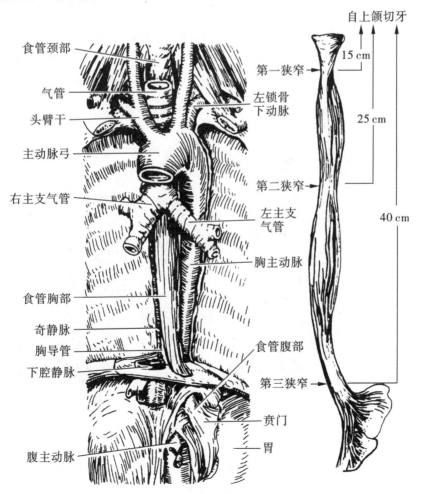

图2-11 食管

2.食管的狭窄与弯曲　食管在前后方向上随脊柱弯曲而弯曲;在左、右方向上亦可有轻度弯曲。食管的全长有三处生理性狭窄:第1狭窄位于食管的起始处,约平第6颈椎下缘水平,距上颌中切牙约15 cm;第2狭窄位于食管与左主支气管交叉处,平第4、5胸椎椎间盘水平,相当于胸骨角水平,距上颌中切牙约25 cm;第3狭窄位于食管穿膈肌处,相当于第10胸椎水平,距上颌中切牙约40 cm。食管的狭窄极易损伤,食物易滞留,同时又是肿瘤好发部位。食管在通过主动脉弓和左心房后方时,由于受二者的压迫而形成两个压迹,在吞钡造影时可清楚显示。

四、胃

消化管最膨大的部分是**胃**(gaster, stomach),主要功能是受纳食物、分泌胃液、调和食糜,并能进行初步消化蛋白质,吸收部分水、无机盐和醇类。

(一)胃的形态和分部

胃是消化管各部中最膨大的部分,有两壁、大小弯、两口和两缘,为一前后略扁的囊状器官。两壁分别为前壁和后壁。**胃小弯**(lesser curvature of stomach)向右上方凹陷,其最低点处有明显转角称**角切迹**(angular incisure)。**胃大弯**(greater curvature of stomach)的大部分凸向左下方(图2-12)。**贲门**(cardia)为胃与食管相接处的入口处。贲门切迹为大弯起始部与食管左缘所夹的锐角,**幽门**(pylorus)为胃下端与十二指肠的接口处,该处有幽门括约肌,由胃壁环形肌增厚形成,表面的环形浅沟为胃与十二指肠的分界,在活体上,幽门前静脉是确定幽门位置的重要标志。

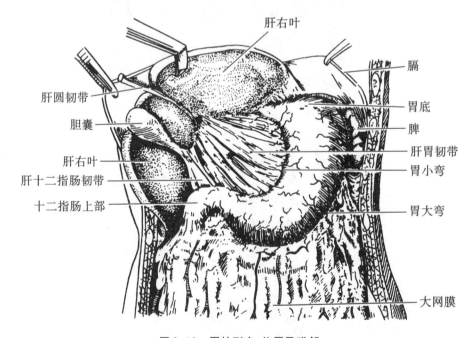

图2-12　胃的形态、位置及毗邻

胃可分为四部,分别为**贲门部**(cardiac part)、**胃底**(fundus of stomach)、**胃体**(boby of stomach)、**幽门部**(pyloric part)。**贲门部**为近贲门的部分;**胃底**为高于贲门切迹平面

的部分;幽门部,又称胃窦,为角切迹水平至幽门的部分,在其大弯侧表面的中间沟又将幽门部分为幽门窦和幽门管两部分;**胃体**为胃底与幽门部之间的部分。

因体型不同,胃的形态略有差异,按其形态可将其分为三种基本类型:角形胃,多见于矮胖型;长形胃,多见于瘦长型,女性多见;钩形胃,较常见于中等体型的人。

（二）胃的位置和毗邻

胃的位置比较固定,胃大部分位于左季肋区,小部分位于腹上区,第 11 胸椎体左侧为贲门,第 1 腰椎体右侧附近为幽门位。胃的位置可因体位、充盈程度和体型不同而有所变化。胃的前壁右侧份与肝左叶相邻,左侧与膈相邻,有左肋弓遮掩,小部分与剑突下腹壁相邻。中间部在剑突下直接与腹前壁相贴,是胃的触诊部位。胃的后壁与左肾、左肾上腺、胰、脾等器官相邻。胃底与膈和脾相邻。胃大弯的后下方有横结肠横过。

（三）胃的组织结构

胃壁自内而外由黏膜层、黏膜下层、肌层和浆膜 4 层结构组成(图 2-13)。胃收缩时腔面可见黏膜和部分黏膜下层形成的许多纵行皱襞,在胃充盈时这些皱襞几乎消失。

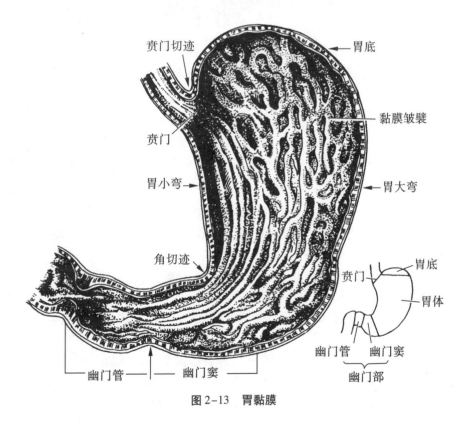

图 2-13　胃黏膜

1. 黏膜层　胃黏膜由胃上皮、固有层和黏膜肌层组成,黏膜表面遍布许多不规则的小孔,称**胃小凹**(gastric pit),每个胃小凹底部与 3～5 条胃腺通连。

2. 黏膜下层　为较致密的结缔组织,内含较粗的血管、淋巴管和神经。

3. 肌层　较厚,一般由内斜行、中环行和外纵行三层平滑肌构成。环行肌在幽门部增厚,形成**幽门括约肌**(sphincter of pyloxus)(图 2-14)。

4.浆膜 为外膜。

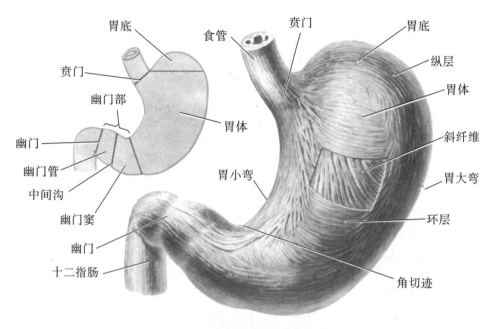

图 2-14　胃壁的肌层

五、小肠

消化管中最长的一段是**小肠**(small intestine),食物的消化、吸收等在此进行。小肠全长约 5 ~ 7 m,上面接幽门,下面续有盲肠。可分为十二指肠、空肠和回肠三段。

(一)十二指肠

介于胃与空肠之间的是**十二指肠**(duodenum),为小肠的首段,近端与幽门相接,远端续于空肠。十二指肠全长约 25 cm,呈"C"形从右侧环绕胰头,全长按部位可分为上部、降部、水平部和升部四部分(图 2-15)。

1.**上部**(superior part)　在第 1 腰椎的右侧起自幽门,行向右后至肝门下方胆囊颈附近,急转向下续为降部。十二指肠上曲位于转折处。在上部起始处与幽门相接的一段肠壁较薄,称**十二指肠球**(duodenal bulb of duodenum)黏膜光滑无皱襞,是溃疡好发部位。

2.**降部**　在第 1 ~ 3 腰椎右侧与右肾内侧缘前面相贴近,约在第 3 腰椎平面左侧发生转向并与水平部相接,转折处称十二指肠下曲。长 7 ~ 8 cm。降部的黏膜形成了许多环形襞,内侧份中部的纵行黏膜皱襞,称**十二指肠纵襞**(longitudinal fold of duodenum),此襞下端有一隆起称**十二指肠大乳头**(major duodenal papilla),在十二指肠大乳头上方约 2 cm 处有时还有一小乳头出现。十二指肠左后壁与胰头之间有胆总管在此下行,胆总管末端与胰管汇合后共同开口于降部的十二指肠大乳头。在下降过程中还有副胰管,开口于小乳头。

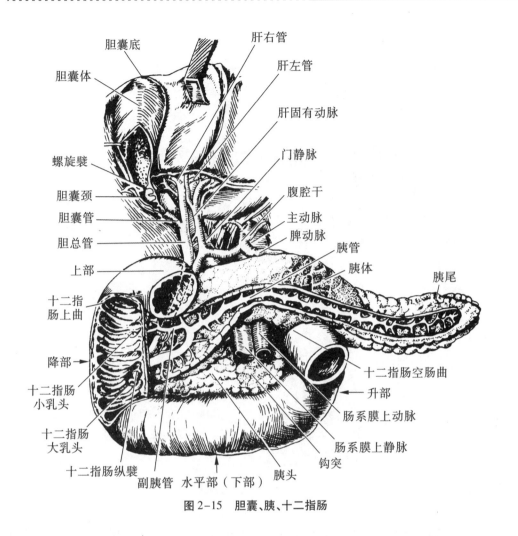

图2-15 胆囊、胰、十二指肠

图中标注：胆囊底、胆囊体、螺旋襞、胆囊颈、胆囊管、胆总管、上部、十二指肠上曲、降部、十二指肠小乳头、十二指肠大乳头、十二指肠纵襞、副胰管、水平部（下部）、胰头、钩突、肠系膜上静脉、肠系膜上动脉、升部、十二指肠空肠曲、胰尾、胰体、胰管、脾动脉、主动脉、腹腔干、门静脉、肝固有动脉、肝左管、肝右管

3. **水平部**(horizontal part)　又称下部，长约10 cm，水平向左在下腔静脉及第3腰椎前面横行，在腹主动脉前方续于升部。

4. **升部**(ascending part)　长仅2～3 cm，自第3腰椎的左侧接水平部，腹主动脉前方斜向左上续于第2腰椎左侧，再转向前下方弯曲续于空肠。转折的弯曲称十二指肠空肠曲，由十二指肠悬肌悬吊于腹后壁。十二指肠悬肌为Treitz韧带，临床上常作为手术中确认空肠起始部的重要标志。

（二）空肠和回肠

空肠(jejunum)和回肠(ileum)借小肠系膜根连于腹后壁，上起自十二指肠空肠曲，下接盲肠，迂回盘曲成肠祥，位于腹腔的中、下部，周围有大肠环绕（图2-16）。**空肠**(jejunum)开始于十二指肠空肠曲，占据了左上腹部大部分。**回肠**(ileum)在右髂窝续于盲肠，一般位于右下腹，部分肠祥可伸至盆腔。空肠与回肠之间并无明显分界，通常空肠约占空、回肠全长的2/5，位于腹腔的左上部；回肠相对较长，约占3/5。空肠与回肠均全部被腹膜包绕，二者通过较长的系膜连于腹后壁。因此，肠管分类上有系膜缘和对系膜缘之分。由于系膜根部要短于肠管，所以系膜呈扇形张开，在生理情况下肠管屈曲盘旋于腹腔内。

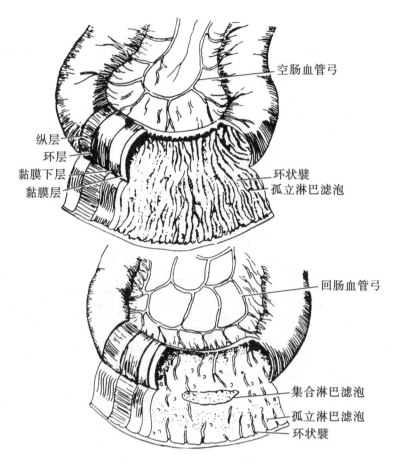

图 2-16 空肠、回肠的比较

空、回肠黏膜具有许多密集的环形皱襞和绒毛,可使黏膜的面积扩大,对于食物的消化吸收比较有利。在黏膜下层包含有肠腺和散在的淋巴滤泡,孤立淋巴滤泡为单个存在,空回肠均有发现;在回肠的对系膜缘还有数个乃至数十个孤立淋巴滤泡集聚,呈现集合淋巴滤泡,共有 20~30 个,均呈卵圆形,滤泡的长轴与肠管长轴一致,又称 Peyer 斑,肠伤寒时此处易穿孔。空肠管径要比回肠粗,黏膜环形皱襞较之更密集、更高,管壁也比较厚,血供丰富,活体颜色红润。

胚胎时期卵黄囊如果未完全消失,则可在回肠末段近回盲部约 1 m 范围内见到一囊状突出部,临床上称之为 Meckel 憩室,发生炎症时应与阑尾炎区别。

六、大肠

大肠(large intestine)是消化管的下段,起始段在右髂窝处与回肠相接,末端终于肛门,成人全长约 1.5 m,分为五部分:盲肠、阑尾、结肠、直肠和肛管。

在外形上,盲肠和结肠都具有三大共同特征,包括**结肠带**(colic band)、**结肠袋**(haustrum of colon)和**肠脂垂**(epiploic appendice)。结肠带有 3 条,沿肠壁纵行排列,由肠壁纵行肌增厚而形成。在阑尾根部 3 条结肠带相互汇集,沿肠管的表面纵行排列,止于乙状结肠末端。肠壁向外呈囊状膨出部分为结肠袋,它的形成是由于结肠带短于肠壁其他部分,使后者皱缩而成,结肠各袋之间由横沟隔开,横沟的深面为环形肌增厚,在肠腔面有对应的黏膜皱褶。临床上钡剂灌肠时,结肠具有独特的 X 射线征象:结肠阴影呈现边缘整齐的串珠状。吊在结肠带两侧的为肠脂垂,为脂肪组织及浆膜聚集所形成的突起。

（一）盲肠

盲肠（cecum）位于大肠的起始部,位于右髂窝内,呈囊袋状。在左侧与回肠末端相连,下端为膨大的盲端,向上续升结肠。盲肠处于右髂窝内,偶尔高位者可达右髂窝上方甚至右肝下,低位者可达小骨盆内。回盲瓣为回肠末端突入盲肠形成上下两个半月形的瓣膜,既可防止盲肠内容物逆流,又可阻止小肠内容物过快进入盲肠,回盲瓣的主要作用是防止小肠内容物过快的流入盲肠,又防止盲肠的内容物反流到小肠,从而使食物在小肠内得到充分的消化吸收。

（二）阑尾

阑尾（vermiform appendix）（图 2-17）是从盲肠下端后内侧壁向外延伸的一条细管状器官,其根部与盲肠的后内侧壁相连,远端游离,平均长 6～8 cm,中年以后阑尾可逐渐萎缩变小。阑尾管腔狭小,其外径 0.5～1 cm,开口于盲肠后内侧壁,阑尾的位置可随盲肠位置的改变而发生相应变化,其游离的体尾端与盲肠的关系因人而异,以回肠后位和盲肠后位为多,盆位次之,再次为盲肠下位和回肠前位。阑尾的位置在肝下位和左下腹位虽属少见,但其临床意义不容忽视。盲肠的 3 条结肠带汇集处有阑尾的根部出现,临床上,手术操作过程中,沿 3 条结肠带向下追踪是寻找阑尾最可靠的办法。

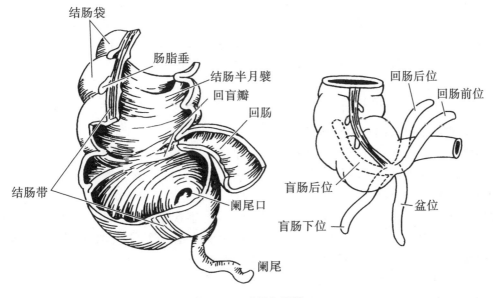

图 2-17　盲肠和阑尾

麦氏点（McBurney point）通常为阑尾根部的体表投影,即脐与右髂前上棘连线的中、外 1/3 交点。此点有时也以 Lanz 点来表示,体表投影为左、右髂前上棘连线的右、

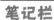

中 1/3 交点。

(三)结肠

结肠(colon)是介于盲肠与直肠之间的一段大肠,在右髂窝内续于盲肠,全部的结肠呈"M"状框分布,同时将小肠包围在框内,在第 3 骶椎平面续直肠。结肠的肠管直径在起始端比较粗大,直径可达 6 cm,但在末端相对较窄。结肠全长由四部分组成,即升结肠、横结肠、降结肠和乙状结肠。

1. **升结肠**(ascending colon) 在右髂窝处续于盲肠,在右侧腹上升到肝右叶下方,后壁与腰大肌和右肾相邻,活动度小。

2. **横结肠**(transverse colon) 在肝右叶下方续于升结肠,横行向左至脾和胰尾前方,横结肠与升结肠相续,在转弯处为结肠右曲,又称肝曲;横结肠左端与降结肠相续,转弯处为结肠左曲,又称脾曲,后者较前者位置略高。横结肠有较长的系膜与腹后壁相连,活动度较大。因此,中部常下垂至脐甚至于脐以下,个体差异相对较大。

3. **降结肠**(descending colon) 起自结肠左曲,左侧沿着左肾及左腰大肌前面向下走行,至左髂嵴处续于乙状结肠。降结肠系膜短,活动度小。

4. **乙状结肠**(sigmoid colon) 呈"乙"字形弯曲,自左髂嵴水平开始至第 3 骶椎平面,活动度较大,大部位于左髂窝内,有较长系膜连于盆壁。老年人常在此发生扭曲。

(四)直肠

直肠(rectum)位于小骨盆后部、骶骨的前方(图 2-18)。在第 3 骶骨水平续于乙状结肠,全长约 10~14 cm,向下在第 4~5 骶椎和尾骨前面高度下降,在穿盆膈处续有肛管。矢状面观察,直肠可见两个生理性弯曲,分别为随骶骨凸向后的骶曲(sacral urvature)和绕尾骨尖处凸向前的会阴曲(perineal flexure)。临床上进行直肠、乙状结肠镜检时,应注意这些弯曲,以免损伤肠壁。直肠上端与乙状结肠交接处管径较细,直肠下部比较膨大形成直肠壶腹(ampulla of rectum),其肠腔面有 3 个半月形的直肠横襞(瓣)存在,由黏膜及环行肌所构成。直肠横襞中部较大,位于直肠右壁,位置也比较恒定,距离肛门约 7 cm,直肠横襞的作用为承托粪便。上、下两个横襞一般位于左壁,有时下方有一个缺如。

(五)肛管

肛管(anal canal)于盆膈平面续于直肠,其末端为肛门,长约 4 cm,被肛门括约肌所包绕,控制排便是肛管的主要生理功能。**肛柱**(anal column)为肛管内面的 6~10 条纵形黏膜皱襞。肛柱下端借半月形的**肛瓣**(anal valve)进行相连。**肛窦**(anal sinus)位于肛瓣、肛柱下端与肠壁间的小隐窝内,开口向上,此处为易积聚粪便的部位。肠壁内的肛腺开口于肛窦,易出现逆行感染,引起肛窦炎。**齿状线**(dentate line)为肛柱下端、肛瓣基部相互连接成一条锯齿状环行线,由胚胎期的肛膜破裂所形成。在齿状线上、下胚层,因发生不一样,二者的被覆上皮、动脉来源、静脉回流、神经分布均不相同。

齿状线以上的上皮为单层柱状上皮;齿状线以下的上皮为复层扁平上皮。齿状线上方由内脏神经分布,下方由躯体神经分布。齿状线的下方,由于肛门括约肌收缩等特点,形成了微凸的环形肛梳,皮肤出现轻度角化,深部有静脉丛。活体上,肛白线为肛门上方约 1 cm 处,该处可见到一条浅蓝色的环形线,其位置相当于肛门内、外括约肌相交汇处。肛管的下口有一前后纵行的裂孔称为肛门。其周围皮肤富含色素,色泽呈暗褐色,肛周腺(汗腺)及皮脂腺丰富。成年男性还有肛毛出现。

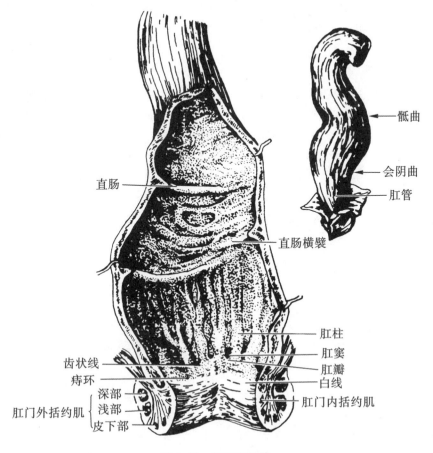

图2-18　直肠和肛管

　　肛门括约肌(anal sphincter)是环绕肛管周围的肌,包括肛门内括约肌(sphinter ani internus)和肛门外括约肌(sphinter ani externus)两种。内括约肌属平滑肌,是肠壁环形肌的增厚部分。其功能有协助排便的作用,但控制排便作用不大。肛门外括约肌属于横纹肌,在肛门内括约肌的外面。根据括约肌肌纤维所在部位常分为三部分。肛周皮下出现环形肌束的为皮下部,此处括约作用不强,必要时可以切断;围绕肛管下端的椭圆形肌束的为浅部,向前附于会阴中心腱,向后附于尾骨尖;浅部上方的环形肌束为深部。肛提肌属于盆膈肌,其中对肛管有重要的括约作用是耻骨直肠肌。肛管直肠环由肛门内括约肌、肛门外括约肌的浅、深部以及肛提肌的耻骨直肠肌共同构成,对肛管有重要的括约作用,一旦被切断将引起大便失禁等现象。

(黄河科技学院　徐　凯)

第三节 消化腺

一、肝

人体内最大的腺体是**肝**(liver),同时肝也是人体内最大的实质性器官(图 2-19),为机体新陈代谢最活跃的器官,肝细胞主要功能产生胆汁,参与蛋白质、脂类、糖类和维生素等物质的合成、转化与分解代谢;非营养性物质(激素、药物、毒物)等有生物转化作用;肝还有解毒、吞噬防御等功能。胚胎期,肝具有造血功能。

在我国,成年人肝的重量因性别不同而有差异,男性约 1 154 ~ 1 447 g,女性约 1 029 ~ 1 379 g,相当于体重的 1/50 ~ 1/40;胎儿期和新生儿期,肝的体积相对较大,重量可达体重的 1/20 ~ 1/16。成年人中肝的长(左右径)、宽(上下径)、厚(前后径)约为 258 mm×152 mm×58 mm。

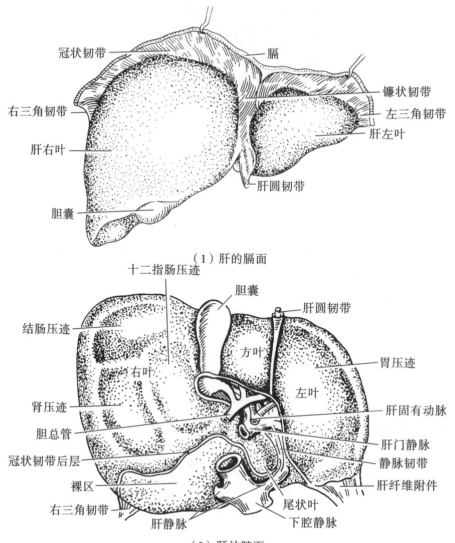

（1）肝的膈面

（2）肝的脏面

图 2-19 肝的形态

（一）肝的形态

肝呈红褐色，质软而脆，外观呈楔形，右端圆而钝厚，左端扁薄，可分为膈（上）面、脏（下）面等两面，前、后、左、右四缘。肝的上面与膈相对，向上膨隆，称为**膈面**（diaphragmatic surface）。膈面的前部借矢状位的镰状韧带将肝分成**肝右叶**（right lobe of liver）和**肝左叶**（left lobe of liver）。肝前缘有膈面与脏面前部相交，此缘锐薄，有两个切迹，左侧有肝圆韧带切迹，右侧有胆囊切迹；后缘较钝圆，朝向脊柱，有与脊柱相对的凹陷；肝左叶的左缘，较锐薄。左后端肝实质可逐步消失，移行为纤维索。肝右叶的右下缘为右缘，钝圆，其最低点在腋中线处约平第10肋处。

肝上面与膈穹窿一致并相邻接，有隆凸。借膈与右侧胸膜腔及肺组织毗邻，所以肝上部发生囊肿和脓肿时可向上侵蚀，与膈粘连并经此溃破，此时可破入右侧胸膜腔，引起右胸膜腔炎症和积脓的发生；若侵入了肺组织，则其内容物可进至支气管腔内并咳出。

肝下面朝向后下方，凹陷，与腹腔器官相邻，故称脏面（visceral surface）。此面由于邻近器官的挤压，而呈现凹凸不平的"压迹"。肝下面最突出的结构是该面中部为不规则的"H"形沟，即两条矢状位的纵沟和位于纵沟之间的横沟，其中部的横沟介于方叶和尾叶之间称为肝门（porta hepatis），肝门为肝固有动脉左、右支，肝门静脉左、右支，肝左、右管，淋巴管和肝的神经丛出入之处。主要结构为肝管在前，肝固有动脉居中，肝门静脉在后。横沟的左、右端各有一矢状位的纵沟，左侧为左纵沟，右侧为右纵沟。左侧纵沟窄而较深，**肝圆韧带**（ligamentum teres hepatis）位于其前部，后部容纳有静脉韧带（venous ligament）。肝圆韧带为胎儿时期脐静脉闭锁而成，静脉韧带是胎儿时期静脉导管的遗迹。右纵沟前半部有一浅窝，且宽而浅，称**胆囊窝**（fossa for gallbladder），有容纳胆囊的作用；后半部较为宽阔，有下腔静脉经过，故又称为**腔静脉沟**（sulcus for vena cava）。腔静脉沟上段处有左、中、右3条肝静脉和若干条肝小静脉，经此沟出肝注入下腔静脉，称第二肝门。肝短静脉为腔静脉沟下段，下腔静脉接受来自尾状叶的小静脉及右半脏面的静脉；肝短静脉在出肝处称为第三肝门。肝的脏面依据"H"形沟可分为4个叶，左叶位于左纵沟左侧，右叶位于右纵沟右侧，方叶为左、右纵沟之间，肝门前方部分，尾状叶为肝门后方部分。

肝的前缘较锐利，后缘钝圆。肝的表面，除上后面与膈愈合的一部分以及下面各沟以外，均覆有浆膜，浆膜在肝门处随血管、神经、肝管等进入肝内，构成小叶间结缔组织。

（二）肝的位置和毗邻

肝脏大部分位于右季肋区和腹上区，小部分位于左季肋区。肝为肋弓所掩盖，仅在腹上区左右肋弓间有小部分露出，并直接与腹前壁接触，其左叶下面大部与胃前壁相接触，右叶下面前端与结肠右曲相邻，右叶下面中部近肝门处邻接十二指肠；在肝右叶下面后部有右肾和右肾上腺与之紧邻。肝的位置，可因呼吸时膈肌运动、内脏活动及体位的改变而有所移动。

肝的体表投影可表现为肝的上界与膈穹窿一致，最高点在右侧相当于右锁骨中线与右侧第5肋相交点，肝下界与肝前缘一致。肝的右界与上界起自右腋中线肋弓最低点（约第10肋水平），沿胸侧壁上行至第7肋与上界相连，经右锁骨中线与第5肋交点至剑胸部进行结合,再连至左锁骨中线第5肋间隙交点稍内侧。右肋弓最低点为肝的下界的起点,沿右肋弓下缘向左上,约平第8、9肋软骨结合处离开右肋弓,斜行至左侧约平第7、8肋软骨结合处,与上界左端相连。左侧相当于左锁骨中线与第5肋间隙的交点。在成人腹上区,可在剑突下3~5 cm范围内触及肝下缘,但在右肋弓下一般不能触及。新生儿与幼儿因肝的下缘位置比较低,触诊时可在右肋弓下触及。站立及吸气时稍有下降,仰位和呼气时稍上升。

（三）肝的韧带

肝除膈面后部的裸区,胆囊窝与腔静脉沟等处外,其表面大部分都有腹膜包绕。肝的腹膜在邻近器官和膈之间,由于腹膜的转折而形成许多双层的腹膜结构,称为肝的韧带。

1. **镰状韧带**(falciform ligament)　自肝与膈和脐以上的腹前壁相连,其双层腹膜皱襞呈矢状位分布,且游离缘内含肝圆韧带。

2. **冠状韧带**(coronary ligament)　是膈与肝后上面之间的腹膜返折而形成,分前叶与后叶。呈额状位的为前叶,连于肝的上面与膈之间,又称肝膈韧带。后叶则由肝的后缘折向后上方并附着于右肾及肾上腺前面,又称肝肾韧带。无腹膜覆盖的裸区是肝冠状韧带前后两叶之间,且裸区在肝的表面最薄弱,临床上肝脓肿溃破时常向这一表面发展。

3. **三角韧带**(triangular ligament)　在肝的上面左右两端,三角韧带由冠状韧带前后叶合并形成。左三角韧带位于肝左叶的后部至膈下面,在肝左缘处;右三角韧带位于肝右叶的后部至膈下面,在肝右缘处。

4. **小网膜**(lesser omentum)　为双层腹膜,连于肝门与胃小弯、十二指肠起始段之间,**肝胃韧带**(hepatogastric ligament)是肝门与胃小弯之间的部分;**肝十二指肠韧带**(hepatoduodenal ligament)为肝门与十二指肠起始段之间的部分,右缘游离,其内主要由肝固有动脉、肝门静脉、胆总管等构成,并构成网膜孔的前壁。

（四）肝的血管

肝的血液供应丰富,血管包括入肝血管和出肝血管两套体系:①入肝的血管主要有肝门静脉和肝固有动脉体系;②肝静脉体系。两者在肝内呈相嵌配布。

肝门静脉与肝固有动脉左右支通过肝门进入肝内反复分支,再反复分支形成毛细血管,其分支均注入肝血窦。肝门静脉供血量较大,约占肝总供血量的2/3左右,肝门静脉内含有自胃肠道吸收的大量营养物质,可以输送到肝,经过加工以供利用和储存。所以,肝门静脉是肝的功能性血管。肝固有动脉含有丰富的氧和营养物质,供应肝的代谢的需要,供血量约占肝总供血量的1/3左右。临床上,肝固有动脉常作为肝的营养性血管。

肝静脉是出肝的血管。其血窦内的血液经过物质交换后,最终汇入肝小叶内的中央静脉,经过小叶下静脉反复汇集,最后汇成肝的左、中、右3条静脉,并注入下腔静脉。此外,在肝门处,血管周围纤维囊(Glisson囊)的构成主要有肝门静脉、肝动脉和肝管周围由肝纤维膜的结缔组织,纤维囊随上述三者在肝内的各级分支分布,共同组成Glisson系统。Glisson系统是肝脏外科分段的基础。还有若干肝小静脉也直接注入下腔静脉。

二、肝外胆道系统

走出肝门之外的胆道系统称为肝外胆道系统,主要由肝左管、肝右管、肝总管、胆囊、胆囊管、胆总管组成。胆道系统的分布主要为从肝分泌的胆汁输送至十二指肠所构成的管道系统,一般可分为肝内及肝外两部分。

1. 肝左、右管和肝总管　由左、右半肝内的毛细胆管逐步汇合并形成肝左、右管,在肝门附近,再由两管合成**肝总管**(common hepatic duct)(图2-20)。肝总管长度因人而异,平均长约2～4 cm,管径约0.5 cm。黏膜、肌层和结缔组织层等结构构成了肝总管管壁。当该管壁平滑肌收缩时,可以使胆汁不因肝总管内压力增高而向肝内胆道逆流。

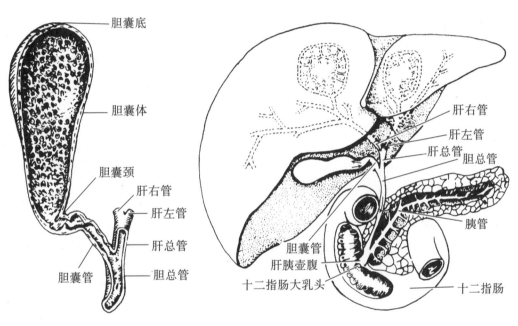

图2-20　胆囊及输胆管道

胆囊底
胆囊体
胆囊颈
肝右管
肝左管
肝总管
胆囊管
胆总管

肝右管
肝左管
肝总管
胆总管
胰管
胆囊管
肝胰壶腹
十二指肠大乳头
十二指肠

2. 胆囊、胆囊管和胆总管

(1) **胆囊**(gallbladder)　在肝右叶下面的胆囊窝内,上面通过结缔组织与肝相连,下面游离,与横结肠的始部和十二指肠上部相邻,由腹膜被覆。胆囊容量约40～60 mL,呈梨形,长8～12 cm,宽3～5 cm,壁厚1.86 mm。胆囊的作用主要有储存、浓缩胆汁以及调节胆道压力。活体胆囊因储存胆汁而被染成绿色。胆囊呈梨形,一般可分为胆囊底、胆囊体、胆囊颈三部分。**胆囊底**(fundus of gallbladder)常在肝前缘胆囊切迹处露出,与腹前壁相贴,整个底部被腹膜所覆盖。当胆囊充盈时或人体仰卧位时,底可凸出到肝下缘以下1～3 cm,与腹前壁内面接触。胆囊底在体表投影部位约在右锁骨中线与右肋弓交点附近。当胆囊处于发炎状态时,此处可有明显的压痛。胆囊底为胆囊穿孔的好发部位。**胆囊体**(body of gallbladder)为胆囊底向后延续的部分,与底无明显分界,紧贴肝脏,下面紧邻横结肠,内下方与十二指肠上部及降部上端相毗邻,故胆囊炎时常可使胆囊与上述结构粘连。**胆囊颈**(neck of gallbladder)比较细,在肝门右

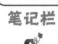

侧附近由胆囊体延续而成,通常以直角向左下弯转续于胆囊管。胆囊管(cystic duct)与其左侧的肝总管汇合而成,长 3 cm 左右。胆囊管黏膜皱襞呈螺旋状突入管腔,形成**螺旋襞**(spiral fold),即 Heis 瓣。该瓣有控制胆汁进出的作用。胆结石也常因螺旋瓣的阻碍而被嵌顿在胆囊管。

胆囊三角(Calot 三角)由胆囊管、肝总管和肝脏下面构成。起于肝固有动脉右支的胆囊动脉,约 62% 位于此三角区,临床上,胆囊手术时常在此三角内寻找胆囊动脉。

(2)**胆总管**(common bile duct) 长 4 ~ 8 cm,直径 0.3 ~ 0.6 cm,由肝总管与胆囊管汇合而成,有一定舒张功能。在肝十二指肠韧带内,肝固有动脉的右侧为胆总管,在肝门静脉的右前方,经十二指肠上部后方下降,在胰头与十二指肠降部之间(或经胰头后方的沟内)进入十二指肠降部。胆总管通过斜穿十二指肠壁,与胰管汇合,从而形成略膨大的**肝胰壶腹**(hepatopancreatic ampulla),又称 Vater 壶腹,开口于十二指肠大乳头顶端,斜穿十二指肠降部后内侧壁。

(3)**肝胰壶腹括约肌**(sphincter of hepatopancreatic ampulla) 又称 Oddi 括约肌,为胆总管与胰管的终末部以及肝胰壶腹被增厚的环形平滑肌围绕而形成,其作用是控制胆汁和胰液进入十二指肠,通常分为三个部分:①胆总管括约肌,位于胆总管末端,为一环状肌,较恒定,是肝胰壶腹括约肌中最发达部分,收缩时可使胆总管下端关闭,从而阻止胆汁流入十二指肠腔。②胰管括约肌,位于胰管末端,肌纤维少且不完整。③壶腹括约肌,于肝胰壶腹周围进行围绕,有舒张功能,作用是调节胆汁和胰液的排出;同时该部括约肌直接延伸到十二指肠大乳头,所以当收缩时,其作用就表现为防止十二指肠内容物逆流入胆总管与胰管内。

通常情况下,肝胰壶腹括约肌保持收缩状态,先由肝分泌的胆汁经肝左、右管,肝总管,通过胆囊管进入胆囊并储存。当进食后,由于食物和消化液的刺激,在神经体液因素的作用下,就会引起胆囊收缩和肝胰壶腹括约肌舒张,此时由胆囊储存浓缩的胆汁就会经胆囊管、胆总管排入十二指肠。

三、胰

胰(pancreas)是人体内仅次于肝的第二大腺体。胰由外分泌部和内分泌部两部分组成,分别分泌胰液和胰岛素。胰液每日分泌量约 1 200 mL,含多种消化酶类,在食物消化过程中起着重要作用。胰岛素为内分泌激素,主要调节血糖浓度。

1.胰的形态和位置 胰(pancreas)位于胃的后方,在第 1、2 腰椎水平横贴于腹后壁,其前面被有腹膜。胰质地柔软,活体呈灰红色,重约 80 ~ 100 g。胰腺位于腹部较深部位,呈长棱柱状,横跨于第 1 ~ 2 腰椎体的前方,被网膜囊后壁的腹膜所覆盖,属于腹膜后位器官。

2.胰的分部 胰腺自右向左可由互相连续的三部分组成:**胰头**(head of pancreas)、**胰体**(boby of pancreas)、**胰尾**(tail of pancreas)。在胰头与胰体移行处称为胰颈。

(1)胰头 位于第 2 腰椎右侧,为胰右端膨大部分,被十二指肠降部和横部包绕。钩突位于肠系膜上血管后方,为胰头后下部向左后下方的钩状突起。胰头后面的重要结构:在胰头右后方与十二指肠降部间有胆总管下行;在胰头、体交界处后方,肝门静脉由肠系膜上静脉与脾静脉汇合形成,然后沿右上行于胰头后面;下腔静脉在胰头后

笔记栏

面上行。所以,胰头发生肿瘤时,可压迫十二指肠、胆总管,此时胆汁排出受阻,引起阻塞性黄疸;也可压迫下腔静脉、肝门静脉而影响血液回流,导致下肢水肿及腹水的形成。

（2）胰体　位于第1腰椎平面,为胰中份大部。前面与胃后壁相邻。所以,胃后壁的溃疡可与胰体粘连,并侵入胰腺实质;胰体后面由右向左横过下腔静脉、腹主动脉、左肾与左肾上腺。

（3）胰尾　位于脾肾韧带两层腹膜之间,为胰左端窄细部分,并指向脾门。在脾切除术中结扎脾门血管时,须注意不要损伤胰尾。

3.胰管　胰液的主要排泄管为胰管。在胰腺实质内从左向右走行,横贯于胰的全长,在沿途可收纳许多小叶间导管,当到达胰头右缘时,能与胆总管末端汇合而形成Vater壶腹,且共同开口于十二指肠大乳头。

副胰管短而细,位于胰头上部内。主要引流胰头的上部,开口于十二指肠小乳头。该乳头位于十二指肠纵襞、大乳头前上方2 cm处,副胰管与胰管之间有吻合管。

（黄河科技学院　徐　凯）

第四节　护理应用解剖学

一、胃插管术

胃插管术(encheiresis of stomach)的入路是经口腔或鼻腔进入,通过咽、食管将导管插入胃内,利用虹吸或重力作用原理进行洗胃或输入营养物质。其目的是经胃肠减压管引流出胃肠内容物,为腹部手术做术前准备;不能经口进食的患者,从胃管灌入流质食物,保证患者摄入足够的营养和水分,以利早日康复。

胃插管术主要适用于急性胃扩张、上消化道穿孔或胃肠道有梗阻、较大的腹部手术前等。同样适用于昏迷患者或不能经口进食者、不能张口的患者或早产儿和病情危重的患者以及拒绝进食的患者。插管的禁忌证主要是鼻咽部有癌肿或急性炎症的患者、食管静脉曲张、上消化道出血、心力衰竭和重度高血压患者及吞食腐蚀性药物的患者。

（一）应用解剖

1.口腔　口腔由口腔前庭和固有口腔两部分组成,由上、下牙弓及牙龈为界。口腔前庭可经第三磨牙后方的间隙与固有口腔相通。对牙关紧闭的患者,当上、下颌牙咬合时,可经此间隙插入胃管。

2.鼻　鼻是进行插胃管时体外测量食管长度的起点。插管时的顺序为胃管经鼻前庭通过鼻道至鼻后孔。当鼻中隔偏曲、下鼻甲肥大时,因一侧鼻腔狭窄而影响了胃管通过。

3.咽　咽全长12 cm,是消化道和呼吸道的共同通道,前后略扁,呈"漏斗"状肌性管道。咽上端接于颅底,下端在约平第6颈椎的下缘处与食管相续。咽主要由3对咽缩肌围成,内面衬有黏膜。鼻腔、口腔和喉腔与咽相通,因而咽腔按部位可相应地分为鼻咽、口咽、喉咽三部分。咽部黏膜含感觉神经末梢较丰富,受刺激时极易引起呕吐反射。

4.食管 食管全长约25 cm,在第6颈椎的下缘起于咽,为前后略扁的肌性管道,下端在第11胸椎体左侧连于胃的贲门。食管可分为颈段、胸段和腹段,有三处狭窄:第1处距中切牙约15 cm,位于食管起始部;第2处距中切牙约25 cm,在食管与左主支气管交叉处;第3处距中切牙约40 cm,穿过膈肌的食管裂孔处。深吸气时膈肌收缩,可使第3处狭窄更为明显。在插管时,食管黏膜可在狭窄部位引起损伤。食管的狭窄部位异物易在此滞留,是食管损伤、炎症、肿瘤的好发部位。

5.胃 胃是消化管的膨大部分,作用有容纳食物、分泌胃液、初步消化食物。胃的形态受多种因素的影响,体位、体型和胃充盈状态是可发生相应改变,胃完全空虚时略呈管状,高度充盈时呈球囊形。胃的大部分在中等充盈程度时位于左季肋区,小部分(胃体的小部分及幽门部)位于腹上区,正中线左侧与食管相连接,贲门在第11胸椎平面;幽门在第1腰椎平面,正中线右侧与十二指肠相续,幽门处可见环行的黏膜皱襞为幽门瓣。幽门在直立体位时低至第3腰椎的水平。成人胃的容量比较大,儿童胃的容积在1周岁时约300 mL,3周岁可迅速增大。

(二)应用要点

1.体位 根据病情需要,患者可取坐位、侧卧位、半卧位或仰卧位。

2.插管途径 可选择经口腔或鼻腔插管。对牙关紧闭的患者,应从第三磨牙后方的间隙进入。

3.插管长度 插管长度相当于自鼻尖或口唇经耳垂到剑突的长度,成人一般插入胃管45~50 cm。

4.操作方法 操作前需交代患者在插管时的配合动作,以保证插管顺利进行。器械准备:备消毒胃管、弯盘、钳子或镊子、10 mL注射器、纱布、治疗巾、液状石蜡、棉签、胶布、夹子及听诊器。检查胃管是否通畅,长度标记是否清晰。插管前先检查鼻腔通气情况,选择通气顺利一侧鼻孔插管。

(1)操作者洗手,备齐用物,携至患者床旁,核对患者,向患者及其家属解释操作目的及配合方法,戴口罩,戴手套。

(2)协助患者取半坐卧位,铺治疗巾,置弯盘于口角,清洁患者选择通气顺利一侧鼻孔。取出胃管,测量胃管插入长度。

(3)用液状石蜡润滑胃管,左手持纱布托住胃管,右手持镊子夹住胃管前段,沿选定的鼻孔插入胃管,先稍向上而后平行再向后下缓慢轻轻地插入,缓慢插入到咽喉部,嘱患者做吞咽动作,当患者吞咽时顺势将胃管向前推进,直至预定长度。初步固定胃管,检查胃管是否盘曲在口中。

(4)确定胃管位置,通常有三种方法:①抽取胃液法,这是确定胃管是否在胃内最可靠的方法;②听气过水声法,即将听诊器置患者胃区,快速经胃管向胃内注入10 mL的空气,听到气过水声;③三是将胃管末端置于盛水的治疗碗内,无气泡逸出。

(5)确认胃管在胃内后,用纱布拭去口角分泌物,撤弯盘,摘手套,用胶布将胃管固定于面颊部。

(6)协助患者取舒适卧位。

(7)若需洗胃时,将漏斗放置低于胃的位置,挤压橡皮球,抽尽胃内容物,再准备洗胃液 5 000 mL。将洗胃液倒入漏斗 300～500 mL,当漏斗内尚余少量洗胃液时,迅速将漏斗降至低于胃的部位,并倒置于水桶内,利用虹吸作用原理排出胃内容物和胃内灌洗液。

5. 注意事项

(1)经鼻腔插管时,应先稍上,而后平行向后下,使胃管经鼻前庭沿下鼻道下壁靠内侧滑行。插管时应注意鼻中隔前下部的 Little 出血区,避免此处黏膜损伤。当胃管进入鼻道约 6～7 cm 时,应立即向后下推进,避免因刺激咽的后壁而引起恶心等症状。

(2)插管时,在通过咽喉食管的三个狭窄处动作要轻稳,以防止食管黏膜损伤。操作时嘱咐患者并强调是往下咽。患者在吞咽时,提咽肌收缩,咽上提,咽后壁向前突出,协助吞咽。喉肌上提,舌骨上肌群使舌根向后下方倾斜,会厌向后下而封闭喉口,以免胃管进入喉内。吞咽时出现喉前移,使平时紧张收缩的食管上口张开,有利于导管进入食管,故吞咽动作对插管成功至关重要。插管过程中患者出现恶心时应暂停片刻,嘱患者做深呼吸,以分散患者的注意力,缓解紧张,减轻胃肌收缩。

(3)新生儿插胃管时,应以迅速轻柔的动作通过喉咽部。在咽喉部应稍停片刻,当其啼哭换气时进入。

(4)食管起始部至贲门处细而直,胃管较直,可以快速通过。导管进入胃内后,吞咽速度不宜过快,否则会导致导管在胃内盘曲。

(5)有食管静脉曲张患者不宜插管,尤其是肝硬化门脉高压患者。

二、十二指肠插管术

(一)应用解剖

1. 口腔、咽、食管及胃　十二指肠插管入路类似于胃插管术,经过的部位是口腔、咽、食管及胃。

2. 十二指肠　全长 20～25 cm,呈"C"字形分布,可分为上部、降部、水平部和升部四部分。介于胃与空肠之间,上连幽门,下续空肠,呈弯曲状包绕胰头,十二指肠在第 1～3 腰椎体高度紧贴腹后壁,大部分在腹膜后。因位置较深,腹部创伤时伤及十二指肠时易漏诊。

(1)上部　为腹膜内位器官,又称球部,活动性大,当十二指肠发生溃疡时以该部位多发。自幽门向右水平至第 1 腰椎右侧,十二指肠上曲在直角转弯向下形成,接降部。肝在其上方,胰头在其下方,胆囊在其右前方,胆总管、胃十二指肠动脉和肝门静脉在其后方。

(2)降部　为腹膜外位,其后方为右肾门及输尿管起始部,沿脊柱右侧下降至第 3 腰椎,折转向左,形成十二指肠下曲,续接水平部。胰头右缘及胆总管末端位于内侧;升结肠位于外侧;横结肠及其系膜跨过其前方。降部肠黏膜环状皱襞较多,在后内侧壁,有十二指肠纵襞,为一条纵行皱襞,纵襞下端有十二指肠大乳头,在胆总管和胰管在肠腔内有共同开口。

(3)下部　自十二指肠下曲水平向左,跨过下腔静脉,至主动脉腹部的前方移行为升部。

（4）升部　斜向左上方,到达第 2 腰椎体的左侧急转向前下,形成十二指空肠曲续接空肠。

（二）应用要点

1. 体位选择　患者体位采取右侧卧位,并将臀部垫高。

2. 插管长度　操作前应先测量上消化道长度,方法是:测量自口角经下颌角,沿气管旁向下至剑突的距离,一般为 45 ~ 55 cm,相当于自口腔至胃贲门的长度。

3. 注意事项

（1）自口腔插管是需经咽、食管至贲门。

（2）自贲门至幽门一段,由于需经过胃腔的膨大和弯曲,插管时导管易盘绕,插管宜慢,且插管前注意标注 60 cm 标记的位置。金属头对幽门黏膜的刺激、局部炎症、水肿均可致幽门狭窄,进入幽门时比较困难,插管时应予注意。

（3）从幽门进入十二指肠这一段,可提前嘱患者做适当的活动。十二指肠降部肠壁在结构上比较薄弱,是憩室的好发部位,尤其在乳头附近,导管头一旦落入憩室,更易造成失败。

三、灌肠术

灌肠术（enema）的目的是促使排便、解除便秘、减轻腹胀、清洁肠道,方法是将一定容量的液体经肛门逆行灌入大肠。诊疗目的不同,插入导管深度也不同,可分为不保留灌肠和保留灌肠两部分。不保留灌肠适用于便秘和腹胀患者,灌入液体量一般比较大,将导管经肛门直接插入直肠,在大肠内存留十几分钟后,就难以控制,此时连同粪便会一同排出,通过灌肠可刺激肠管蠕动,软化粪便,利于排出粪便和肠内积气,及时清除肠道内粪便,避免造成术中污染,对于术后腹胀和便秘有预防作用。保留灌肠能使药物较长时间存留在大肠内,是将导管经肛门和直肠插入乙状结肠,向大肠内注入药物,此法进入药液量较小,压力低,速度慢,并能通过大肠透析或借助肠道黏膜吸收等作用,达到治疗目的。

（一）应用解剖

大肠全长为 1.5 cm,是消化管的下段,右髂窝内起自回肠,下端续于肛门,由盲肠、阑尾、结肠、直肠和肛管五部分组成。大肠的主要生理功能主要有吸收水分、无机盐和葡萄糖,同时形成、储存和排出粪便。

1. 盲肠　呈盲囊状,是大肠的起始段,在大肠各段中最短。盲肠下端以膨大的盲端开始,与回肠末端相连而延续为升结肠。盲肠多半位于右髂窝内。在回肠与盲肠交界处,回肠末端的环形肌突入盲肠内,表面有黏膜覆盖,形成两个皱襞,称为回盲瓣。临床上回盲部常作为回肠末端、盲肠及阑尾的统称。

2. 结肠　盲肠和直肠之间的部分为结肠,分为升结肠、横结肠、降结肠和乙状结肠四部分。升结肠为腹膜间位器官,位置较为固定,全长约为 12 ~ 20 cm,在右髂窝内起于盲肠,沿腰方肌和右肾前面上升,至右季肋区,在肝右叶下面,结肠压迹处转向左前下方,续于横结肠。结肠右曲为在升结肠与横结肠相移行处所形成的弯曲。横结肠横于腹腔中间,结肠左曲为自右向左行至脾前下面弯成锐角,向下为降结肠。横结肠是腹膜内位器官,长为 40 ~ 50 cm,其后方借横结肠系膜附于腹后壁。横结肠除左、右曲较为固定外,中间部分下垂,可降至盆腔。降结肠起自结肠左曲开始,向下至左髂嵴水平续为乙状结肠。乙状结肠全长为 40~45 cm,沿左髂窝经髂腰肌前面降入盆腔,至第 3 骶椎上缘接直肠。乙状结肠系膜较长,活动性较大。

3. 直肠 全长 10~14 cm,在第 3 骶椎处上分布有乙状结肠,穿过盆膈下接肛管。直肠有两个生理性弯曲,骶曲为上部的弯曲,会阴曲为下部的弯曲,绕尾骨尖前方凸向前。在冠状位上直肠也有向左、右侧凸的弯曲。直肠盆部的下份管腔显著增大的部分为直肠壶腹。直肠横襞呈半月形,为直肠内面黏膜形成 2~3 个横向皱襞,其中上直肠横襞位于乙状结肠与直肠移行部的左侧壁上,距肛门约 12 cm。中直肠位于直肠前右侧壁,横襞最大,距肛门约 7 cm,相当于直肠前面腹膜返折线的高度。下直肠横襞多位于直肠的后左侧壁,位置最不恒定,距肛门约 5 cm,有时此襞缺如。

直肠毗邻因性别差异而不同,在男性,直肠上部与膀胱底上部和精囊相邻,当直肠膀胱陷凹中有炎性液体或血液出现时,常做直肠指诊以助诊断,必要时可切开直肠前壁进行引流;直肠下部(即腹膜返折线以下)借直肠膀胱隔与膀胱底、前列腺等相邻。女性的直肠与子宫陷凹和阴道穹后部相邻,故借直肠指诊可了解分娩过程中子宫颈口扩大的程度。

4. 肛管 在成人,肛管长为 3~4 cm,为大肠的末端,上接直肠盆部,向前下方绕尾骨尖的前方开口于肛门。肛柱为肛管内面纵向的黏膜皱襞。肛瓣为肛柱下端之间的半月形的黏膜皱襞。肛窦为肛瓣和相邻两个肛柱下端围成的小隐窝。齿状线为相邻的肛柱基部和肛瓣的边缘连线,又称肛皮线,是内、外胚层的移行区,即皮肤和黏膜的移行交界处。肛门内括约肌的形成直肠的环形平滑肌在肛管上 3/4 处增厚部分。肛门外括约肌属于横纹肌,环绕于肛管的周围,可由深部、浅部和皮下部三部分组成,有随意括约肛门的作用。肛门直肠环主要由肛门内、外括约肌和直肠下段纵行肌,连同肛提肌在直肠下段共同形成,此环主要作用是括约肛管、控制排便。

(二)应用要点

1. 体位选择 清洁灌肠患者一般取左侧卧位,利用重力作用将液体灌入肠内。其目的是清除下段结肠中滞留的粪便。

2. 插管深度 清洁灌肠时插管插入肛门深度为 10~12 cm,保留灌肠时插入肛门深度为 7~10 cm。根据病变部位不同做灌肠治疗时,深度可达 30 cm 以上。

3. 注意事项

(1)灌肠插管前应仔细查对,并让患者排尿。分娩时可利用灌肠来催产,做保留灌肠前嘱咐患者排便,以清洁肠道,便于药物吸收。了解病变的部位以确定插管的深度。

(2)插管时动作要轻柔,以脐的方向为准。对有肛门疾病患者应小心进入,以免造成损伤。插入 3~4 cm 后再转向上后。新生儿的肛管随着骶骨的发育,肛管逐渐呈前上后下位。直肠与乙状结肠的连接部位是直肠乙状结肠曲,弯曲常不恒定,且内径比较狭窄,况且癌肿、溃疡性结肠炎、息肉也在此部位好发,故在灌肠插管进入时要提高警惕。插管时勿用强力,以免损伤直肠黏膜,特别是直肠横襞。

(3)对某些颅脑疾病、心脏病患者及老年人、小儿、妊娠初期和末期的孕妇,灌肠时应慎重,压力要低,速度要慢,并注意病情变化,以免发生意外。

(4)肝性脑病患者禁用肥皂水灌肠,宜用弱酸或中性溶液;伤寒患者灌肠液面不得高于肛门 30 cm,选用等渗盐水进行灌肠。

(5)每次大量清洁灌肠时,注意记录灌入量与排出量。

(6)灌肠过程中,应随时注意观察病情,发现严重不适,应立即停止灌肠,并给予必要的处理。

四、阑尾切除术

(一)应用解剖

阑尾位于盲肠与回肠之间,又称蚓突,是细长弯曲的盲管,在腹部的右下方,它的根部连于盲肠的后内侧壁,远端游离并闭锁,活动范围位置因人而异,变化很大,受系膜等的影响,阑尾可伸向腹腔的任何方位,阑尾一般以回肠后位和盲肠后位最多,盆位次之,再次为盲肠下位和回肠前位。肝下位和左下腹位阑尾的根部为盲肠的 3 条结肠带在此处汇集,手术中沿 3 条结肠带是寻找阑尾最可靠的办法。阑尾根部的体表投影通常在 McBurney 点,即脐与右髂前上棘连线的中、外 1/3 交点。有时也以 Lanz 点来确定,即左、右髂前上棘连线的右、中 1/3 交点。

阑尾的血运来自阑尾动脉,是一个无侧支的终末动脉,是肠系膜上动脉所属回结肠动脉的分支。因此,一旦发生循环障碍,阑尾坏死的概率很大。阑尾静脉回流是经阑尾静脉、回结肠静脉、肠系膜上静脉、门静脉入肝。因此,当阑尾化脓性感染时,细菌栓子可导致门静脉炎和肝脓肿。阑尾是一个淋巴器官,阑尾的淋巴组织在出生后就开始出现,12~20 岁达高峰,55~65 岁渐消失。阑尾的神经由交感神经纤维经腹腔丛和内脏小神经传入,因传入的脊髓节段在第 10、11 胸节,所以急性阑尾炎发病时,常出现第 10 脊神经所分布的脐周围牵涉痛。

急性阑尾炎居各种急腹症的首位,是一种常见病。阑尾常急性发病,腹痛多起于上腹或脐周,开始腹痛不重,数小时后腹痛转移并固定于右下腹,持续性加重。右下腹(以麦氏点多见)固定压痛、反跳痛、肌紧张,肠鸣音减弱或消失。由于阑尾管腔细窄,开口狭小,管壁内淋巴组织丰富,粪石、食物残渣、异物等滞留,造成管腔阻塞。急性阑尾炎阑尾破裂穿孔时,可导致腹膜炎的产生。典型症状为右下腹疼痛,伴有恶心、呕吐、便秘或腹泻、食欲缺乏和腹胀等。

1. 细菌感染和阑尾腔阻塞　阑尾炎发病的主要因素。阑尾是一条细长的盲管,管腔狭小,易潴留粪便及细菌。阑尾壁富于神经装置(如肌神经丛等),阑尾根部有类似括约肌的结构,受刺激时易于收缩使管腔更为狭窄。

2. 小儿急性阑尾炎　发展快、病情重,穿孔率高,并发症多。小儿急性阑尾炎死亡率较成年人高 10 倍。小儿检查时常不合作,腹部是否有压痛的范围,程度都不易确定。确诊后应立即手术切除阑尾以减少并发症。

3. 老年急性阑尾炎　死亡率较高,而且随年龄的增高而增高。老年人抵抗力低,阑尾壁薄,血管硬化,就诊时阑尾已穿孔。另外,老年人腹部压痛不明显,临床表现不典型,即使已穿孔,腹部压痛也不明显,很容易误诊。

4. 妊娠期急性阑尾炎　危险性较大,治疗时原则上首先应从孕妇安全出发,妊娠 3 个月内发病者,治疗原则与非妊娠期患者相同,以急诊切除阑尾最佳;妊娠中期的急性阑尾炎,以手术治疗为好;妊娠晚期阑尾炎,孕妇可能早产,胎儿的死亡率较高,手术时应尽量减少对子宫的刺激。

（二）应用要点

1. 体位选择　以硬膜外麻醉为主,手术体位常选择仰卧位。

2. 常规用物　手术衣,辅料,持物钳,手套,切口敷贴,电刀,吸引器,纱布,刀片,酒精棉球,1、4、7 号丝线,普外针等。摆放位置要求患者仰卧在手术台上,两手放在隔手板上,腕部用约束带约束,两上肢外展不大于 90°。

3. 手术步骤

（1）洗手护士应在手术开始前 10 ~ 15 min 洗手上台、整理器械及物品。

（2）与巡回护士共同清点手术用物。

（3）消毒、铺巾、四块小治疗巾、两个大洞巾。

（4）递一把爱丽斯、电刀、吸引器交给大夫固定;递干纱布 2 块,递刀子切开皮肤、皮下组织;分离肌肉、进腹过程:将干纱布撤离,换湿纱布;切开腹膜后如有腹腔内渗出要递干纱布擦拭。

（5）处理阑尾过程,医生找到阑尾后递中弯血管钳夹住阑尾系膜,分离阑尾系膜至阑尾根部递中弯血管钳分离,4 号丝线结扎;递中弯夹住阑尾根部,递 7 号线给主刀结扎阑尾根部,递手术刀切断阑尾,切下后交给巡回护士做病理检查;马上消毒阑尾残端,分别是碘酊、酒精、盐水消毒;递 1 号丝线小圆针做荷包缝合,递干净纱布擦拭腹腔。

（6）关腹前与巡回护士再次清点手术器械及用物。

（7）再次清点手术器械及物品。

4. 注意事项

（1）手术操作时应注意临床所谓"阑尾异位"　包括以下 8 种情况:①左位阑尾,阑尾在腹正中线左侧任何位置;②高位阑尾,阑尾在脐水平线以上的位置;③低位阑尾,阑尾在髂前上棘水平线以下的盆腔内;④疝内阑尾,阑尾位于腹外疝囊内;⑤腹膜外阑尾,阑尾在腹膜壁层外位;⑥壁内阑尾,阑尾位于回盲肠壁内的组织中;⑦腔内阑尾,阑尾位于盲肠肠腔内;⑧错位阑尾,阑尾根部在盲肠下极结肠带汇集点以外任一肠袢位置。

（2）阑尾手术并发症的说明和手术误切　①肠粘连:肠黏膜与腹膜、腹壁不必要的粘连,会引起腹痛便秘等症状。②肠梗阻:由肠粘连引发,就是严重的便秘,严重的还需要手术。③神经损伤:不需过多解释,手术的必然后果。④伤口感染:阑尾炎本身即为感染性疾病,含有大量的大肠杆菌、肠球菌等细菌。⑤阑尾残端炎:阑尾没有切除干净,留下了超过 1 cm 的残端,继续发炎,需二次手术。

五、胆囊切除术

（一）应用解剖

胆囊位于肝右叶下面的胆囊窝内,上面借结缔组织与肝相连,下面由腹膜覆盖,胆囊为一外观呈"梨形"的囊性器官,分底、体、颈、管四部分。胆囊底为突向前下方的盲端。其体表投影相当于右侧腹直肌外侧缘与右肋弓相交处。胆囊体部向前上弯曲变窄形成胆囊颈,颈上部呈囊性膨大,称为 Hartmann 袋,常是胆囊结石滞留的部位。胆囊管由胆囊颈延伸形成,成锐角与肝总管汇合成胆总管。胆囊颈和胆囊管的黏膜向内呈螺旋状突出,螺旋襞可节制胆汁的出入,胆结石也常嵌顿于此。

肝总管、胆囊管和肝脏下缘之间的三角区域称为胆囊三角(Calot 三角)。胆囊三角内有胆囊动脉、肝右动脉、右肝管穿行,胆道手术时易误伤的部位。胆囊三角内有胆囊动脉、肝右动脉、副右肝管穿行,是胆道手术易误伤的部位。

(二)应用要点

1.体位选择 麻醉可选用硬膜外麻醉,亦可用气管内插管全身麻醉;病情危重,合并休克者,可用局麻。体位为平卧位,右腰部加垫以充分暴露右上腹部。

2.常规用物准备

(1)患者的准备 术前 1 d 巡回护士应向患者及家属详细讲解手术室的环境、手术过程、术中体位的配合,简单介绍麻醉知识,给予关心安慰,耐心解释患者提出的疑问,建立良好的护患关系,建立安全与信任意识。告诉患者术日晨禁食水,换好病号服,戴好腕带,并嘱咐患者勿携带金属物品进入手术室,有假牙者应去掉假牙。

(2)用物准备 衣服包,敷料包,消毒缸,纱布,胆囊切除器械,肝脏拉钩,剖腹包,电刀,刀片,剖腹针,1、4、7 号丝线,吸引器,吸引器皮条,吸引器头,切口敷贴,切口膜,一次性无菌手套,注射器,引流管,引流袋。

3.适应证和操作步骤

(1)手术适应证 为急性和择期两类,急症手术主要在急性胆囊炎出现病情较重的时候施行;择期手术主要有胆囊结石反复发作。

(2)手术步骤和操作方法 ①消毒皮肤,消毒范围是上至两乳头连线,下至耻骨联合两侧至腋中线;②做右上腹直肌切口,暴露手术野;③探查胆囊:看其位置、大小、颜色,有无穿孔,与周围脏器如十二指肠、横结肠、胃窦部有无粘连,扪查其内有无结石;④胆囊减压,探查后以盐水纱布隔开周围组织,在胆囊底部做荷包缝合,用 15 号针头在缝线中央穿刺,收紧荷包线结扎,注意胆汁颜色,并做细菌培养及抗生素敏感试验;⑤显露肝十二指肠韧带;⑥分离并结扎胆囊管:血管钳提夹胆囊颈前腹膜,电刀切开,组织剪钝性分离周围组织,结扎;⑦分离并结扎胆囊动脉;⑧剥离胆囊;⑨切断胆囊管;⑩缝合胆囊床。

4.注意事项 手术后并发症包括近期和远期并发症。

(1)近期并发症 ①术后出血,胆囊动脉结扎不牢固胆囊床止血不彻底;②胆漏胆汁性腹膜炎,原因很多,常见胆囊管结扎不牢固,胆管损伤;③肝下积液,血液、胆汁、淋巴渗出;④还有术后黄疸,术后胰腺炎,胆总管残留结石,胃肠瘘。

(2)远期并发症 主要包括胆管狭窄、胆总管再发结石、胆道出血和胆囊切除术后综合征等。术后注意事项包括出血、胆管损伤、胆瘘或者胆汁性腹膜炎、胆囊管遗留过长、胆管残余结石、损伤肠管。

六、肝穿刺活组织检查术

(一)应用解剖

肝穿刺活组织检查术间称肝活检(liver biopsy),是由穿刺肝组织标本进行组织学检查或制成涂片做细胞学检查,以明确肝脏疾病诊断、观察治疗效果以及判断预后。

人的肝脏位于右季肋部及上腹部,上部紧贴膈肌,与右肺和心脏相邻;下面与胃、十二指肠、结肠右曲相邻;后面接触右肾、肾上腺和食管贲门部。肝脏红褐色,质软而脆,是人体中最大的消化腺,也是最大的实质性脏器,呈楔形,右端圆钝,左端扁薄,可分为上、下两面,前后两缘,左右两叶。自下腔静脉左缘至胆囊窝中点的正中裂将肝脏分为左半肝和右半肝。

(二)应用要点

1. 体位选择　患者取仰卧位,身体右侧靠床沿,并将右手置于枕后,嘱患者保持固定的体位。

2. 操作前准备　和患者进行交流,解除患者的心理负担,让患者做积极的配合,同时告诉做肝穿刺的必要性,要求患者签订肝穿刺同意合同书。

术前护理时应做到以下几点:根据医嘱测定患者的肝功能,出、凝血时间,凝血酶原时间及血小板计数,若异常应根据医嘱肌内注射维生素 K_1 10 mg,连用 3 d 后复查,正常者可施术;术前行胸部 X 射线检查,观察有无肺气肿、胸膜增厚。验血型,以备必要时输血;向患者解释穿刺的目的、意义、方法,消除顾虑和紧张情绪,并训练其屏息呼吸方法(深吸气、呼气、憋住气片刻)。

术前应做到:①检查血小板数、出血时间、凝血时间、凝血酶原时间;②穿刺前应测血压、脉搏并进行胸部 X 射线检查,观察有无肺气肿、胸膜肥厚,验血型,以备必要时输血;③向患者解释穿刺目的,练习屏气方法(在深呼气末屏气片刻);④详细询问病史、用药情况;⑤用品准备:无菌肝穿刺包、高弹力腹带、消毒手套、2%利多卡因、生理盐水、标本固定液等。术者应熟悉操作程序并仔细检查器械。

术后护理应做到:术后患者应卧床 24 h;测量血压、脉搏,开始 4 h 内每 15 ~ 30 min 测一次。注意观察穿刺部位,注意有无伤口渗血、红肿、疼痛。若穿刺部位疼痛明显,应仔细检查原因。

3. 适应证和操作步骤

(1)适应证　原因不明的肝大、肝功能异常者,或者原因不明的黄疸及门脉高压者。禁忌证主要有:全身情况衰竭者;肝外阻塞性黄疸、肝功能严重障碍、腹水者;肝包虫病、肝血管瘤、肝周围化脓性感染者;严重贫血、有出血倾向者。

(2)操作步骤　①确定穿刺点,一般取右侧腋中线第 8 ~ 9 肋间肝实音处穿刺,如凝诊肝癌、肝脓肿者,应在 B 超定位下进行。②常规消毒穿刺部位皮肤,铺无菌孔巾,以 2%利多卡因由皮肤至肝被膜进行局部麻醉。③备好快速穿刺套针,根据穿刺目的的不同,选择 12 或 16 号穿刺针,活检时选较粗的穿刺针。取 1 支 10 ~ 20 mL 注射器,吸取 3 ~ 5 mL 无菌生理盐水后与穿刺针连接。④先用穿刺锥在穿刺点皮肤上刺孔,由此孔将穿刺针沿肋骨上缘与胸壁呈垂直方向刺入 0.5 ~ 1.0 cm,然后将注射器内液推注 0.5 ~ 1.0 mL,冲出存留在穿刺针内的组织,以免针头堵塞。⑤将注射器抽吸成负压并保持,同时嘱患者先深吸气,然后于深吸气后屏气,术者将穿刺针迅速刺入肝内,穿刺深度不超过 6 cm 立即进行抽吸,吸得标本后,立即拔出。⑥穿刺部位以无菌纱布按压 5 ~ 10 cm,再以胶布固定,以多头腹带束紧 12 h,压上小沙袋 4 h。⑦将抽吸的肝组织标本制成玻片,或注入 95%乙醇或 10%甲醛固定液中送检。

4. 注意事项

(1)严格遵守无菌操作规程,防止感染。

（2）进行穿刺或拔针，一定在嘱患者暂停呼吸的情况下进行，以免针尖将肝表面划破致大出血。若穿刺不成功，穿刺针退至皮下，必要时更换穿刺方向，重复进行穿刺，但不宜超过 3 次。

（3）穿刺后密切观察病情，24 h 内绝对卧床休息，在 4 h 内每隔 15～30 min 测量血压、脉搏 1 次，如有脉搏增快细弱、血压下降、烦躁不安、面色苍白、出冷汗等内出血现象，应紧急处理。

（4）穿刺后如局部疼痛，应仔细查找原因，若为一般组织创伤性疼痛，可给止痛剂；若发生气胸、胸膜性休克或胆汁性腹膜炎，应及时处理。

（5）如疑为肝肿瘤，肿块位于腹部不适于活检者，可用细针穿刺吸引涂片进行细胞学检查。具体操作：①穿刺部位皮肤消毒、麻醉，用 6～8 号针头或小号腰椎穿刺针接于 20 mL 注射器上，刺入腹壁达肝包膜外，抽注射器芯造成负压并予保持。嘱患者吸气，在呼气后屏住呼吸动作，同时迅速将穿刺针刺入肝内 1～2 cm，随即拔出，将吸出的少许血液或肝组织液立即涂片，固定后镜检。②局部敷以消毒纱布，用多头腹带束紧，小沙袋压迫 0.5 h，严密观察脉搏、血压 6 h。③有条件者可行超声引导细针穿刺细胞学检查，选 20～23 G、长 15～20 cm 细针，引导针用 18 G、长 7 cm。在无菌穿刺探头引导下将引导针沿探头引导槽刺入皮肤后，将穿刺针从引导针内刺入，在荧光屏上监视进入肿块内或预定刺入点，拔出针芯，接注射器抽成并保持负压状态下使针尖在病灶内小幅度前后移动 3～4 次，解除负压后拔针。

（黄河科技学院　徐　凯）

第三章

呼吸系统

呼吸系统（respiratory system）由呼吸道和肺组成。肺由实质组织和间质组织组成，前者包括支气管树和肺泡；后者包括结缔组织、血管、淋巴管、淋巴结和神经等。呼吸系统的主要功能是进行气体交换，即吸入氧，排出二氧化碳。此外还有发音、嗅觉、协助静脉血回流入心等功能（图3-1）。

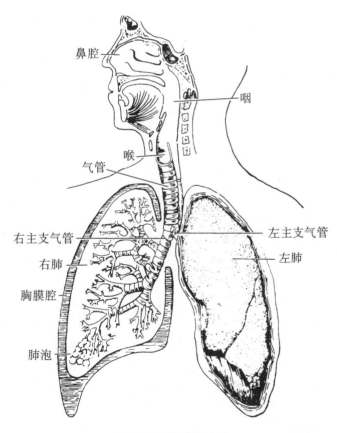

鼻腔
咽
喉
气管
右主支气管
左主支气管
右肺
左肺
胸膜腔
肺泡

图3-1　呼吸系统全貌

第一节 呼吸道

呼吸道包括鼻、咽、喉、气管及支气管等。通常称鼻、咽、喉为**上呼吸道**,气管和各级支气管为**下呼吸道**。

一、鼻

鼻(nose)分三部分,即外鼻、鼻腔和鼻旁窦。它既是呼吸道的起始部,又是嗅觉器官。

(一)外鼻

外鼻(external nose)是指突出于面部的部分,外被皮肤,内覆黏膜,分为骨部和软骨部。软骨部的皮肤富含皮脂腺和汗腺,为痤疮和疖肿的好发部位。外鼻与额相连的狭窄部称**鼻根**,向下延续为鼻背,末端称**鼻尖**,鼻尖两侧扩大称**鼻翼**(wing of nose)。从鼻翼向外下方到口角有一浅沟,称**鼻唇沟**(nasolabial sulcus)。当面肌瘫痪时,患者鼻唇沟会变浅或消失。

(二)鼻腔

鼻腔(nasal cavity)由骨和软骨及其表面被覆的黏膜和皮肤构成,内衬黏膜并被鼻中隔分为两半,向前通外界处称鼻孔(nare),向后通鼻咽处称鼻后孔(posterior nare)。每侧鼻腔又分为**鼻前庭**(nasal vestibule)和**固有鼻腔**(nasal cavity proper),两者以鼻阈(nasal limen)为界。

1. 鼻前庭 鼻翼深面宽阔的部分,由皮肤覆盖,生有鼻毛,有滤过和净化空气功能,因其缺少皮下组织且富有皮脂腺和汗腺,故为疖肿的好发部位。而且发病时疼痛剧烈。

2. 固有鼻腔 位于鼻腔的后上部,由骨和软骨覆以黏膜而成(图3-2)。鼻腔外侧壁自上而下可见上、中、下三个**鼻甲**(nasal concha)突向鼻腔,上鼻甲与中鼻甲之间称上鼻道,中鼻甲与下鼻甲之间为中鼻道,下鼻甲下方为下鼻道。多数人上鼻甲的后上方有最上鼻甲(superior nasal concha)。最上鼻甲或上鼻甲后上方与蝶骨体之间的凹陷为蝶筛隐窝(sphenoethmoidal recess)。切除中鼻甲,可见位于中鼻道中部凹向上方的半月裂孔(semilunar hiatus),该裂隙的前上方有筛漏斗(ethmoidal infundibulum)通额窦,上方圆形隆起为筛泡(ethmoidal bulb),其内为中筛窦。

鼻黏膜分两部分,位于上鼻甲平面以上的鼻黏膜区域统称为**嗅区**(olfactory region),淡黄色,富含嗅细胞。鼻腔其余部分黏膜区域称为**呼吸区**,含有丰富的鼻腺(nasal gland),可产生分泌物,对空气有加湿加温作用。

鼻腔内侧壁即**鼻中隔**(nasal septum),由筛骨垂直板、犁骨及鼻中隔软骨构成,被覆黏膜。鼻中隔前下部的黏膜内血管丰富,密集成网且表浅,是鼻出血的好发部位,称为**易出血区**(Little区或Kiesselbach区)。

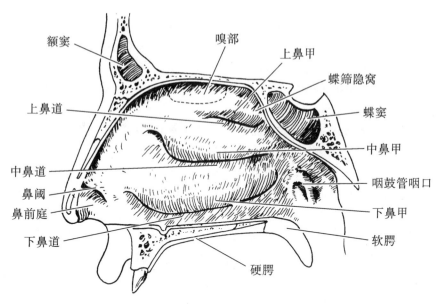

图 3-2　鼻腔外侧壁（右侧）

（三）鼻旁窦

鼻旁窦（paranasal sinus）是鼻腔周围含气颅骨内的腔隙，开口于鼻腔。窦壁衬以黏膜并与鼻腔黏膜相移行。鼻旁窦有四对，包括额窦、筛窦、蝶窦和上颌窦，左右相对分布。有温暖、湿润空气和产生共鸣的作用（图 3-3）。

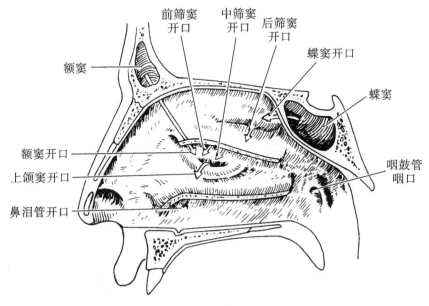

图 3-3　鼻旁窦开口

1. **额窦**（frontal sinus）　额窦位于额骨体内，眉弓的深部，左右各一，呈三棱锥体形，底向下，尖向上。额窦大小、形状不一，多有中隔，常偏向一侧。额窦口位于窦底部,通筛漏斗向下开口于中鼻道。

2.**筛窦**(ethmoidal sinus)　筛窦位于筛骨迷路(ethmoidal labyrinth)内的含气小房,每侧有3~18个。依据部位将其分为前筛窦、中筛窦和后筛窦。前筛窦和中筛窦开口于中鼻道;后筛窦开口于上鼻道。

3.**蝶窦**(sphenoidal sinus)　蝶窦位于蝶骨体内,被中隔分为左、右二腔,分别开口于左、右蝶筛隐窝。

4.**上颌窦**(maxillary sinus)　上颌窦位于上颌体内,成人容积平均为12~15 mL,呈"三棱锥体"形,有5个壁:①前壁为上颌体前面的尖牙窝,骨质较薄;②后壁与翼腭窝毗邻;③上壁也即眶下壁;④底壁为上颌骨的牙槽突,常低于鼻腔下壁,因上颌第二前磨牙、第一和第二磨牙根部与窦底壁邻近,只有一层薄的骨质相隔,有时牙根可突入窦内,此时牙根仅以黏膜与窦腔相隔,故牙与上颌窦的炎症或肿瘤均可互相累及;⑤内侧壁即鼻腔的外侧壁,由中鼻道和大部分下鼻道构成。上颌窦开口于中鼻道的半月裂孔,窦口直径约3 mm。上颌窦因开口位置高,窦腔积液时,分泌物不易排出,常导致慢性上颌窦炎。

二、喉

喉(larynx)位于颈部正中,上接咽,下续气管,既是呼吸的管道,又是发音的器官。上界为会厌上缘,下界为环状软骨下缘。成年人的喉在第3~6颈椎前方。喉的前方有皮肤、颈筋膜、舌骨下肌群等自浅入深分层排列,后方邻咽,两侧有颈总动脉、颈内静脉、迷走神经和甲状腺侧叶。

(一)喉软骨

喉软骨包括甲状软骨、环状软骨、会厌软骨和成对的杓状软骨(图3-4),构成喉的支架。

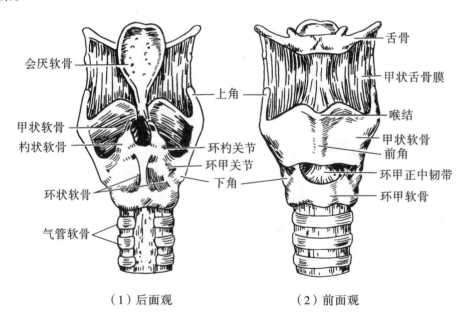

（1）后面观　　　　　（2）前面观

图3-4　喉软骨及连结

1. **甲状软骨**(thyroid cartilage) 形似盾牌,构成喉的前壁和侧壁,由左右两块软骨板愈合而成。愈合处称前角(anterior horn),前角上端向前突隆,称喉结(laryngeal prominence),为男性的第二性征。喉结上方呈"V"形的切迹,称上切迹(superior notch)。左、右板的后缘游离并向上、下发出突起,称上角和下角。上角较长,借韧带与舌骨大角连接;下角较短,与环状软骨相关节。

2. **环状软骨**(cricoid cartilage) 位于甲状软骨的下方,是喉软骨中唯一完整的软骨环。它由前部低窄的环状软骨弓(arch of cricoid cartilage)和后部高阔的环状软骨板(lamina of cricoid cartilage)构成。弓与板交界处有甲关节面(thyroid articular surface)。板上缘两侧各有一杓关节面(arytenoid articular surface)。环状软骨弓平对第6颈椎(图3-5)。

3. **会厌软骨**(epiglottic cartilage) 位于舌骨体后方,上宽下窄呈叶状,下端连于甲状软骨前角内面上部。会厌软骨被覆黏膜构成会厌(epiglottis),是喉口的活瓣,吞咽时喉随咽上提并向前移,会厌封闭喉口,引导食团进入咽,阻止食团入喉。

4. **杓状软骨**(arytenoid cartilage) 位于环状软骨板上缘两侧,呈三棱椎体形状,分为一尖、一底、两突和三个面(图3-5)。底向前伸出的突起称声带突(vocal process),有声韧带附着;向外侧伸出的突起称肌突(muscular process),大部分喉肌附着于此。

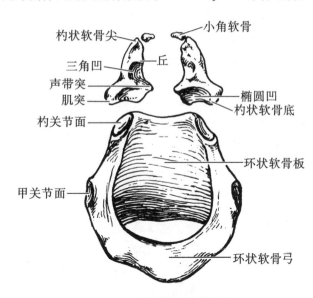

图3-5 环状软骨、杓状软骨

(二)喉的连结

喉的连结包括喉软骨间的连结及舌骨、气管与喉之间的连结(图3-6)。

1. **甲状舌骨膜**(thyrohyoid membrane) 是位于舌骨与甲状软骨上缘之间的结缔组织膜。其中部增厚称甲状舌骨正中韧带(median thyroarytenoid ligament)。甲状舌骨外侧韧带连接甲状软骨上角和舌骨大角,其内常含麦粒软骨(triticeal cartilage)。

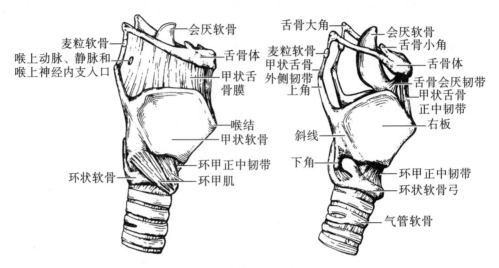

图 3-6　喉软骨连结（侧面）

2. **环甲关节**（cricothyroid joint）　由环状软骨的甲关节面和甲状软骨下角构成。在环甲肌牵引下，甲状软骨可做前倾。前倾运动使甲状软骨前角与杓状软骨间距加大、声带紧张；复位时，两者间距缩小、声带松弛。

3. **环杓关节**（cricoarytenoid joint）　由环状软骨板的杓关节面和杓状软骨底的关节面构成。杓状软骨可沿该关节做向内、外侧旋转。旋内使声带突互相靠近，缩小声门；旋外则作用相反，开大声门。环杓关节还可做向前、向后、向内、向外侧等方向上的滑动。

4. **方形膜**（quadrangular membrane）　起始于甲状软骨前角后面和会厌软骨两侧缘，向后附着于杓状软骨前内侧缘。其下缘游离称**前庭韧带**（vestibular ligament）（图 3-7）。

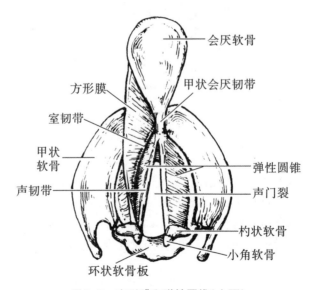

图 3-7　方形膜和弹性圆锥（上面）

5.弹性圆锥(elastic conus) 又称环甲膜,是圆锥形的弹性纤维膜。起自甲状软骨前角内面,呈扇形向后、向下止于杓状软骨声带突和环状软骨上缘。其上缘游离增厚,张于甲状软骨至声带突之间,称**声韧带**(vocal ligament),较前庭韧带厚而短。声韧带连同声带肌及覆盖于其表面的喉黏膜一起,称为声带(vocal cord)。弹性圆锥中部弹性纤维增厚称环甲正中韧带(median cricothyroid ligament)。急性喉阻塞时,可在环甲正中韧带处进行穿刺,建立暂时的通气道(图3-7)。

6.环状软骨气管韧带(cricotracheal ligament) 为连接环状软骨下缘和第一气管软骨环的结缔组织膜。

(三)喉肌

喉肌(muscle of larynx)具有紧张或松弛声带、缩小或开大声门裂以及缩小喉口的作用。按其部位分内、外两群;依其功能分声门开大肌和声门括约肌(图3-8,图3-9)。

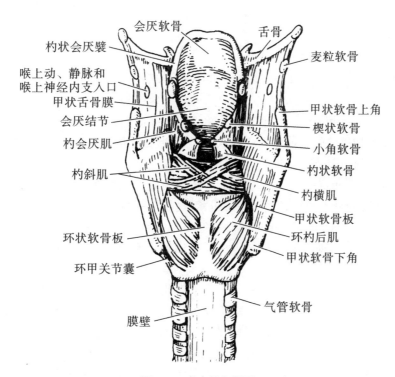

图3-8 喉内肌(后面)

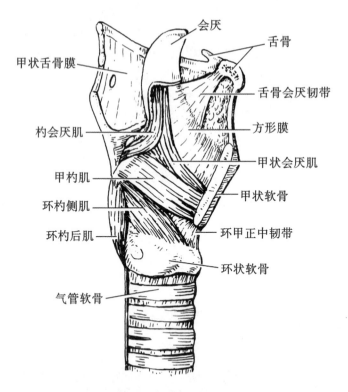

图 3-9　喉内肌(侧面)

1.环甲肌(cricothyroid)　起于环状软骨弓前外侧面,止于甲状软骨下角和下缘。该肌收缩将增加甲状软骨前角与杓状软骨间距,紧张并拉长声带。

2.环杓后肌(posterior cricoarytenoid)　起自环状软骨板后面,止于同侧杓状软骨的肌突(muscular process)。该肌收缩能使环杓关节在垂直轴上旋转,拉肌突转向后内下,使声带突转向外上,声门裂开大,声带紧张(图 3-10)。

3.环杓侧肌(lateral cricoarytenoid)　起自环状软骨弓上缘和弹性圆锥的外面,止于杓状软骨肌突的前面。该肌收缩牵引肌突向前下方运动,使声带突向内侧转,从而使声门裂变窄。

4.甲杓肌(thyroarytenoid)　起自甲状软骨前角后面,向后止于杓状软骨外侧面,其位于前庭韧带外侧的上部肌束收缩能缩短前庭襞。下部肌束位于声襞内,声韧带的外侧,称声带肌(vocalis)。其收缩使声襞变短而松弛。

5.杓肌(arytenoid)　位于喉的后壁,包括杓横肌、杓斜肌和杓会厌肌。

(1)杓横肌(transverse arytenoid)　两端连于两侧杓状软骨肌突及其外侧缘。该肌收缩使声带略紧张,缩小喉口及喉前庭。

(2)杓斜肌(oblique arytenoid)　位于杓横肌的后面,起自杓状软骨,止于对侧杓状软骨尖。其作用是缩小喉口,与杓横肌共同收缩则关闭喉口。

(3)杓会厌肌(aryepiglottic muscle)　起自杓状软骨尖,止于会厌软骨及甲状会厌韧带。收缩时拉会厌向后下,关闭喉口。

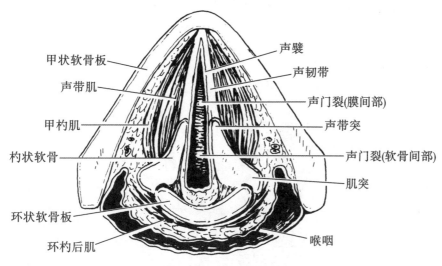

图 3-10　喉内肌(通过声带水平切面)

（四）喉腔

喉腔（laryngeal cavity）是由喉软骨、韧带、纤维膜、喉肌和喉黏膜等围成的管腔。上起自喉口，与咽腔相通；下连气管，与肺相通。喉腔侧壁有上、下两对黏膜皱襞，上方的称前庭襞，下方的称**声襞**，借此二襞将喉腔分为喉前庭、喉中间腔和声门下腔。

喉口（aperture of larynx）由会厌上缘、杓状会厌襞和杓间切迹围成，是喉腔的上口。连接杓状软骨尖与会厌软骨侧缘的黏膜皱襞称**杓状会厌襞**（aryepiglottic fold）。**前庭襞**（vestibular fold）连于甲状软骨前角后面与杓状软骨声带突上方的前内侧缘，是呈矢状位粉红色的黏膜皱襞。两侧前庭襞之间的裂隙称**前庭裂**（vestibular fissure），较声门裂宽。声襞（vocal fold）位于甲状软骨前角后面与杓状软骨声带突之间，它较前庭襞更突向喉腔（图 3-11，图 3-12）。

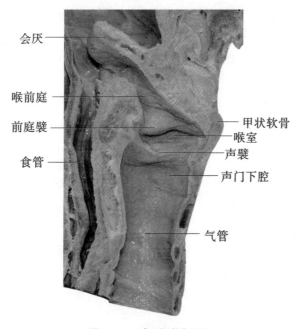

图 3-11　喉(矢状切面)

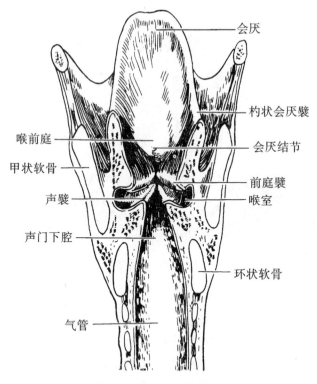

图 3-12　喉(冠状切面)

1. **喉前庭**(vestibule of larynx)　位于喉口与前庭襞之间,呈上宽下窄漏斗状,前壁中下分有会厌软骨茎附着,附着处的上方呈结节状隆起处称会厌结节。

2. **喉中间腔**(intermediate cavity of larynx)　是喉腔中声襞与前庭襞之间的部位,向两侧经前庭襞和声襞间的裂隙至喉室(ventricle of larynx)。声门裂(fissure of glottis)是位于两侧声襞及杓状软骨底和声带突之间的裂隙,比前庭裂长而窄,是喉腔最狭窄之处。声带和声门裂合称为声门(glottis)。

3. **声门下腔**(infraglottic cavity)　声襞与环状软骨下缘之间为声门下腔。其黏膜下组织疏松,炎症时易发生喉水肿,婴幼儿喉腔狭小,急性喉水肿时,可致喉梗塞,引起呼吸困难或窒息死亡。

三、气管与支气管

1. **气管**(trachea)　位于喉与气管杈(bifurcation of trachea)之间,上起环状软骨下缘约平第 6 颈椎体下缘;下至胸骨角平面约平第 4 胸椎体下缘,分叉形成左、右主支气管(图 3-13)。气管全长以胸廓上口为界,分为颈部和胸部。

气管由气管软骨(tracheal cartilages)、平滑肌和结缔组织构成。气管软骨为透明软骨,共 14~17 个,呈"C"形,缺口向后,其后壁缺口由气管的膜壁(membranous wall)封闭。膜壁由弹性纤维和平滑肌构成。甲状腺峡多位于第 2~4 气管软骨环前方,气管切开术常在第 3~5 气管软骨环处施行。

2.支气管(bronchi) 是气管分出的各级分支,其中一级分支为左、右主支气管(图3-13)。气管中线与主支气管下缘间夹角称嵴下角(subcarinal angle)。

(1)**右主支气管**(right principal bronchus) 粗而短,走行较直。经气管坠入的异物多进入右主支气管。男性平均长2.1 cm,女性平均长1.9 cm。其外径男性平均为1.5 cm,女性平均为1.4 cm。右嵴下角男性平均为21.96°,女性平均为24.7°。

(2)**左主支气管**(left principal bronchus) 细而长,斜行,男性平均长4.8 cm,女性平均长为4.5 cm。其外径男性平均为1.4 cm,女性平均为1.3 cm。左嵴下角男性平均为36.4°,女性平均为39.3°。

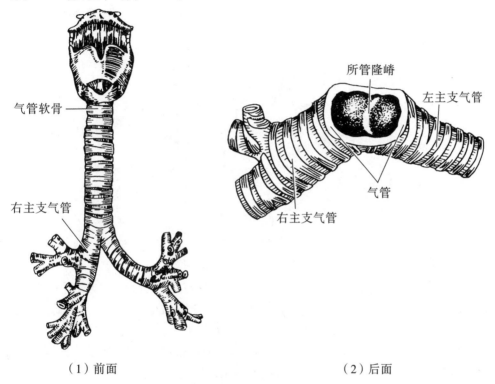

气管软骨

右主支气管

所管隆嵴

左主支气管

气管

右主支气管

(1)前面　　　　　　　　　　　　(2)后面

图3-13　气管与支气管

(河南理工大学　沈军生)

第二节　肺

肺(lung)肺由肺实质和肺间质组成。肺内支气管和肺泡为肺实质,肺内结缔组织、血管、淋巴管和神经为肺间质。

一、肺的位置和形态

肺位于胸腔内,膈的上方,纵隔的两侧,左右各一。

正常肺呈浅红色,质柔软呈海绵状,富有弹性。男性平均为1 000～1 300 g,女性平均为800~1 000 g。两肺外形不同,右肺宽而短,左肺狭而长。肺呈圆锥形,包括一尖、一底、三面、三缘。肺尖(apex of lung)钝圆,经胸廓上口伸入颈根部,在锁骨中内1/3 交界处向上突至锁骨上方达2.5 cm。肺底(base of lung)位于膈肌上面,受膈肌压迫肺底呈半月形凹陷。肋面(costal surface)与胸廓的侧壁和前、后壁相邻。纵隔面(mediastinal surface)即内侧面,与纵隔相邻,其中央有椭圆形凹陷,称**肺门**(hilum of lung)(图3-14)。膈面(diaphragmatic surface)即肺底,与膈相毗邻。前缘为肋面与纵隔面在前方的移行处,前缘角锐利,左肺前缘下部有心切迹(cardiac notch),切迹下方有一突起称左肺小舌(lingula of left lung)。后缘为肋面与纵隔面在后方的移行处,位于脊柱两侧的肺沟中。下缘为膈面与肋面、纵隔面的移行处,其位置随呼吸运动而显著变化。

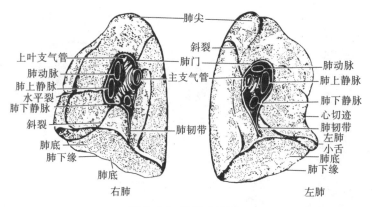

图3-14　肺的内侧面

　　肺借叶间裂分叶,左肺的叶间裂为斜裂(oblique fissure),由后上斜向前下,将左肺分为上、下两叶。右肺的叶间裂包括斜裂和水平裂(horizontal fissure),将右肺分为上、中、下三叶。肺门内有支气管、血管、神经、淋巴管等出入,它们被结缔组织包裹,统称为**肺根**(root of lung)。两肺根内的结构排列自前向后依次为:上肺静脉、肺动脉、主支气管。两肺根的结构自上而下排列不同,左肺根的结构自上而下是:肺动脉、左主支气管、下肺静脉;右肺根的结构自上而下为:上叶支气管、肺动脉、肺静脉(图3-15)。

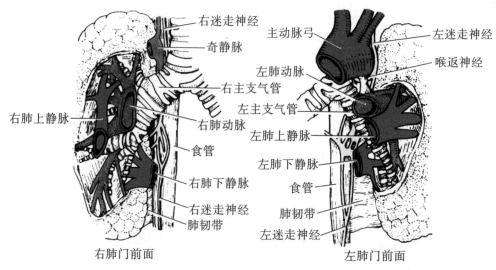

图3-15　肺根的结构

二、肺段支气管和支气管肺段

在肺门处,左、右主支气管分为次级支气管,进入肺叶,称为**肺叶支气管**(lobar bronchi)。肺叶支气管进入肺叶后,继续分出再次级支气管,称**肺段支气管**(segmental bronchi)。全部各级支气管在肺叶内如此反复分支形成树状,称为支气管树(bronchial tree)(图3-16)。

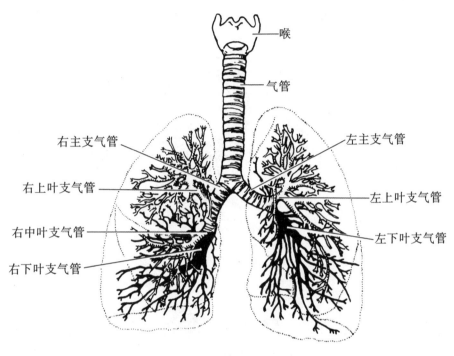

喉

气管

右主支气管

左主支气管

右上叶支气管

左上叶支气管

右中叶支气管

左下叶支气管

右下叶支气管

图3-16 支气管树

支气管肺段(bronchopulmonary segment),简称**肺段**(pulmonary segment),是每一肺段支气管及其分支分布区的全部肺组织的总称。支气管肺段呈圆锥形,尖端朝向肺门,底朝向肺的表面,构成肺的形态学和功能学的基本单位。通常左、右肺各有10个肺段。每个支气管肺段由一个肺段支气管分布,相邻支气管肺段间隔以肺静脉属支及疏松结缔组织。由于支气管肺段结构和功能的相对独立性,临床常以支气管肺段为单位进行手术切除。

(河南理工大学　沈军生)

第三节 胸膜与纵隔

一、胸腔、胸膜与胸膜腔的概念

1.胸腔（thoracic cavity） 由胸廓和膈围成。上界是胸廓上口，与颈部相连；下界借膈与腹腔分隔。胸腔中部为纵隔，两侧分别容纳左、右肺（图3-17）。

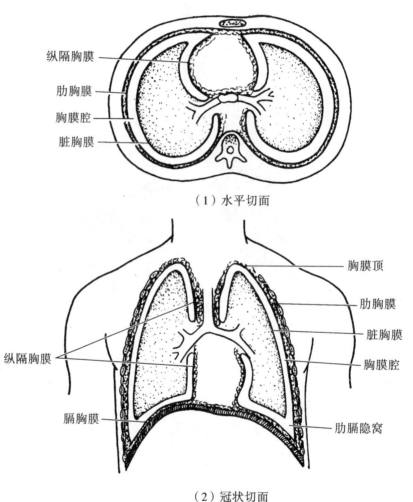

（1）水平切面

（2）冠状切面

图3-17 胸膜与胸膜腔示意

2.胸膜（pleura） 是衬覆于胸壁内面、膈上面、纵隔两侧面和肺表面等处的一层浆膜。被覆于胸壁内面、纵隔两侧面和膈上面及突至颈根部等处的胸膜称壁胸膜（parietal pleura），覆盖于肺表面的称脏胸膜（visceral pleura）。壁、脏两层胸膜在肺根表面及下方互相移行，肺根下方相互移行的两层胸膜重叠形成三角形的皱襞称肺韧带（pulmonary ligament）。

笔记栏

3.胸膜腔(pleural cavity) 是指脏、壁胸膜相互移行围成的封闭的潜在间隙,左、右各一,呈负压。间隙内仅有少许浆液,可减少摩擦。

二、壁胸膜的分部与胸膜隐窝

1.壁胸膜(parietal pleura) 依其衬覆部位不同分为以下四部分:

(1)**肋胸膜**(costal pleura) 衬覆于肋骨、胸骨、肋间肌、胸横肌及胸内筋膜等诸结构内面的浆膜。其前缘位于胸骨后方,后缘达脊柱两侧,下缘以锐角反折移行为膈胸膜,上部移行为胸膜顶。

(2)**膈胸膜**(diaphragmatic pleura) 覆盖于膈上面,与膈紧密相贴、不易剥离。

(3)**纵隔胸膜**(mediastinal pleura) 衬覆于纵隔两侧面,其中部包裹肺根并移行为脏胸膜。纵隔胸膜向上移行为胸膜顶,下缘连接膈胸膜,前、后缘连接肋胸膜。

(4)**胸膜顶**(cupula of pleura) 是肋胸膜和纵隔胸膜向上的延续,突至胸廓上口平面以上,与肺尖表面的脏胸膜相对。在胸锁关节与锁骨中、内1/3交界处之间,胸膜顶高出锁骨上方1~4 cm。经锁骨上臂丛麻醉或针刺时,为防止刺破肺尖,进针点应高于锁骨上4 cm。

2.**胸膜隐窝**(pleural recess) 是壁胸膜返折并相互移行处的胸膜腔,即使在深吸气时,肺缘也达不到其内称胸膜隐窝。包括肋膈隐窝、肋纵隔隐窝和膈纵隔隐窝等。

(1)**肋膈隐窝**(costodiaphragmatic recess) 左、右各一,由肋胸膜与膈胸膜返折形成,在诸胸膜隐窝中位置最低、容量最大。深度可达两个肋间隙,胸膜腔积液常先积存于肋膈隐窝。

(2)**肋纵隔隐窝**(costomediastinal recess) 位于心包处的纵隔胸膜与肋胸膜相互移行处,因左肺前缘有心切迹,所以左侧肋纵隔隐窝较大。

(3)**膈纵隔隐窝**(phrennicomediastinal recess) 位于膈胸膜与纵隔胸膜之间,因心尖向左侧突出而形成,故该隐窝仅存在于左侧胸膜腔。

三、胸膜与肺的体表投影

各部壁胸膜相互移行返折之处称胸膜返折线。肋胸膜与纵隔胸膜前缘的返折线是胸膜前界;与其后缘的返折线是胸膜后界;而肋胸膜与膈胸膜的返折线则是胸膜下界(图3-18)。

1.**胸膜前界体表投影** 其上端起自锁骨中、内1/3交界处上方约2.5 cm的胸膜顶,向内下斜行,在第2胸肋关节水平,两侧互相靠拢,在正中线附近垂直下行。右侧于第6胸肋关节处越过剑肋角(xiphocostal angle)与胸膜下界相移行。左侧在第4胸肋关节处转向外下方,沿胸骨的侧缘2~2.5 cm的距离向下行,于第6肋软骨后方与胸膜下界相移行。因此左、右胸膜前界的上、下分彼此分开,中间部分彼此靠近。上部在第2胸肋关节平面以上胸骨柄后方,两侧胸膜前返折线之间呈倒三角形区,称胸腺区(region of thymus)。下部在第4胸肋关节平面以下两侧胸膜返折线互相分开,形成位于胸骨体下部和左侧第4、5肋软骨后方的三角形区,称心包区(percardial region)。此区心包前方无胸膜遮盖,因此,左剑肋角处是临床进行心包穿刺术的安全区。

右侧的胸膜下界前内侧端起自第6胸肋关节的后方,左侧的胸膜下骨角内侧端则起自第 6 肋软骨后方。两侧胸膜下界起始后分别斜向胸下部左、右侧的外下方,它们在锁骨中线与第 8 肋相交,腋中线与第 10 肋相交,肩胛线与第 11 肋相交,最终止于第 12 胸椎高度。

2.肺的体表投影　两肺下缘的体表投影相同,在相同部位肺下界一般较胸膜下界高出 2 个肋。在锁骨中线处与第 6 肋相交,腋中线处与第 8 肋相交,肩胛线处与第 10 肋相交,再向内于第 11 胸椎棘突外侧 2 cm 左右向上与后缘相移行。

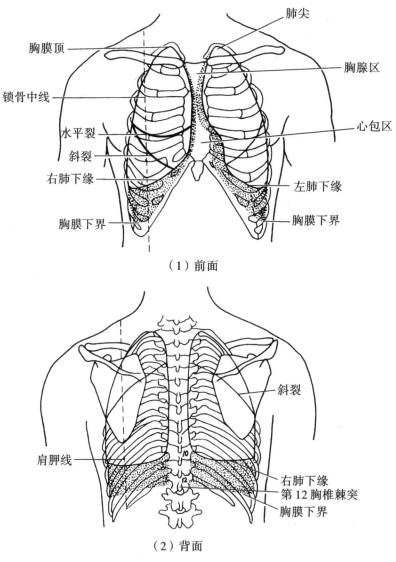

（1）前面

（2）背面

图 3-18　胸膜与肺的体表投影

四、纵隔

纵隔(mediastinum)是两侧纵隔胸膜间全部器官、结构和结缔组织的总称。纵隔稍偏左,上窄下宽、前短后长。其前界为胸骨,后界为脊柱胸段,两侧为纵隔胸膜,上界是胸廓上口,下界是膈。以胸骨角水平面为界,将纵隔分为上纵隔和下纵隔(图3-19)。

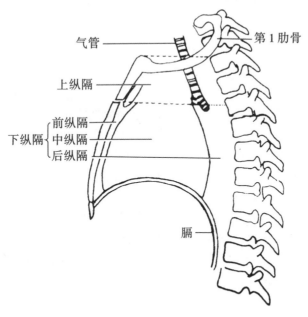

图3-19　纵隔的分区

1.上纵隔(superior mediastinum)　上界为胸廓上口,下界为胸骨角至第4胸椎体下缘的平面,前方为胸骨柄,后方为第1~4胸椎体。其内自前向后有胸腺、左右头臂静脉、上腔静脉、膈神经、迷走神经、喉返神经和主动脉弓及三大分支,后方有气管、食管、胸导管等。

2.下纵隔(inferior mediastinum)　上界为上纵隔的下界,下界是膈,两侧为纵隔胸膜。下纵隔分三部,心包前方与胸骨体之间为前纵隔;心包连同其包裹的心脏所在的部位是中纵隔;心包后方与脊柱胸段之间称后纵隔。

(1)前纵隔(anterior mediastinum)　位于胸骨体与心包之间,非常狭窄,容纳胸腺或胸腺遗迹、纵隔前淋巴结、胸廓内动脉纵隔支、疏松结缔组织及胸骨心包韧带等。是胸腺瘤的好发部位。

(2)中纵隔(middle mediastinum)　在前、后纵隔之间,容纳心脏及出入心的大血管,如升主动脉、肺动脉干、左右肺动脉、上腔静脉根部、左右肺静脉、奇静脉末端及心包、心包膈动脉、膈神经和淋巴结等。是心包囊肿的发生部位。

(3)后纵隔(posterior mediastinum)　位于心包与脊柱胸部之间,容纳气管权、左右主支气管、食管、胸主动脉及奇静脉、半奇静脉、胸导管、交感干胸段和淋巴结等。后纵隔为支气管囊肿、神经瘤、主动脉瘤及膈疝的好发部位。

(河南理工大学　沈军生)

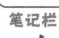

第四节　护理应用解剖学

一、人工呼吸术

人工呼吸术（artifcial respiration）是用人工呼吸的方法,代替已经停止自主呼吸动作,使气体有节律地进入和排出肺,恢复和维持肺通气的复苏技术,以抢救失去自主呼吸功能的患者。

1. 应用要点

（1）口对口人工呼吸法　患者仰卧,头后仰,托起下颌。术者立于患者一侧,一手托起患者下颌,另一手捏住患者的鼻孔。术者先深吸气,再将空气吹入患者口中,经呼吸道到肺内,使肺扩张,胸廓亦随之扩大。而后,利用肺的自动回缩,将气体排出。吹气结束后将口移开再次吸气,患者被动呼气。频率 14～20 次/min。

（2）举臂压胸法　患者仰卧,头偏向一侧。术者跪于患者大腿两侧或者位于患者一侧,举臂 180° 使胸廓被动扩大,形成吸气;屈臂压胸,胸廓缩小,形成呼气。如此反复进行,频率 18～24 次/min。

（3）仰卧或俯卧压胸法　患者仰卧或俯卧,术者借助身体重力挤压胸部,把肺内气体驱出,然后再放松压力,使胸廓复原,空气随之进入。如此反复进行,频率 18～24 次/min。

2. 注意事项

（1）行口对口吹气时,术者一手应轻按甲状软骨,借以压迫食管,以防空气进入胃内。另一手应捏住鼻孔,以防鼻漏气。

（2）行口对口吹气时,只要患者上胸部轻度膨胀即可,尤其是小儿,吹气压力不可过猛,以防肺泡破裂。

（3）在实施压胸法时,操作应注意节奏,压力不可过猛,以防肋骨骨折。

二、鼻腔滴药法

鼻腔滴药法（the nasal dropping method）是将药物滴入鼻腔,收缩或湿润鼻腔黏膜,达到通气、引流和消炎等目的。

1. 应用要点

（1）头后伸位滴药法　患者仰卧位,头向后伸,呈头低肩高位。将 2～3 滴药水滴于每侧鼻腔侧壁,滴药后轻捏鼻翼几次,使药液均匀分布于鼻腔,保持原位 1～2 min 后再慢慢起来。注意高血压及颈椎病患者不宜采取此体位,可改为半卧位。

（2）头低侧向位滴药法　患者侧卧位,去枕,头向肩部自然垂下,鼻部保持与肩在同一平面,滴入药物 1～2 min 后再起来,使药物充分发挥作用。给右侧鼻腔滴药时,头向左倒;给左侧鼻腔滴药时,头向右倒。

2. 注意事项

（1）体位要正确,滴药时不要做吞咽动作,防止药液进入咽部。

（2）滴药时,药瓶口、滴管口不得插入鼻孔以免触及鼻毛和鼻翼,以防污染。

三、胸膜腔穿刺术

胸膜腔穿刺术(pleurocentesis or thoracocentesis)是将穿刺针经胸壁穿刺入胸膜腔,抽出胸膜腔内积液进行定性检查,以明确诊断。也用于治疗不同原因引起的气胸、血胸、脓胸、液气胸,或向胸膜腔内注射药物进行治疗。穿刺部位和操作要点因目的不同而有较大差异。

1. 应用要点

（1）体位　根据病情、穿刺部位确定穿刺体位,通常选择床上坐位、椅上反坐位或半坐卧位,以穿刺区暴露好、操作方便为宜。

（2）穿刺部位　胸腔积液穿刺部位应根据检查结果确定。通常在肩胛线第7~9肋间隙、腋后线第5~7肋间隙的下位肋骨上缘进针。胸膜腔积气穿刺点通常选在锁骨中线第2~3肋间隙,在上、下肋之间进针。

（3）穿经层次　依次经皮肤、浅筋膜、深筋膜、肌层、肋间结构、胸内筋膜和壁胸膜,进入胸膜腔。

（4）进针技术　①在选定的进针处,以左手拇指和示指沿肋间隙拉紧皮肤,使肋间隙暴露清楚,防止由于皮肤移动而改变穿刺点位置。②穿刺针与皮肤呈垂直位,进针速度要缓慢,边进针边抽吸,当吸出液体或气体时即停止进针,以防刺伤肺;穿刺时针头要固定牢,勿上下左右摆动,以免划破肺。

2. 注意事项

（1）根据穿刺部位决定进针部位,避免刺伤肋间血管和神经。

（2）穿刺抽液速度不可过快,量不可过大,以免出现纵隔移位。

（3）注意观察患者反应,发现有心慌、出汗、面色苍白、脉搏细弱等情况,应立即停止胸腔放液。

（河南理工大学　沈军生）

第四章

泌尿系统

　　泌尿系统（urinary system）由肾、输尿管、膀胱和尿道四部分组成。它是人体代谢产物排出的主要途径，其功能是排出机体新陈代谢中产生的废物和多余的水，保持机体内环境的平衡和稳定，保证新陈代谢的正常进行。肾生成尿液，输尿管输送尿液至膀胱，膀胱为储存尿液的器官，尿道将尿液排出体外（图4-1）。

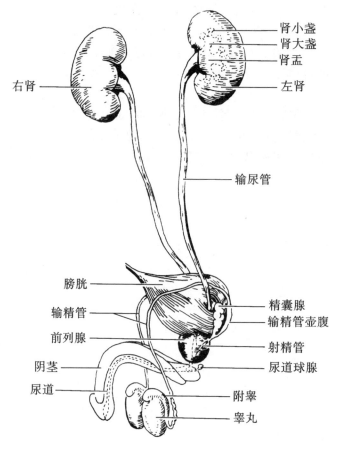

图4-1　泌尿系统概观

第一节　肾

一、肾的形态

肾(kidney)是实质性器官,左、右各一,形似蚕豆,新鲜肾呈红褐色,表面光滑。肾的前面凸向前外侧,后面紧贴腹后壁,上端宽而薄,下端窄而厚,肾长约 9.9 cm (8 ~ 14 cm)、宽5.9 cm (5 ~ 7 cm)、厚4 cm (3 ~ 5 cm),重量134 ~ 148 g。因受肝的挤压,右肾低于左肾约 1 ~ 2 cm。肾分内、外侧两缘,前、后两面及上、下两端。内侧缘中部凹陷称肾门(renal hilum),为肾的血管、神经、淋巴管及肾盂(renal pelvis)出入的门户。出入肾门诸结构被结缔组织所包裹称**肾蒂**。因下腔静脉位于人体正中垂直轴右侧,更靠近右肾,故右肾蒂较左肾蒂短。肾蒂内各主要结构的排列关系,自前向后顺序为:肾静脉、肾动脉和肾盂末端;自上向下顺序为:肾动脉、肾静脉和肾盂。由肾门伸入肾实质的凹陷称**肾窦**(renal sinus),被肾血管、肾小盏、肾大盏、肾盂和脂肪等所充填。肾窦是肾门的延续,肾门是肾窦的开口(图4-2)。

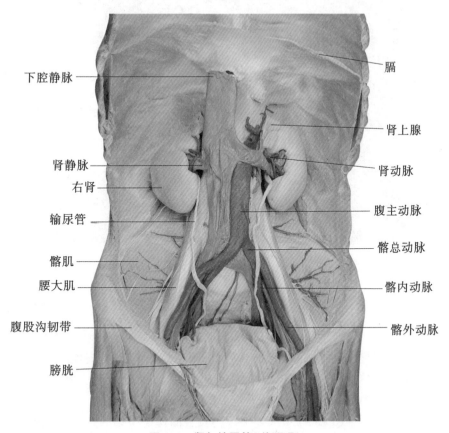

图 4-2　肾与输尿管(前面观)

二、肾的位置与毗邻

肾位于脊柱两侧,腹膜后间隙内,为腹膜外位器官。左肾在第 11 胸椎椎体下缘至第 2～3 腰椎椎间盘之间,前面的内侧由上至下与胃、胰腺、空肠相邻,外侧与脾、结肠左曲相邻。右肾在第 12 胸椎椎体上缘至第 3 腰椎椎体上缘之间,前面上部靠近肝右叶,下部邻结肠右曲,内侧缘附近为十二指肠降部。两肾后面上部均与膈相邻。下部自内侧向外侧分别与腰大肌、腰方肌及腹横肌相毗邻。左、右两侧的第 12 肋分别斜过左肾后面中部和右肾后面上部。两肾上端相距较近,距正中线平均为 3.8 cm;下端相距较远,距正中线平均为 7.2 cm。肾门约在第 1 腰椎椎体平面,第 9 肋软骨前端高度,在正中线外侧约 5 cm。肾门的体表投影点位于腰背部竖脊肌外侧缘与第 12 肋的夹角处,称肾区(renal region)。肾病患者触压或叩击该处可引起疼痛。肾上腺(suprarenal gland)位于两肾的上方,二者虽共为肾筋膜包绕,但其间被疏松结缔组织分隔。故肾上腺位于肾纤维膜之外,肾下垂时,肾上腺可不随肾下降(图 4-3)。

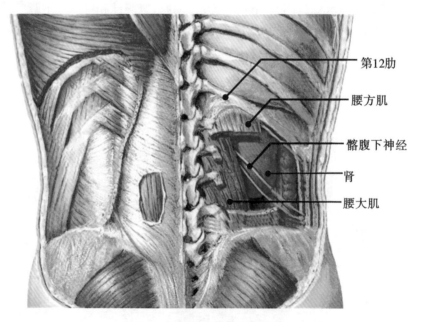

第12肋
腰方肌
髂腹下神经
肾
腰大肌

图 4-3 肾的体表投影(后面观)

三、肾的被膜

肾皮质表面包被着平滑肌纤维和结缔组织组成的肌织膜,与肾实质紧密粘连,难以分离,进入肾窦,被覆于肾乳头以外的窦壁上。除肌织膜外,肾外被膜通常可分为三层:由内向外依次为纤维囊、脂肪囊和肾筋膜(图 4-4)。

1. 纤维囊(fibrous capsule) 包裹于肾实质表面薄而坚韧的结缔组织膜,由致密结缔组织和弹性纤维构成。肾破裂或部分切除时需缝合此膜。在肾门处,纤维膜分两层,外层贴于肌织膜外面,内层包被肾窦内的结构表面。纤维囊与肌织膜连结疏松,正常状态下易于剥离,如剥离困难多为病理变化引起。

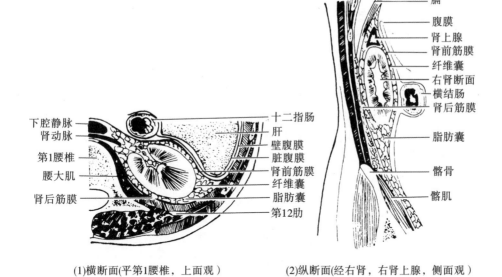

(1)横断面(平第1腰椎，上面观)　　　(2)纵断面(经右肾，右肾上腺，侧面观)

图4-4　肾的被膜

2.**脂肪囊**(fatty renal capsule)　又称肾床,位于纤维囊外周、紧密包裹肾脏的脂肪层,并通过肾门与肾窦内的脂肪组织相延续。临床上的肾囊封闭,就是将药液注入肾脂肪囊内。脂肪囊对肾起弹性垫样的保护作用。

3.**肾筋膜**(renal fascia)　被覆在脂肪囊的外周,分前后两层包被肾上腺和肾的周围,由它发出的一些结缔组织小梁穿过脂肪囊与纤维囊相连,具有固定肾的功能。位于肾前、后面的肾筋膜分别称为肾前筋膜(prerenal fascia)和肾后筋膜(retrorenal fascia),二者在肾上腺的上方和肾外侧缘处均互相愈合,在肾的下方则互相分离,并分别与腹膜外组织和髂筋膜相移行,其间有输尿管通过。肾后筋膜向内侧经肾血管和输尿管的后方,与腰大肌及其筋膜汇合并向内侧附着于椎体筋膜。在肾的内侧,肾前筋膜包被肾血管的表面,并与腹主动脉和下腔静脉表面的结缔组织及对侧的肾前筋膜相移行。肾周间隙位于肾前、后筋膜之间,内有肾、肾上腺、脂肪及营养肾周脂肪的肾包膜血管。肾间隙内不同平面脂肪含量的多少不同,肾门水平脂肪多丰富,而在肾下极背侧脂肪含量少。肾脏炎症感染多局限在肾周间隙内,有时也可沿肾筋膜面扩散。肾周间隙积液时,可推挤肾脏向前内上移位,积液向下可流至盆腔,还可扩散至对侧肾周间隙。由于肾筋膜下方完全开放,当腹壁肌力弱、肾周脂肪少、肾的固定结构不健全时,可产生肾下垂(nephroptosis)或游走肾。肾积脓或肾周围炎症时,脓液可沿肾筋膜向下蔓延,到达髂窝或腹股沟部。

四、肾的结构

在肾的冠状切面上,肾实质可分位于表层的**肾皮质**(renal cortex)和深层的**肾髓质**(renal medulla)两部分。肾皮质厚1~1.5 cm,新鲜时为红褐色,富含血管,切面可见由肾小体(renal corpuscles)组成的红色点状细小颗粒。肾髓质色淡红,约占肾实质厚度的2/3,由很多密集的肾小管(renal tubule)组成。肾髓质可见15~20个呈圆锥形、底朝皮质、尖向肾窦、光泽致密、有许多颜色较深、放射状条纹的**肾锥体**（renal pyramid）。肾锥体的条纹由肾直小管和血管平行排列形成。2～3个肾锥体尖端合并成一个肾乳头（renal papilla），突入肾小盏（minor renal calice），每个肾乳头顶端都有许多小孔称乳头孔（papillary foramen），终尿经乳头孔流入肾小盏内。肾皮质伸入肾锥体之间的部分称肾柱（renal column）。肾小盏呈漏斗形，共有7～8个，其边缘包绕肾乳头，承接肾乳头排出的尿液。在肾窦内，2～3个肾小盏汇合成一个**肾大盏**（major renal calice），2～3个肾大盏最终集合成一个前后扁平，呈"漏斗"状的**肾盂**（renal pelvis）。肾盂离开肾门后向下弯行，约在第2腰椎上缘水平，逐渐变细与输尿管相移行，两者间无明显交界处。成人肾盂容积3～10 mL，平均7.5 mL（图4-5）。

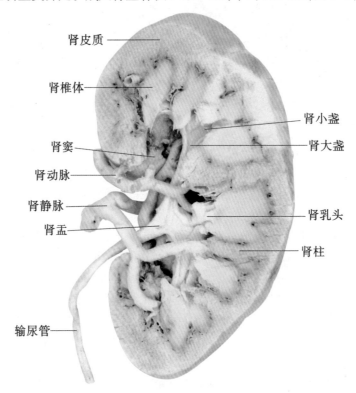

图4-5 肾的结构（冠状切面）

五、肾的血管、淋巴管和肾段

肾动脉（renal artery）左、右各1条，起自腹主动脉，分别进入左、右肾。肾动脉在肾门处常分为前、后2支。前支较粗，常分出上段动脉、上前段动脉、下前段动脉和下段动脉4个二级分支，与后支一起进入肾实质内。肾动脉的4个二级分支和后支在肾内呈节段性分布，称**肾段动脉**（segmental artery）。每支肾段动脉分布到一定区域的肾实质，称为**肾段**（renal segment）。每个肾有5个肾段，即上段、上前段、下前段、下段和后段。各肾段由其同名动脉供应，各肾段间被少血管的段间组织所分隔，称乏血管带。肾段动脉阻塞可导致肾坏死。肾内静脉无一定节段性，相互间有较多吻合。肾静脉离肾后注入下腔静脉。肾的淋巴回流：肾实质的淋巴经淋巴管走向肾窦，出肾门后伴肾血管走行，注入腰淋巴结。肾脂肪囊和纤维囊的淋巴管直接入腰淋巴结。当胸导管阻塞时,可使肾蒂处的淋巴管扩大、曲张,甚至破入肾盂,产生乳糜尿。

（郑州大学　常　成）

第二节　输尿管

1.**输尿管**（ureter）　是位于腹膜外位的细长形肌性管道。平第2腰椎上缘起自肾盂末端,下端开口于膀胱。长20~30 cm,管径平均0.5~1.0 cm,最窄处口径只有0.2~0.3 cm。输尿管壁有较厚的平滑肌层,可做节律性蠕动,推动尿液不断流入膀胱。如因结石阻塞而过度扩张,可产生痉挛性收缩而导致剧烈疼痛。输尿管通常可分为3段:输尿管腹部、输尿管盆部和输尿管壁内部。

（1）输尿管腹部（abdominal part of ureter）　起自肾盂下端,沿腰大肌前面下行至其中点附近,与睾丸血管（男性）或卵巢血管（女性）交叉,走行于血管后方,达小骨盆入口处。在此,左侧输尿管越过左髂总动脉末端前方;右侧输尿管则越过右髂外动脉起始部的前方,进入盆腔后移行为输尿管盆部。

（2）输尿管盆部（pelvic part of ureter）　自小骨盆入口处,经盆腔侧壁、髂内血管、腰骶干和骶髂关节前方下行,跨过闭孔神经血管束,达坐骨棘水平,转向前内方至膀胱底外上角处。男性输尿管走向前、内、下方,经直肠前外侧壁与膀胱后壁之间下行,在输精管后外方与之交叉,从膀胱底外上角向内下穿入膀胱壁。两侧输尿管达膀胱后壁处相距约5 cm。女性输尿管经子宫颈外侧约2.5 cm处,经子宫动脉后下方绕过,行向下内至膀胱底穿入膀胱壁内。

（3）输尿管壁内部（intramural part of ureter）　在膀胱底外上角处,输尿管向内下斜穿膀胱壁,长约1.5 cm的输尿管部分。当膀胱充盈时,膀胱内压的升高可使壁内部的管腔闭合,从而阻止尿液由膀胱向输尿管反流。同时由于输尿管的蠕动,尿液仍可不断地流入膀胱。在膀胱空虚时,膀胱三角区的两输尿管口间距约2.5 cm。

2.输尿管全程有3处狭窄　①上狭窄（superior stricture）位于肾盂输尿管移行处;②中狭窄（middle stricture）位于小骨盆上口,输尿管跨越髂血管处;③下狭窄（inferior stricture）位于输尿管的壁内部。狭窄处输尿管直径只有0.2~0.3 cm,是尿路结石阻塞和嵌顿的常见部位。

（郑州大学　常　成）

第三节　膀　胱

膀胱（urinary bladder）是储存尿液的肌性囊状器官,其形态、大小、位置和壁的厚度随年龄、性别、个体差异和尿液充盈程度而异。通常正常成年人的膀胱容量平均为350~500 mL,超过500 mL时,因膀胱壁张力过大而产生疼痛。膀胱的最大容量为800 mL,新生儿膀胱容量约为成人的1/10,女性膀胱容积略小于男性,老年人因膀胱肌张力低而容量增大。

1.膀胱的形态　膀胱空虚时呈三棱锥体形,分尖、体、底和颈四部。膀胱尖(apex of bladder)顶端尖细,朝向前上方,由此沿腹前壁至脐之间有一皱襞为脐正中韧带。膀胱的后面朝向后下方,呈三角形,称**膀胱底**(fundus of bladder)。膀胱尖与底之间为膀胱体(body of bladder)。膀胱的最下部变细称膀胱颈(neck of bladder),颈的下端有一开口称**尿道内口**,通向尿道。膀胱颈与男性的前列腺底和女性的盆膈相毗邻(图4-6)。

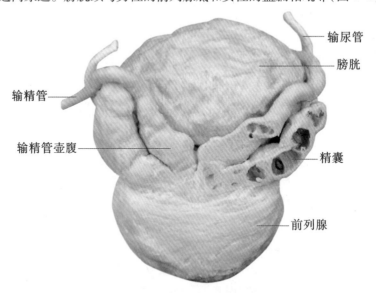

图4-6　男性膀胱(后面观)

2.膀胱的内部结构　膀胱内面被覆黏膜,当膀胱壁收缩时,黏膜由于肌层收缩而聚集成皱襞称膀胱襞(vesical plica)。在膀胱底内面,有一个呈三角形的区域,位于左、右输尿管口和尿道内口之间,此处膀胱黏膜与肌层紧密连接,缺少黏膜下层组织,故无论膀胱扩张或收缩,始终保持平滑,称**膀胱三角**(trigone of bladder)。膀胱三角是肿瘤、结核和炎症的好发部位。两个输尿管口之间的黏膜形成一横行皱襞称输尿管间襞(interureteric fold),膀胱镜下所见为一苍白带,是临床寻找输尿管口的标志。在男性膀胱三角前下部,尿道内口的后方黏膜,受前列腺中叶推挤形成纵嵴状隆起称膀胱垂(vesical uvula)(图4-7)。

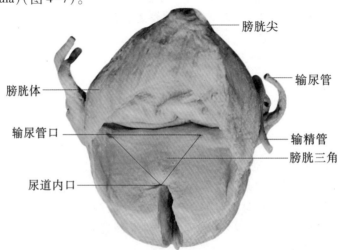

图4-7　男性膀胱(前面观)

3.膀胱的位置与毗邻

（1）成人膀胱　位于盆腔的前部。其前方为耻骨联合,二者之间称膀胱前隙（prevesical space）（Retzius 间隙）或耻骨后间隙（图4-8）。在此间隙内,男性有耻骨前列腺韧带（puboprostatic ligament）;女性有耻骨膀胱韧带,该韧带是女性在耻骨后面和盆筋膜腱弓前部与膀胱颈之间相连的两条结缔组织索。另外此间隙中还有丰富的结缔组织与静脉丛（venous plexus）。男性膀胱的后方与精囊、输精管壶腹和直肠相毗邻;女性膀胱的后方与子宫和阴道相毗邻。男性两侧输精管壶腹之间的区域称输精管壶腹三角,借结缔组织连接直肠壶腹,称直肠膀胱筋膜。膀胱空虚时全部位于盆腔内,充盈时膀胱腹膜返折线可上移至耻骨联合上方,此时,可在耻骨联合上方施行穿刺术,不会伤及腹膜和污染腹膜腔。

（2）新生儿膀胱　呈梭形,因盆腔尚未发育完全,故膀胱位置高于成年人,尿道内口在耻骨联合上缘水平。随着年龄增长,约在青春期达到成人位置。

（3）老年人的膀胱　位置较低。耻骨前列腺韧带和耻骨膀胱韧带以及脐正中襞与脐外侧襞等结构将膀胱固定于盆腔（pelvic cavity）。这些结构的发育不良是膀胱脱垂（prolapse of bladder）是女性尿失禁（urinary incontinence）的重要原因。

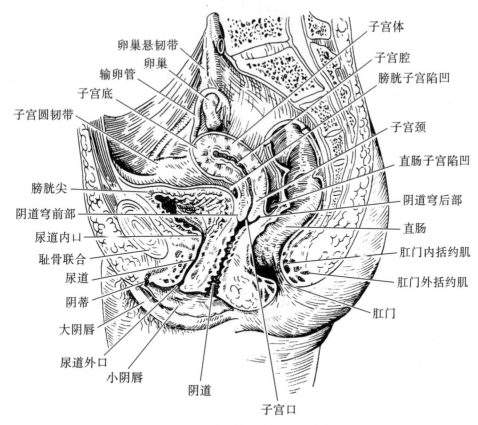

图4-8　女性盆腔正中矢状切面观

（郑州大学　常　成）

第四节 尿 道

男性尿道除有排尿功能外,兼有排精功能,其详细内容见男性生殖系统。**女性尿道**(female urethra)平均长3~5 cm,直径约0.6 cm,较男性尿道短、宽且较直,仅有排尿功能。尿道内口约平耻骨联合后面中央或上部,女性低于男性。其走行在阴道前方,向前下穿过尿生殖膈,开口于阴道前庭的**尿道外口**(external urethral orifice)。尿道内口(internal urethral orifice)周围被平滑肌组成的膀胱括约肌所环绕。穿过尿生殖膈处则被由横纹肌形成的尿道阴道括约肌所环绕。尿道外口位于阴道口的前方、阴蒂的后方2~2.5 cm处,被尿道阴道括约肌所环绕。在尿道下端有尿道旁腺(skeins gland),其导管开口于尿道周围,发生感染时可形成囊肿,并可压迫尿道,导致尿路不畅和阻塞(图4-9)。

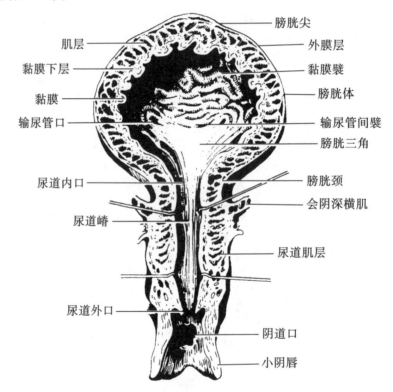

图4-9 女性膀胱和尿道(冠状切面)

(郑州大学 常 成)

第五节　护理应用解剖学

一、肾脏疾病患者的护理与解剖的关系

泌尿系统由肾脏、输尿管、膀胱和尿道等器官组成。其中,肾脏是人体重要的生命器官,其主要功能是生成尿液,以排泄代谢产物及调节水、电解质和酸碱代谢的平衡,维持机体内环境的稳定,同时还具有重要的内分泌功能。泌尿系统疾病主要为肾脏疾病。近几十年来,慢性肾脏疾病的发病率逐年增长,目前全球肾脏疾病患者已超过 5 亿,成为继心脑血管疾病、恶性肿瘤、糖尿病之后又一个威胁人类健康的重要疾病。我国人群中慢性肾脏疾病的患病率为 11.80% ~ 13.0%,患者数超过 1 亿。肾脏疾病分为原发性和继发性,后者为全身其他系统疾病累及肾脏所致,如糖尿病、高血压等。肾脏疾病致肾脏严重受损时,可致肾衰竭,肾衰竭患者必须进行肾脏替代治疗。急性肾衰竭可通过血液透析或腹膜透析维持生命,赢得治疗时间,争取肾功能恢复;慢性肾衰竭则必须依靠维持性透析或肾移植才能存活。

肾脏疾病患者在临床中可表现为体液过多,它的发生与肾小球滤过功能下降致水钠储溜、大量蛋白尿致血浆清蛋白浓度下降有关。在护理解剖中,需要注意患者水肿发生的部位、水肿的程度和变化等。有些患者由于水肿和营养不良可导致皮肤完整性受损。水肿较重的患者应注意衣着柔软、宽松。长期卧床者应嘱其经常变换体位,防止发生褥疮;年老体弱者,可协助其翻身或用软垫支撑受压部位。水肿患者皮肤菲薄,易发生破损而感染,故需协助患者做好全身皮肤的清洁,清洗时勿过分用力,避免损伤皮肤。此外,水肿患者肌内注射时,应先将水肿皮肤推向一侧后进针,拔针后用无菌干棉球按压穿刺部位,以防进针口渗液而发生感染。严重水肿者应避免肌内注射,可采用静脉途径保证药物准确及时地输入。同时注意观察皮肤有无红肿、破损和化脓等情况发生。对于血液透析、腹膜透析和其他血液净化技术应用患者的护理,应注意引流导管出入口处的感染和隧道感染的可能性,严格按照流程进行导管护理和操作。

二、泌尿系统常见疼痛护理与解剖关系

疼痛为泌尿系统常见的重要症状。泌尿、男性生殖系统的实质性器官炎症使器官肿胀包膜受牵张而出现疼痛,疼痛常位于该器官所在部位;空腔器官梗阻造成的平滑肌痉挛或肿瘤侵犯邻近神经常引起放射痛。

1. 肾和输尿管痛　肾病变所致疼痛常位于肋脊角、腰部和上腹部,一般为持续性钝痛,亦可为锐痛。肾盂输尿管连接处或输尿管急性梗阻、输尿管扩张时引起的疼痛为肾绞痛(renal colic),特点是突发绞痛、剧烈难忍、辗转不安、大汗,伴恶心、呕吐;呈阵发性发作,持续几分钟至几十分钟,间歇期可无任何症状;疼痛可沿输尿管放射至下腹、膀胱区、外阴及大腿内侧。

2. 膀胱痛　急性尿潴留导致膀胱过度扩张所致疼痛常位于耻骨上区域。而慢性尿潴留可无疼痛,或略感不适。膀胱炎症常引起锐痛或烧灼痛,可放射至阴茎头部,而

女性则放射至整个尿道。

3. 前列腺痛　前列腺炎症可引起会阴、直肠、腰骶部疼痛，以及耻骨上区、腹股沟区、睾丸牵涉痛。

4. 阴囊痛　由睾丸及附睾病变引起。睾丸扭转和急性附睾炎时，可引起阴囊剧烈疼痛；肾绞痛或前列腺炎症亦可放射引起睾丸痛；鞘膜积液、精索静脉曲张或睾丸肿瘤，常致阴囊不适、坠胀，多数疼痛不严重。

三、尿石症患者的临床护理与泌尿系统解剖的关系

尿路结石在肾和膀胱内形成，绝大多数输尿管和尿道结石是结石在排出过程中停留该处所致。输尿管结石常停留或嵌顿于3个生理狭窄处，即肾盂输尿管连接处、输尿管跨越髂血管处及输尿管膀胱壁段，以输尿管下1/3处最多见；尿道结石常停留在前尿道膨大部位。尿路结石所致的病理生理改变与结石部位、大小、数目、是否有继发性炎症和梗阻的程度等因素有关。

泌尿系各部位的结石都能造成梗阻，致结石以上部位积水。位于肾盏的结石可使肾盏颈部梗阻，引起局部积液或积脓，进一步导致肾实质萎缩、瘢痕形成，甚至发展为肾周围感染。肾盏结石进入肾盂或输尿管后可自然排出，或停留在泌尿道任何部位。当结石堵塞肾盂输尿管连接处或输尿管时，可引起完全或不完全性尿路梗阻，往往导致肾积水，使肾实质受损、肾功能不全。结石可引起局部损伤、梗阻、感染，梗阻与感染也可使结石增大，三者互为因果加重泌尿系损害。尿路结石以草酸钙结石最常见，磷酸盐、尿酸盐、碳酸盐次之，胱氨酸结石罕见。上尿路结石以草酸钙结石多见，膀胱结石及尿道结石以磷酸铵镁结石多见。

对于体外冲击波碎石患者术后护理中，除术后一般护理（术后卧床休息6 h；鼓励患者多饮水，增加尿量）外，还可嘱患者采取有效运动和体位促进碎石的排出。鼓励患者多进行跳跃运动，叩击腰背，促进排石。指导患者采用正确的排石体位：①结石位于中肾盏、肾盂、输尿管上段者，碎石后取头高脚低位；②结石位于肾下盏者取头低位；③肾结石碎石后，一般取健侧卧位，同时叩击患侧肾区，利于碎石由肾盏排入肾盂、输尿管；④巨大肾结石碎石后可因短时间内大量碎石突然集聚于输尿管而发生堵塞，引起"石街"和继发感染，严重者可引起肾功能改变。因此，巨大肾结石碎石后宜取患侧卧位，利于结石随尿液缓慢排出。

（郑州大学　常　成）

第五章

生殖系统

生殖系统(reproductive system)的主要功能为繁殖后代及形成并保持第二性征,分为男性生殖系统和女性生殖系统。两者均由内生殖器和外生殖器构成。内生殖器多数位于盆腔内,包括产生生殖细胞的生殖腺及输送生殖细胞的生殖管道;生殖腺是主要性器官,其功能是生成生殖细胞、分泌性激素以维持第二性征。外生殖器显露于体表,主要为性的交接器官(表5-1)。

表5-1　生殖系统

生殖器	男性生殖器	女性生殖器
内生殖器		
生殖腺	睾丸	卵巢
生殖管道	附睾、输精管、射精管、男性尿道	输卵管、子宫、阴道
附属腺	精囊、前列腺、尿道球腺	前庭大腺
外生殖器	阴囊、阴茎	女阴

第一节　男性生殖系统

男性内生殖系统包括生殖腺(睾丸)、输精管道(附睾、输精管、射精管、男性尿道)和附属腺(前列腺、精囊、尿道球腺)三部分。睾丸生成精子并分泌男性激素。精子先储存于附睾,当射精时再经输精管、射精管和尿道排出体外。前列腺、精囊和尿道球腺的分泌液参与组成精液,供给精子营养和增加精子的活性。外生殖器包括阴囊和阴茎(图5-1)。

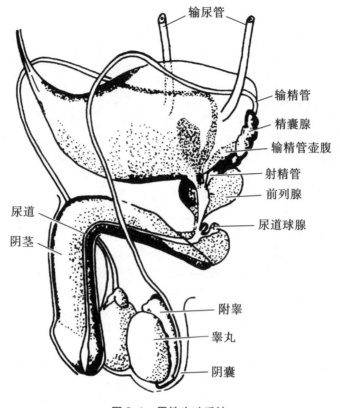

图5-1　男性生殖系统

一、内生殖器

1.**睾丸**（testis）　为男性生殖腺,位于阴囊内,左右各一,呈卵圆形,表面光滑。分前后缘、上下端和内外侧面。前缘游离,后缘有血管、神经和淋巴管出入,并与附睾和输精管睾丸部相连。上端被附睾头遮盖,下端游离。外侧面较隆凸,内侧面较平坦。其表面包有一层纤维膜称为白膜。白膜从后缘增厚突入睾丸内形成睾丸纵隔。纵隔发出许多放射状的睾丸小隔伸入睾丸实质,将睾丸分成100～200个锥体形的睾丸小叶(图5-2)。每个小叶内含2～4条盘曲的精曲小管,其上皮能产生精子。每个睾丸小叶内的精曲小管汇合成精直小管,精直小管进入睾丸纵隔后互相吻合成睾丸网。从睾丸网发出12～15条睾丸输出小管,出睾丸后缘上部进入附睾头。新生儿的睾丸相对较大,性成熟前睾丸发育较慢,性成熟期迅速生长,老年人的睾丸则萎缩变小。睾丸生成精子、分泌男性激素以维护男性第二性征。

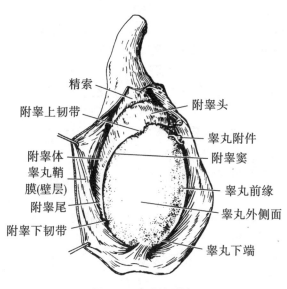

图 5-2 睾丸和附睾

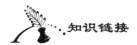

　　胚胎初期睾丸位于腹后壁肾的下方,出生前降入阴囊。隐睾为先天性阴囊内没有睾丸,它包括睾丸下降不全、睾丸异位。因体内温度较高不利于精子生长,可导致不育,甚至恶性变,应高度重视,宜在儿童期行手术治疗,将睾丸纳入阴囊,并注意与先天性无睾症区别。

　　2. 附睾(epididymis)　呈新月形,紧贴睾丸的上端和后缘。其内主要由附睾管盘曲而成。上端膨大称附睾头,中部为附睾体,下端变细为附睾尾。附睾尾向后上弯曲移行为输精管。附睾具有储存和营养精子的功能。附睾是结核病的好发部位。

　　3. 输精管和射精管　输精管(deferent duct)全长 40~50 cm。肌层厚而管腔细,活体触摸时呈坚实的圆索状。根据其行程,可分为四部。输精管起于附睾尾,沿睾丸后缘上升至睾丸上端为其睾丸部。介于睾丸上端与腹股沟管皮下环之间为其精索部,此段输精管位置表浅,位于其他结构的后内侧,易于触知,为输精管结扎的理想部位。穿经腹股沟管段为腹股沟管部。盆部为最长的一段,出腹股沟管深(腹)环,入盆腔,贴盆腔侧壁向后下行至膀胱底后面,在此两侧输精管靠近并扩大成输精管壶腹,输精管壶腹与精囊腺的排泄管汇合成射精管(ejaculatory duct)。射精管长约 2 cm,从后方穿前列腺并开口于其内的尿道前列腺部。精索为一对柔软的圆索状结构,从腹股沟管深(腹)环延至睾丸上端。其主要内容有输精管、血管、淋巴管、神经和鞘韧带等。精索表面包有三层被膜,由外向内依次为精索外筋膜、提睾肌和精索内筋膜。

　　4. 精囊(seminal vesicle)　又称精囊腺,左右各一(图5-3),为长椭圆形的囊状腺体,位于膀胱底后方,其排泄管与输精管末端汇合成射精管。精囊的分泌液参与精液的组成。

5. **前列腺**(prostate) 质地坚实,形似板栗,为不成对的实质性器官(图5-3)。其表面包有筋膜鞘称前列腺囊。上端宽大称前列腺底,与膀胱颈相邻;下端尖细称前列腺尖,位于尿生殖膈上。底与尖之间为前列腺体,其后面平坦,中间有一纵行浅沟称**前列腺沟**(sulcus of prostate),活体直肠指诊可触及此沟(前列腺肥大此沟消失)。前列腺的分泌液是精液的主要组成部分。前列腺分为五叶:前叶、中叶、后叶和两侧叶。前叶位于尿道前方和左、右侧叶之间。中叶位于尿道和射精管之间。左、右侧叶分别位于尿道、中叶和前叶的两侧。后叶位于中叶和两侧叶的后方,是前列腺肿瘤的易发部位。前列腺结缔组织增生引起的前列腺肥大,常发生在中叶和侧叶,压迫尿道,造成排尿困难甚至尿潴留。

6. **尿道球腺**(bulbourethral gland) 为一对豌豆样的球形小腺体,位于会阴深横肌内。其排泄管开口于尿道球部(图5-3)。

精液包括精子和输精管道与各附属腺的分泌液,呈乳白色,弱碱性。成年男子一次射精2~5 mL,含精子3亿~5亿个。

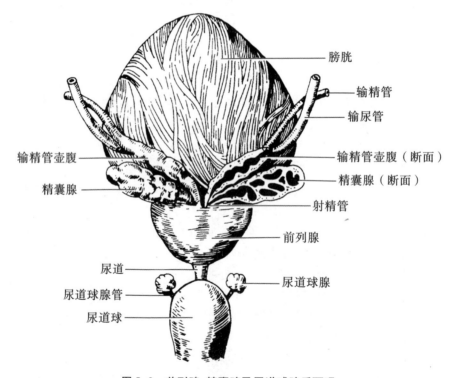

图5-3 前列腺、精囊腺及尿道球腺后面观

二、外生殖器

1. **阴囊**(scrotum) 为位于阴茎后下方的囊袋状器官,由皮肤和肉膜组成。皮肤薄而柔软,颜色较深。肉膜为阴囊的浅筋膜,缺乏脂肪,内有弹性纤维和平滑肌纤维,可随外界温度的变化而舒缩,以调节阴囊内的温度,有利于精子的发育。

阴囊与腹前壁直接延续,其层次结构与腹前壁相应。阴囊深面有包被睾丸、附睾和精索的被膜,由外向内依次为精索外筋膜(external spermatic fascia)、提睾肌(cremaster)和精索内筋膜(internal spermatic fascia)。来自腹膜的睾丸鞘膜分为壁层和脏层,两层在睾丸后缘处返折移行,两者间的腔隙为鞘膜腔(vaginal cavity)。

2. **阴茎**(penis) 为男性的性交器官,可分为根、体、头三部分(图5-4)。

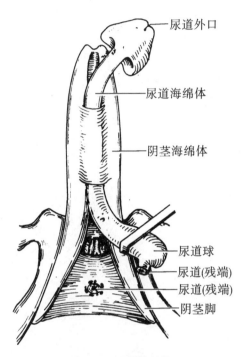

尿道外口

尿道海绵体

阴茎海绵体

尿道球
尿道(残端)
尿道(残端)
阴茎脚

图5-4 阴茎的结构

阴茎主要由两条阴茎海绵体和一条尿道海绵体构成,外面包以较薄的筋膜和皮肤。阴茎海绵体(cavernous body of penis)为两端较细的圆柱体,左、右各一位于阴茎背侧。尿道海绵体(cavernous body of urethra)位于两阴茎海绵体的腹侧,尿道贯穿其全长,前端膨大为阴茎头,后端膨大形成的尿道球附于尿生殖膈下面。

阴茎的皮肤薄而柔软,富有伸展性,皮下无脂肪组织。皮肤自阴茎颈游离向前延伸,形成包绕阴茎头的双层环形皮肤皱襞,称阴茎包皮。包皮与尿道外口下端的皮肤皱襞称包皮系带(frenulum of prepuce)。

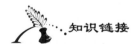知识链接

幼儿的包皮较长,包裹整个阴茎头。随着年龄的增长,包皮逐渐向后退缩,阴茎头显露于外。若包皮盖住尿道外口,但能够翻露出阴茎头者,称包皮过长;若包皮口过小,不能翻露出阴茎头者,称包茎。尤其后者易在包皮腔内积存污物而引起炎症,甚者可诱发阴茎癌。因此,应行包皮环切术。术中勿伤及包皮系带,以免影响阴茎的正常勃起。

三、男性尿道

男性尿道（male urethra）起自膀胱的尿道内口，终于阴茎头的尿道外口，全长16～22 cm，管径5～7 mm，兼有排尿和排精功能（图5-5）。尿道全程分为三部：①前列腺部（prostatic part），为尿道贯穿前列腺部分。此部后壁有一纵行隆起称为尿道嵴（urethral ridge），嵴中部隆起为精阜（seminal colliculus）。此部两侧各有一射精管开口。②膜部（membranous part），为尿道穿经尿生殖膈的部分，是三部中最短的一段，其周围有尿道膜部括约肌环绕，此肌属横纹肌，有主观控制排尿的作用。临床上将尿道前列腺部和膜部合称为后尿道。③海绵体部（cavernous part），为尿道穿经尿道海绵体的部分，是三部中最长的一段，临床上称为前尿道。尿道球内的尿道最宽，称尿道球部，尿道球腺开口于此。在近阴茎头处，尿道管腔扩大成尿道舟状窝。

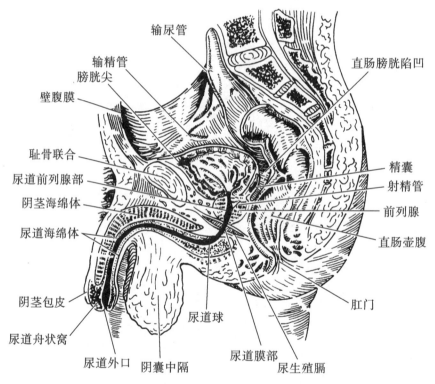

图5-5　阴茎、膀胱和男性尿道（男性盆腔正中矢状切面）

男性尿道全程有3个狭窄、3个膨大和2个弯曲。3个狭窄：尿道内口、膜部和尿道外口，以尿道外口最窄。尿道结石较易嵌顿在这些狭窄部位。3个膨大：尿道前列腺部、尿道球部和尿道舟状窝。2个弯曲：耻骨下弯凸向后下方，位于耻骨联合下方2 cm处，为一恒定的弯曲；耻骨前弯凸向前上方，位于耻骨联合的前下方，若将阴茎上提此弯即可变直。临床上行膀胱镜检查或导尿时应注意这些解剖特点。

（郑州大学　曹　靖）

第二节　女性生殖系统

　　女性内生殖器包括生殖腺(卵巢)、输送管道(输卵管、子宫、阴道)和附属腺(前庭大腺)三部分。卵巢生成卵子和分泌女性激素,卵子成熟后突破卵巢表面排至腹膜腔,经输卵管腹腔口入输卵管,若在管中受精,受精卵到达子宫并植入其内膜发育成胎儿,胎儿经阴道娩出。若卵子未形成受精卵,则退化被吸收。外生殖器包括阴阜、大阴唇、小阴唇、阴道前庭、阴蒂、前庭球等(图5-6)。

女性生殖系统

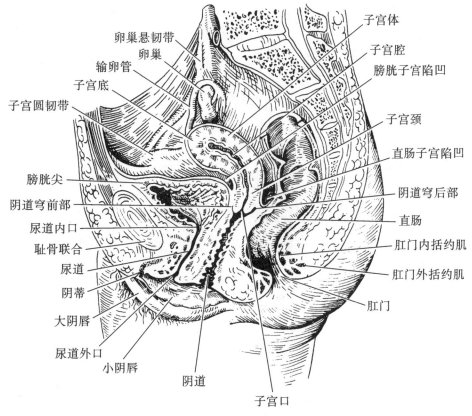

图5-6　女性盆部正中矢状切面观

一、内生殖器

(一)卵巢

　　卵巢(ovary)左右各一,位于髂内、外动脉夹角处的卵巢窝内。呈扁卵圆形,分为内、外两面、上下两端和前后两缘。内侧面朝向盆腔,左右相对;外侧面紧贴卵巢窝。上端与输卵管伞相接;下端借卵巢固有韧带连于子宫。后缘游离,前缘连于卵巢系膜,有血管、淋巴管、神经等出入,称**卵巢门**(hilum of ovary)(图5-7)。卵巢的功能是生成卵子、分泌女性激素以维护女性第二性征。幼女的卵巢较小,表面光滑。性成熟期卵巢最大,随着多次排卵其表面瘢痕增多。35~40岁卵巢开始缩小,50岁左右随月经停止而逐渐萎缩。卵巢的固定位置主要靠韧带维持。**卵巢悬韧带**（suspensory ligament of ovary）又称为骨盆漏斗韧带，是起自小骨盆侧缘，向内下至卵巢上端的腹膜皱襞，内含卵巢血管、淋巴管、神经丛、结缔组织和平滑肌等，是手术中寻找卵巢血管的标志。**卵巢固有韧带**（proper ligament of ovary）又称卵巢子宫索，自卵巢下端连于输卵管与子宫结合处的后下方，由结缔组织和平滑肌纤维构成，表面盖以腹膜。

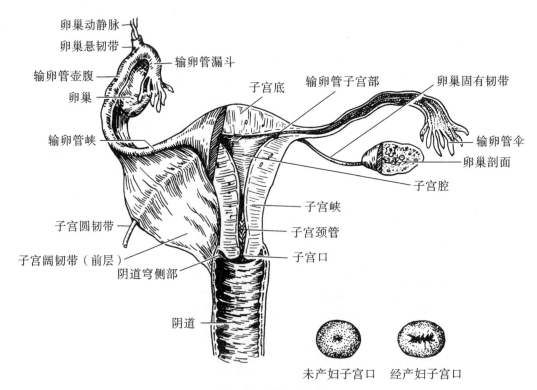

图 5-7　女性内生殖器

（二）输卵管

输卵管（uterine tube）是一对输送卵子的肌性管道，长 10 ~ 14 cm，连于子宫底两侧，从内侧向外侧分为四部。①输卵管子宫部（uterine part）：为穿经子宫壁的一段，长约 1 cm，管径约 1 mm，其内侧有输卵管子宫口通子宫腔。②输卵管峡（isthmus of uterine tube）：为近子宫较细的一段，长 2 ~ 3 cm，管径约 2 mm，是输卵管结扎的常选部位。③输卵管壶腹（ampulla of uterine tube）：是前者向外侧延伸且较膨大而弯曲的一段，约占输卵管全长的 2/3，长 5 ~ 8 cm，管径 6 ~ 8 mm，为卵子正常的受精部位。④输卵管漏斗（infundibulum of uterine tube）：为输卵管外侧端呈漏斗形膨大的部分，其边缘有许多细长的指状突起称输卵管伞（fimbria of uterine tube），临床常以此作为辨认输卵管的标志，其中一条最长的突起直接贴于卵巢表面，称卵巢伞（ovarian fimbria）。漏斗中央有开口于腹膜腔的输卵管腹腔口，卵子可由卵巢伞引导经此口进入输卵管。临床上将卵巢和输卵管统称为子宫附件（uterine appendages）。

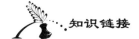

孕卵在子宫腔外着床发育的异常妊娠过程,称异位妊娠,也称"宫外孕"。其中以输卵管妊娠最常见。病因常由于输卵管管腔或周围的炎症引起管腔通畅不佳,阻碍孕卵正常运行,使之在输卵管内停留、着床、发育,导致输卵管妊娠流产或破裂。因破裂后表现为急性剧烈腹痛,甚至休克、死亡。故停经后妊娠早期应行检查,明确妊娠位置,及时发现异位妊娠。

(三)子宫

1. 形态 成人未孕**子宫**(uterus)外表呈前后稍扁的倒置梨形,长 7～9 cm,最宽处约 4 cm,厚 2～3 cm,是孕育胎儿的场所。子宫可分为底、体、颈三部(图5-8)。子宫底为子宫上端圆凸部分。子宫颈为子宫下端呈圆柱状的部分,其下 1/3 伸入阴道内称子宫颈阴道部;上 2/3 位于阴道以上称子宫颈阴道上部。子宫颈为肿瘤的好发部位。底与颈之间的部分为子宫体,体与颈相接处约 1 cm 较狭细部分称子宫峡(isthmus of uterus)。在妊娠期间,子宫峡逐渐伸展变长,形成子宫下段,妊娠末期其可延长至7～11 cm,产科行剖宫术常在此切开。

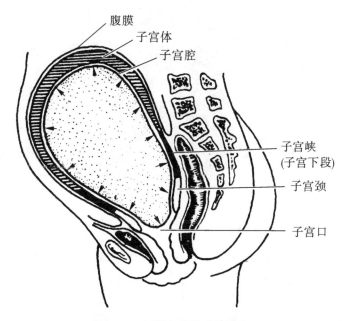

图 5-8　妊娠和分娩时的子宫

子宫内的腔较为狭窄,可分为两部:上部在子宫体内,称为子宫腔(cavity of uterus),呈前后扁的倒三角形,两端通输卵管,尖端向下通子宫颈管(canal of cervix of uterus),即子宫颈内的腔,呈梭形,下口通阴道,称为子宫口(orifice of uterus)。未产妇的子宫口多为圆形，边缘光滑整齐。经产妇子宫口为横裂状。

2.位置　子宫位于小骨盆的中央，膀胱与直肠之间，下端接阴道，两侧有卵巢和输卵管。未妊娠时，子宫底位于小骨盆入口平面以下，朝向前上方。子宫颈的下端在坐骨棘平面的稍上方。当膀胱空虚时，成年人子宫多呈轻度的前倾前屈位。前倾指子宫的长轴与阴道的长轴形成向前开放的夹角，稍大于90°。前屈指子宫体与子宫颈之间形成向前开放的钝角，约为170°。

3.固定装置　子宫的正常位置主要依赖子宫周围韧带固定(图5-9)。

(1)**子宫阔韧带**(broad ligament of uterus)　由子宫前、后面的腹膜自子宫侧缘向两侧延伸至盆侧壁和盆底的双层腹膜构成，其主要功能是限制子宫向两侧移动。

(2)**子宫圆韧带**(round ligament of uterus)　起于子宫体前面的上外侧，输卵管子宫口的下方，穿经腹股沟管，止于阴阜和大阴唇的皮下。其主要功能是维持子宫前倾。

(3)**子宫主韧带**(cardinal ligament of uterus)　从子宫颈两侧缘延伸至盆侧壁，较强韧。是维持子宫颈正常位置，防止子宫脱垂的重要结构。

(4)**子宫骶韧带**(uterosacral ligament)　从子宫颈后面的上外侧，向后弯行绕过直肠的两侧，止于第2、3骶椎前面的筋膜。此韧带向后上牵引子宫颈，协同子宫圆韧带维持子宫的前倾前屈位。后3者均由平滑肌和结缔组织构成。

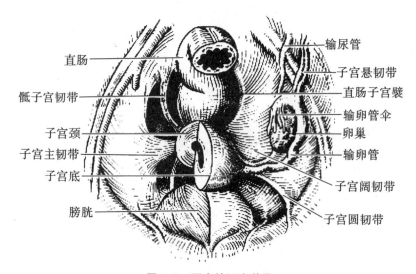

图5-9　子宫的固定装置

此外，盆膈、尿生殖膈和阴道的承托及周围结缔组织的牵拉，也是维持其正常位置的重要因素。子宫位置的异常是女性不孕的原因之一。

4.子宫壁的构造　子宫壁可分为三层。外层为浆膜，是腹膜的脏层；中层为强厚的肌层，由平滑肌组成；内层为黏膜，即子宫内膜，子宫内膜又分为表面的功能层和深面的基底层，功能层受激素的调节出现周期性增生和脱落，脱落的内膜与血液一起经阴道流出而成为月经，约28 d 为一个月经周期。

(四)阴道

阴道(vagina)为前后略扁连于子宫与外生殖器之间的肌性管道，也是导入精液、排出月经和娩出胎儿的通道。其上端较宽阔，包绕子宫颈阴道部，两者间有一环形凹陷称**阴道穹**(fornix of vagina),分为互相连通的前部、后部和两侧部,其中以后部最深。阴道穹后部与后上方的直肠子宫陷凹,仅隔以阴道后壁和腹膜。临床上可经此穿刺和引流直肠子宫陷凹的积液或积血,进行诊断和治疗。阴道下部较窄,以**阴道口**(vaginal orifice)开口于阴道前庭。处女的阴道口周围有处女膜附着,处女膜可呈环形、半月形、伞形或筛形,其破裂后在附着处留有膜痕。

(五)前庭大腺

前庭大腺(greater vestibular gland)又称 Bartholin 腺,是一对位于阴道口两侧形似豌豆的腺体,其导管开口于阴道前庭,分泌物有润滑阴道作用。如因炎症导致导管阻塞,可形成囊肿。

二、外生殖器

女性外生殖器又称**女阴**(vulva),包括以下结构(图5-10)。

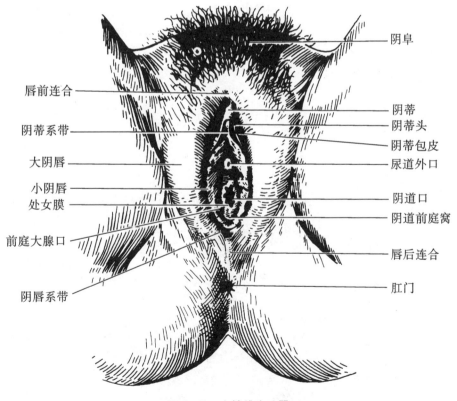

图5-10 女性外生殖器

1.**阴阜**(mons pubis) 为耻骨联合前的皮肤隆起,富有皮下脂肪,性成熟期以后,生有阴毛。

2.大阴唇(greater lip of pudendum) 是一对纵长隆起的皮肤皱襞,富有色素并生有阴毛,两侧大阴唇的前、后端相互汇合,形成唇前连合和唇后连合。

3.小阴唇(lesser lip of pudendum) 是位于大阴唇内侧的一对较薄的皮肤皱襞,表面光滑无毛。其向前延伸形成阴蒂包皮和阴蒂系带,向后相互汇合形成阴唇系带。

4.阴道前庭(vaginal vestibule) 是位于两侧小阴唇之间的裂隙。其前部有尿道外口,后部有阴道口,两侧各有一个前庭大腺导管开口。

5.阴蒂(clitoris) 由两个阴蒂海绵体构成,相当于男性的阴茎海绵体,亦分为脚、体、头三部(图5-11)。阴蒂脚附于耻骨下支和坐骨支,向前与对侧互相结合成阴蒂体,顶端游离为露于表面的阴蒂头,有丰富的感觉神经末梢。

6.前庭球(bulb of vestibule) 相当于男性的尿道海绵体,呈蹄铁形,分为中间部和两个外侧部(图5-11)。中间部位于阴蒂体和尿道外口之间的皮下,外侧部较大,位于大阴唇皮下。

三、会阴

会阴(perineum)有狭义和广义之分。广义的会阴是指盆膈以下封闭骨盆下口的所有软组织,呈菱形,其境界与骨盆下口一致:前界为耻骨联合下缘,后界为尾骨尖,两侧界为耻骨下支、坐骨支、坐骨结节和骶结节韧带。以两侧坐骨结节连线为界,可将会阴分为前部的尿生殖三角,男性有尿道通过,女性有尿道和阴道通过;后部的肛门三角,有肛管通过。狭义的会阴是指外生殖器与肛门之间的软组织。在女性又称为产科会阴,由于分娩时此区承受的压力较大,助产时应避免发生撕裂(图5-11,图5-12)。

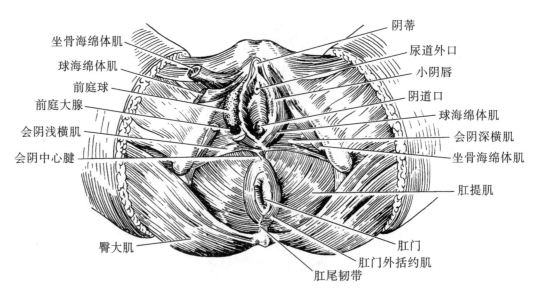

图5-11　女性会阴肌

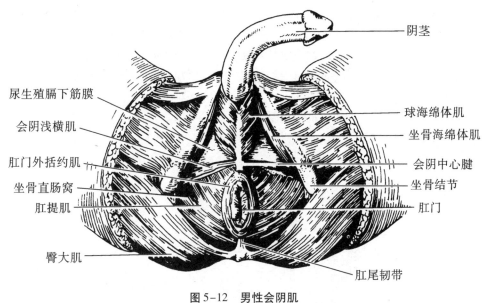

阴茎

尿生殖膈下筋膜

会阴浅横肌

肛门外括约肌

坐骨直肠窝

肛提肌

臀大肌

球海绵体肌

坐骨海绵体肌

会阴中心腱

坐骨结节

肛门

肛尾韧带

图 5-12　男性会阴肌

四、乳房

乳房(breast)为人类与哺乳动物特有的腺体。男性乳房不发达,但乳头位置通常恒定在 4～5 肋水平。女性乳房青春期后受激素调节而开始发育,妊娠和哺乳期有分泌活动。

1. 位置和形态　成年女性乳房位于胸大肌和胸筋膜的表面,上起第 2～3 肋,下达第 6～7 肋,内侧平胸骨旁线,外侧达腋中线。乳头约平第 4 肋间隙或第 5 肋。乳房呈半球形,紧张而富有弹性。其中央的乳头顶端有许多输乳管的开口,乳头周围色素较深而形成乳晕(areola of breast)。乳晕表面有许多内含乳晕腺的小隆起,能分泌脂性物滑润乳头。乳头和乳晕的皮肤较薄,易受损伤而感染(图 5-13)。

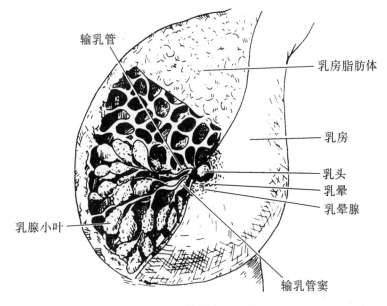

输乳管

乳腺小叶

乳房脂肪体

乳房

乳头

乳晕

乳晕腺

输乳管窦

图 5-13　女性乳房(前面观)

2.结构 乳房由皮肤、皮下脂肪、乳腺和纤维组织构成。纤维包绕乳房并嵌入深面,将乳腺分隔成 15～20 个乳腺叶,每叶又分为若干小叶。每叶均有一排泄管称为输乳管(lactiferous duct),输乳管在近乳头处膨大,形成输乳管窦,其末端变细,开口于乳头。输乳管以乳头为中心呈放射状排列,故行乳房脓肿切开术时切口应与输乳管平行,以减少对乳腺叶和输乳管的损伤。乳腺周围的纤维组织发出许多小的纤维束称**乳房悬韧带**(suspensory ligament of breast),或 Cooper 韧带(图 5-14),连于皮肤或胸筋膜,对乳房起支持和固定作用。当乳腺癌侵及乳房悬韧带时,韧带缩短,牵拉皮肤产生凹陷,致使乳房皮肤外观呈"橘皮"样变,为乳腺癌早期的常见体征之一。

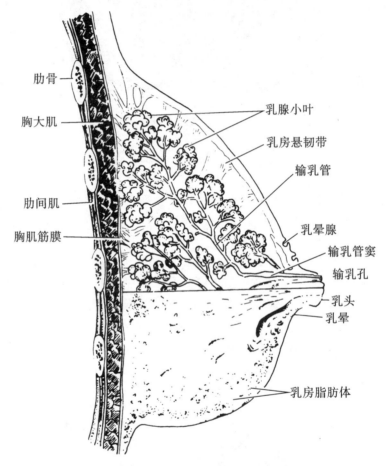

肋骨
胸大肌
肋间肌
胸肌筋膜

乳腺小叶
乳房悬韧带
输乳管
乳晕腺
输乳管窦
输乳孔
乳头
乳晕
乳房脂肪体

图 5-14 成年女性乳房矢状断面

(郑州大学 曹 靖)

第三节 腹 膜

腹膜是覆盖于腹、盆壁内表面及腹、盆腔脏器表面的一层菲薄而光滑的浆膜,由间皮和少量的结缔组织构成（图5-15）。其中衬于腹、盆壁内面的腹膜称壁腹膜（parietal peritoneum）或腹膜壁层；贴附于腹、盆腔脏器表面的腹膜称脏腹膜（visceral peritoneum）或腹膜脏层。壁腹膜和脏腹膜相互延续、移行，共同围成一个不规则的潜在性腔隙，称腹膜腔（peritoneal cavity）。男性腹膜腔完全密闭，女性腹膜腔则借输卵管腹腔口，经输卵管、子宫、阴道与外界相通。因此，女性腹膜腔的感染概率较男性高。腹膜具有分泌、吸收、保护、支持、防御、修复等功能。腹腔和腹膜腔是两个不同又相关的概念。腹腔是指小骨盆上口以上由腹前、后壁和膈围成的腔，容纳腹部诸器官，这些器官均位于腹膜腔之外，而腹膜腔则套在腹腔内。骨盆上口与盆膈之间为盆腔。

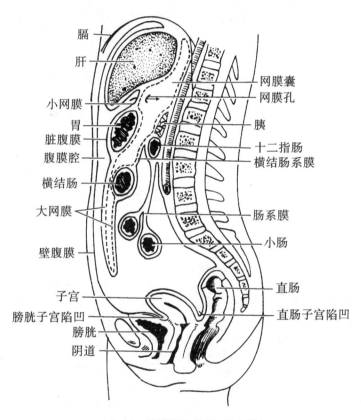

图5-15　腹膜腔矢状切面（女性）

一、腹膜与脏器的关系

对于腹、盆腔脏器，可视其被腹膜覆盖的范围大小而将其分为三类（图5-16）。表面几乎被腹膜覆盖的器官称腹膜内位器官，如胃、十二指肠上部、空肠、回肠、盲肠、阑尾、横结肠、乙状结肠、脾、卵巢和输卵管等。表面大部被腹膜覆盖的器官称腹膜间位器官，如肝、胆囊、升结肠、降结肠、子宫、充盈的膀胱和直肠上段等。仅一面被腹膜覆盖的器官称腹膜外位器官，如肾、肾上腺、输尿管、空虚的膀胱，十二指肠降部、下部和升部，直肠中、下段及胰等。

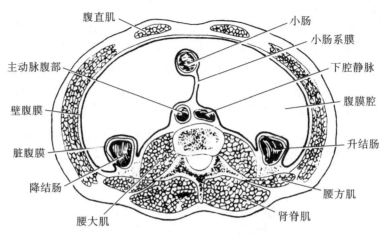

图 5-16　腹膜与脏器的关系

二、腹膜形成的主要结构

由于脏、壁腹膜之间相互移行返折,形成许多诸如网膜、系膜、韧带和陷凹等结构,这些结构对器官有连接和固定作用,也是血管、神经等进入器官的途径。

1. **网膜**(omentum)　是连于胃小弯和胃大弯的双层腹膜皱襞,其间有血管、神经、淋巴管和结缔组织等,分大网膜和小网膜(图 5-17)。

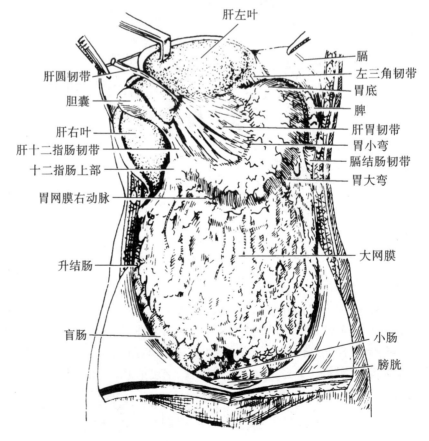

图 5-17　网膜

（1）大网膜（greater omentum）　形如围裙，由胃前后壁两层腹膜从胃大弯向下延续至脐以下平面，然后再返折向后上至横结肠，并叠合成横结肠系膜贴于腹后壁；因此大网膜由4层腹膜重叠而成。而连于胃大弯和横结肠之间的大网膜前两层则形成胃结肠韧带（gastrocolic ligament）。当腹膜腔炎症时，它可包围病灶以防炎症扩散，故有"腹腔卫士"之称。但小儿的大网膜较短，一般在脐平面以上，不易发挥上述作用，常导致弥漫性腹膜炎。

（2）小网膜（lesser omentum）　是由肝门至胃小弯和十二指肠上部的双层腹膜结构。小网膜的左侧部分连于肝门和胃小弯之间，称为肝胃韧带（hepatogastric ligament），其内含有胃左右血管、淋巴结和神经等。小网膜的右侧部分连于肝门和十二指肠上部之间，称为肝二指肠韧带（hepatoduodenal ligament），其内有胆总管、肝固有动脉、肝门静脉、淋巴结和神经等。

（3）网膜囊（omental bursa）　是小网膜和胃后壁与后腹膜之间的一个扁窄间隙，属于腹膜腔的一部分，又称小腹膜腔，腹膜腔的其余部分则通称为大腹膜腔，两者间借网膜孔相通。网膜孔（omental foramen）又称Winslow孔，上界为肝尾状叶，下界为十二指肠上部，前界为肝十二指肠韧带，后界为腹膜覆盖的下腔静脉。网膜孔可容1~2指，其高度约在第12胸椎至第2腰椎体的前方。

2. 系膜　将器官系连固定于腹、盆壁的双层腹膜结构称为系膜，其内含有出入该器官的血管、神经及淋巴管和淋巴结等（图5-18）。肠系膜（mesentery）形如扇面，是包绕空、回肠并连于腹后壁的双层腹膜结构。附着于腹后壁的肠系膜根起自腹后壁第2腰椎左侧，斜向右下止于右骶髂关节前方，长约15 cm。而系连空、回肠的肠系膜缘，长达5~7 m，故肠系膜整体呈扇形，多皱褶，利于空、回肠的活动，对消化和吸收有促进作用。肠系膜内含有肠系膜上动、静脉及其分支、淋巴管、淋巴结、神经丛和脂肪等。阑尾系膜（mesoappendix）连于阑尾与肠系膜下端之间，阑尾动、静脉行于系膜游离缘内。横结肠系膜（transverse mesocolon）是将横结肠连于腹后壁的双层腹膜结构，系膜内含有中结肠动、静脉及其分支、淋巴管、淋巴结和神经丛等。通常以横结肠系膜为标志将腹膜腔划分为结肠上区和结肠下区。乙状结肠系膜（sigmoid mesocolon）将乙状结肠系于左髂窝和骨盆左后壁，系膜内含有乙状结肠血管、直肠上血管、淋巴管、淋巴结和神经丛等结构，该系膜较长，故乙状结肠活动度较大，易发生肠扭转。

3. 韧带　腹膜形成的韧带是指连接腹、盆壁与脏器之间或连接相邻脏器之间的腹膜结构，多数为双层，少数为单层，有固定脏器的作用。肝的韧带除了前面述及的肝脏下方的肝胃韧带和肝十二指肠韧带外，还有肝上方的镰状韧带（falciform ligament），冠状韧带（coronary ligament），左、右三角韧带。镰状韧带呈矢状位，为腹前壁上部和膈下面连于肝上面的双层腹膜结构，其下缘游离并增厚，由脐延伸至肝脏面，内含肝圆韧带（ligamentum teres hepatis），后者乃胚胎时期脐静脉闭锁后的遗迹。冠状韧带呈冠状位，由膈下面返折至肝膈面所形成的前、后两层腹膜组成。两层间无腹膜被覆的肝表面称为肝裸区（bare area of liver）。冠状韧带的左、右两端，前层与后层腹膜黏合形成左、右三角韧带。

脾的韧带主要有胃脾韧带、脾肾韧带、膈脾韧带。其中，脾肾韧带是连于脾门至左肾前面的双层腹膜结构。胃的韧带有肝胃韧带、胃脾韧带、胃结肠韧带和胃膈韧带等。

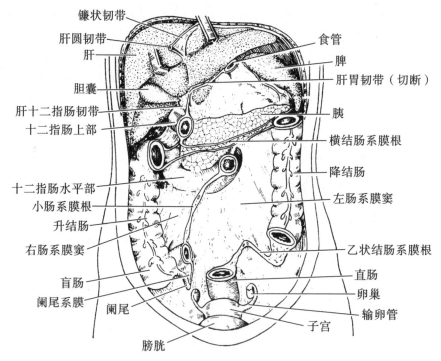

图 5-18　腹膜的系膜、韧带和陷窝

4. 腹膜襞、隐窝和陷凹　脏器之间或脏器与腹、盆壁之间的腹膜形成的皱襞称腹膜襞,其深部常有血管走行。在腹膜襞之间或腹膜襞与腹、盆壁之间形成的凹陷称为腹膜隐窝,较大的隐窝称陷凹。其中,腹前壁内面有 5 条腹膜襞,均位于脐下。脐与膀胱尖之间的腹膜襞为脐正中襞(median umbilical fold),内含脐尿管闭锁后形成的脐正中韧带(图 5-19)。肝肾隐窝(hepatorenal recess)位于肝右叶与右肾之间,仰卧位时,是腹膜腔的最低部位。

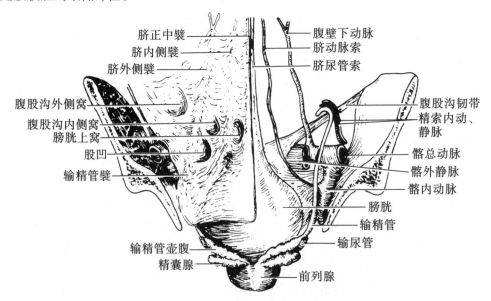

图 5-19　腹前壁内面的腹膜皱襞和窝

男性有位于膀胱与直肠之间的直肠膀胱陷凹(rectovesical pouch)。女性在膀胱与子宫之间有膀胱子宫陷凹(vesicouterine pouch),子宫与直肠之间,有较深的直肠子宫陷凹(rectouterine pouch),后者又称 Douglas 腔,是站、坐体位时女性腹膜腔最低部位,腹膜腔内的炎性积液易聚积于此。临床上可于阴道后穹穿刺引流,对疾病进行诊治。

(郑州大学 曹 靖)

第四节 护理应用解剖学

一、骨产道及骨盆测量

(一)骨盆各平面及其径线

为便于了解分娩时胎先露通过骨产道的过程,将骨盆腔分为 3 个平面。

1. 骨盆入口平面 呈横椭圆形,其前方为耻骨联合上缘,两侧为髂耻线,后方为骶岬上缘。骨盆入口平面共有 4 条径线。

(1)入口前后径 又称真结合径。从耻骨联合上缘中点至骶岬上缘正中间的距离,正常值平均 11 cm,其长短与分娩机制关系密切。

(2)入口横径 左右髂耻缘间的最大距离,正常值平均 13 cm。

(3)入口斜径 左右各一。左骶髂关节至右髂耻隆突间的距离为左斜径,右骶髂关节至左髂耻隆突间的距离为右斜径,正常值平均 12.75 cm。

2. 中骨盆平面 为骨盆最小平面,呈前后径长的纵椭圆形,其前方为耻骨联合下缘,两侧为坐骨棘,后方为骶骨下端。该平面在产科临床有重要意义,有 2 条径线。

(1)中骨盆前后径 耻骨联合下缘中点通过两侧坐骨棘连线中点至骶骨下端间的距离,正常值平均 11.5 cm。

(2)中骨盆横径 也称坐骨棘间径。指两坐骨棘间的距离,正常值平均 10 cm,其长短与分娩有重要关系。

3. 骨盆出口平面 为骨盆腔下口,由两个在不同平面的三角形所组成。前三角平面顶端为耻骨联合下缘,两侧为耻骨降支;后三角平面顶端为骶尾关节,两侧为骶结节韧带。骨盆出口平面有 4 条径线。

(1)出口前后径 耻骨联合下缘至骶尾关节间的距离,正常值平均 11.5 cm。

(2)出口横径 也称坐骨结节间径。指两坐骨结节内侧缘的距离,正常值平均 9 cm,其径线与分娩关系密切。

(3)出口前矢状径 耻骨联合下缘至坐骨结节间径中点间的距离,正常值平均为 6 cm。

(4)出口后矢状径 骶尾关节至坐骨结节间径中点间的距离,正常值平均 8.5 cm。若出口横径稍短,而出口横径与出口后矢状径之和大于 15 cm 时,正常大小胎儿可以通过后三角区经阴道娩出。

(二)骨盆测量

骨盆测量可了解骨产道情况,以判断胎儿能否经阴道分娩。分为骨盆外测量和骨盆内测量两种。

1. 骨盆外测量　此法常测量下列径线：

（1）髂棘间径（interspinal diameter, IS）　孕妇取伸腿仰卧位,测量两侧髂前上棘外缘的距离,正常值为 23～26 cm。

（2）髂嵴间径（intercrestal diameter, IC）　孕妇取伸腿仰卧位,测量两侧髂嵴外缘最宽的距离,正常值为 25～28 cm。

以上两径线可间接推测骨盆入口横径的长度。

（3）骶耻外径（external conjugate, EC）　孕妇取左侧卧位,右腿伸直,左腿屈曲,测量第 5 腰椎棘突下凹陷处（相当于腰骶部米氏菱形窝的上角）至耻骨联合上缘中点的距离,正常值 18～20 cm。此径线可间接推测骨盆入口前后径长短,是骨盆外测量中最重要的径线。

（4）坐骨结节间径　又称出口横径（transervse outlet, TO）。孕妇取仰卧位,两腿屈曲,双手抱膝。测量出两侧坐骨结节内侧缘之间的距离,正常值为 8.5～9.5 cm,平均值为 9 cm。如出口横径小于 8 cm,应测量出口后矢状径（坐骨结节几间径中点至骶尖）,正常值为 9 cm。出口横径与出口后矢状径之和大于 15 cm 者,一般足月胎儿可以娩出。

（5）耻骨弓角度（angle of pubic arch）　用两拇指尖斜着对拢,放于耻骨联合下缘,左右两拇指平放在耻骨降支的上面,测量两拇指之间的角度即为耻骨弓角度。正常为 90°,小于 80° 为异常。

2. 骨盆内测量　适用于骨盆外测量有狭窄者。测量时,孕妇取膀胱截石位,外阴消毒,检查者须戴消毒手套并涂以润滑油。常用径线有以下几种：

（1）对角径　也称骶耻内径,是自耻骨联合下缘至骶岬上缘中点的距离。检查者一手示、中指伸入阴道,用中指尖触骶岬上缘中点,示指上缘紧贴耻骨联合下缘,并标记示指与耻骨联合下缘的接触点。中指尖至此接触点的距离,即为对角径。正常值为 12.5～13 cm,此值减去 1.5～2 cm,即为真结合径值,正常值为 11 cm。如触不到骶岬,说明此径线大于 12.5 cm。测量时期以妊娠 24～36 周,阴道松软时进行为宜,36 周以后测量应该在消毒情况下进行。

（2）坐骨棘间径　测量两侧坐骨棘间的距离。正常值约 10 cm。检查者一手的示指、中指伸入到阴道内,分别触及两侧坐骨棘,估计其间的距离。

（3）坐骨切迹宽度　为坐骨棘与骶骨下部间的距离,即骶骨韧带的宽度,代表中骨盆后矢状径。检查者将伸入阴道内的示指、中指并排置于韧带上,如能容纳 3 横指（5～5.5 cm）为正常,否则属于中盆骨狭窄。

二、阴道后穹穿刺术

阴道后穹穿刺术（puncture of posterior vaginal fornix）是经阴道后穹穿刺抽取直肠子宫陷凹内的炎性渗出液、血液或脓液,以达到协助诊断与治疗的目的。

1. 应用解剖

（1）阴道的形态　阴道是由黏膜、肌层和外膜构成的前后较扁的肌性器官,富于伸展性。前壁较短,约 6 cm,后壁较长,约 7 cm。通常前后壁相贴。阴道穹后部与直肠子宫陷凹仅隔以阴道后壁和一层腹膜,厚度约 0.5 cm。

（2）阴道的位置与毗邻　阴道位于盆腔中央，子宫的下方。上部与膀胱的底部与颈部相邻，下部与尿道相邻。阴道后壁较长，与直肠子宫陷凹、直肠壶腹部、肛管相邻。故临床经阴道后穹触诊，可了解直肠子宫陷凹的情况。

2.应用要点

（1）体位　患者取膀胱截石位或半卧位。

（2）穿刺层次　穿刺针依次经阴道后壁、盆膈筋膜、腹膜进入直肠子宫陷凹。

（3）进针技术　放阴道窥器暴露宫颈及阴道后穹，以宫颈钳钳夹宫颈后唇，向前提拉，充分暴露阴道后穹。于后穹隆中部进针，穿刺进针方向应与子宫颈方向平行刺入，边进针边抽吸，刺入2～3 cm有落空感时表示到达直肠子宫陷凹，抽取积液。

（4）注意事项　①穿刺不宜过深，以免伤及直肠。子宫后位时应防止刺入子宫。如刺伤子宫壁血管，可抽出少量新鲜血液，此时应改变穿刺部位、方向及深度。②穿刺前嘱患者排尿、排便，因当膀胱充盈直肠空虚时，子宫底被推向后，朝向骶骨，使子宫倾斜度减小，变成直立位甚至后倾位，此时穿刺易伤及子宫。当直肠充盈时，直肠子宫陷凹容积变小，此时穿刺易刺入直肠。若抽出黄色液体应注意是否为肠内容物。③未婚或无性生活女性、子宫直肠窝被较大肿块完全占据并已突向直肠者、盆腔粘连严重者等禁忌穿刺。

（郑州大学　曹　靖）

第六章

脉管系统

脉管系统（angiology）是体内一系列连续封闭的管道系统，包括心血管系统和淋巴系统。心血管系统内流动着血液；淋巴系统内流动着淋巴，最后汇入静脉。故将淋巴管道视为静脉的辅助管道。

脉管系统的主要功能是物质运输，即将消化管吸收的营养物质和肺吸收的氧运送到全身器官的组织和细胞，同时又将组织和细胞的代谢产物如二氧化碳、尿酸、尿素、肌酐等运送到肺、肾、皮肤等器官排出体外，以保证机体新陈代谢的正常运转。机体的内分泌腺和散在的内分泌组织所分泌的激素及生物活性物质，也通过脉管系统运送到靶器官，以实现体液调节。此外，淋巴系统内的淋巴结等淋巴器官和组织能产生淋巴细胞与抗体，参与机体的免疫功能，构成机体免疫防御体系。脉管系统还具有重要的内分泌功能，能产生和分泌多种生物活性物质，参与机体多种功能的调节。

第一节　心血管系统

一、总论

（一）心血管系统的组成

心血管系统（cardiovascular system）包括心、动脉、毛细血管和静脉。

1. **心**（heart）　主要由心肌构成，是维持血液循环的动力器官。心被房间隔与室间隔分为互不相通的左、右两半，每半又分为上方的心房与下方的心室，故心有左、右心房和左、右心室4个腔。同侧的心房和心室借房室口相通。心房接受静脉，心室发出动脉。在房室口和动脉口处均有瓣膜，瓣膜可顺血流开启，逆血流而关闭，保证血液定向流动。

2. **动脉**（artery）　是运送血液离心的管道，从心室开始在行程中不断分支，越分越细，最后移行为毛细血管。动脉管壁较厚，动脉壁的结构与功能密切相关。大动脉管壁以弹性纤维为主，有较大的弹性，心室射血时，管壁被动扩张；心室舒张时，管壁弹性回缩，推动血液不断向前流动。中、小动脉，尤其是小动脉平滑肌可在神经体液调节下收缩或舒张以改变动脉管腔的大小，从而影响局部血流量和血流阻力。

3.**毛细血管**（capillary） 是连接动、静脉末梢间的微细管道,管径6~8 μm。毛细血管数量多、管壁薄、通透性大,彼此吻合呈网状,管内血流缓慢,是血液与组织液进行物质交换的场所。除软骨、角膜、晶状体、被覆上皮、牙釉质与毛发外,遍布全身各处。

4.**静脉**（vein） 是输送血液回心的血管。小静脉由毛细血管汇合而成,在向心回流过程中不断接受属支,逐渐汇合成中静脉、大静脉,最后注入心房。与相应的动脉比较,静脉管壁薄,管腔大,弹性小,血容量较大。

(二)血液循环途径

血液由心室射出,经动脉、毛细血管、静脉再返回心房,这种周而复始的循环流动称血液循环(图6-1)。根据其循环途径不同分为相互连续的体循环和肺循环。

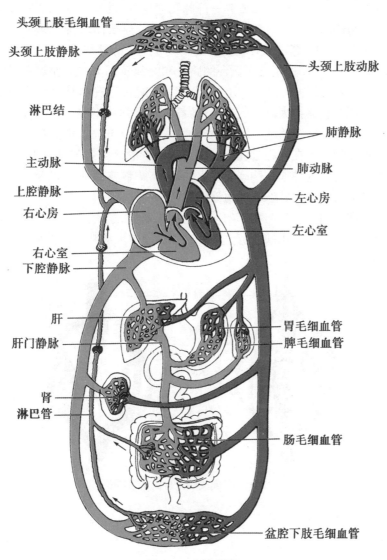

图6-1　血液循环

1. 体循环（systemic circulation） 当左心室收缩时，动脉血由左心室射出，经主动脉及其分支到达全身毛细血管，血液在此与周围的组织、细胞进行物质和气体交换，再经各级静脉，最后通过上、下腔静脉及心冠状窦汇入右心房，这一循环路径称体循环。其特点是路程长、流经范围广，又称大循环。主要功能是输送氧和营养物质滋养全身各部，并将全身各部的代谢产物和二氧化碳经过静脉运回心。

2. 肺循环（pulmonary circulation） 当右心室收缩时，血液由右心室射出，经肺动脉干及其各级分支到达肺泡毛细血管进行气体交换，再经肺静脉进入左心房，这一循环路径称肺循环。其特点是路程较短，只通过肺，又称小循环。主要功能是进行气体交换，流经肺循环的静脉血转变成氧饱和的动脉血。

（三）血管吻合

人体的血管除经动脉—毛细血管—静脉相通连外，动脉与动脉之间、静脉与静脉之间甚至动脉与静脉之间，可借吻合支或交通支彼此连结，形成血管吻合（vascular anastomosis）。动脉间吻合常在人体内经常活动或易受压的部位，如关节动脉网、脑底动脉环等，动脉间吻合的作用是缩短循环的路径和时间及调节局部血流量；静脉间吻合比动脉间吻合丰富，浅静脉之间常吻合成静脉弓（网），深静脉常吻合成静脉丛，以保证在脏器壁受压或脏器扩大时血流通畅；动静脉吻合常在指尖、唇、鼻等处，小动脉和小静脉之间借吻合管直接连通，动静脉吻合的作用是调节局部血流量和温度；侧支吻合是指较大的血管主干在行程过程中发出与其平行的侧副管与发自主干不同高度的返支彼此间的吻合。这种通过侧副支建立的循环，称**侧支循环**（collateral circulation），其作用是保证器官在病理状态下的血液供应（图6-2）。

体内少数器官内的动脉与相邻的动脉之间无吻合，这种动脉称为终动脉，终动脉的阻塞可导致供血区的组织缺血甚至坏死。视网膜中央动脉被认为是典型的终动脉。

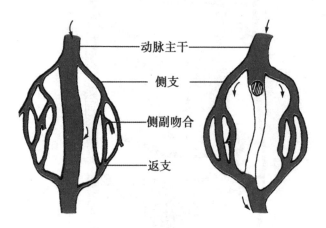

图6-2 侧支吻合与侧支循环

二、心

心是一个中空的肌性纤维性器官，是血液循环的"动力泵"。心位置、形态和大小受性别、年龄、体位和体型等多种因素的影响。

（一）位置、毗邻和外形

1.位置与毗邻　心位于胸腔的中纵隔内（图6-3），约2/3位于人体正中线的左侧，1/3位于正中线的右侧。前方平对胸骨体和第2～6肋软骨；后方平对第5～8胸椎，两侧与胸膜腔和肺相邻；上方连出入心的大血管；下方位于膈上。心前面大部分被胸膜和肺遮盖，在左肺心切迹内侧的一小区域，借心包前壁直接与胸骨体下部和左侧第4～5肋软骨相贴，此区称为心包裸区；借心包后壁与食管、迷走神经和胸主动脉等相邻。

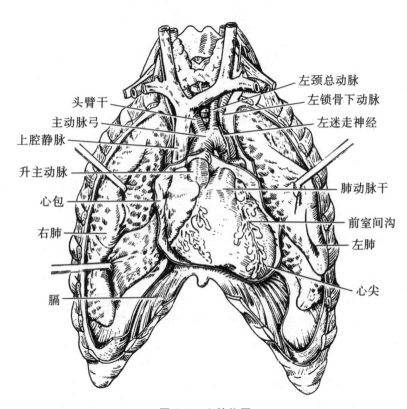

图6-3　心的位置

2.外形　心的外形似倒置的、前后稍扁的圆锥体（图6-4），其大小与本人的拳头相近。心分为一尖（心尖）、一底（心底）、二面（胸肋面和膈面）、三缘（左缘、右缘和下缘）和表面四条沟（冠状沟、前室间沟、后室间沟和房间沟）。

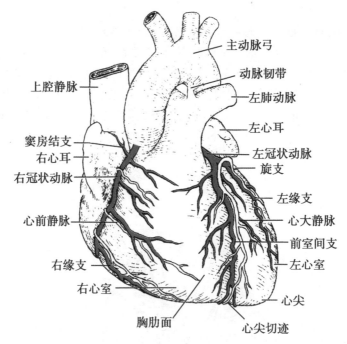

图6-4　心的外形和血管（前面）

（1）**心尖**（cardiac apex）　圆钝、游离，由左心室构成，朝向左前下方，在左侧第5肋间隙锁骨中线内侧1～2 cm处可触及心尖搏动。

（2）**心底**（cardiac base）　朝向右后上方，主要由左心房和小部分的由右心房构成。上、下腔静脉分别从上、下方注入右心房；左、右肺静脉分别从左、右侧注入左心房。

（3）**二面**　心的**胸肋面**（sternocostal surface）（前面），朝向前上方，大部分由右心房和右心室构成，小部分由左心耳和左心室构成；心的**膈面**（diaphragmatic surface）（下面），几乎呈水平位，朝向后下方，隔心包与膈毗邻，大部分由左心室，一小部分由右心室构成。

（4）**三缘**　心的**下缘**（inferior border）（锐缘）介于胸肋面和膈面之间，接近水平位，由右心室和心尖构成。**左缘**（left marginal）（钝缘）居胸肋面和肺之间，绝大部分由左心室构成，仅上方小部分有左心耳参与。**右缘**（right marginal）垂直圆钝，由右心房构成。

（5）**四条沟冠状沟**（coronary sulcus）　几乎呈冠状位，近似环形，前方被肺动脉干中断，是右上方心房与左下方心室在心表面的分界线，故又称房室沟。**前室间沟**（anterior interventricular groove）在心的胸肋面，是从冠状沟走向心尖的浅沟，是左、右心室在心前面的分界线。**后室间沟**（posterior interventricular groove）在心的膈面，是从冠状沟走向心尖的浅沟，是左、右心室在心下面的分界线（图6-5）。前、后室间沟与心尖右侧的汇合处稍凹陷，称**心尖切迹**（cardiac apical incisure）。**后房间沟**（posterior interatrial groove）在心底，右心房与右上、下肺静脉交界处的浅沟。是左、右心房在心表面的分界线。房间沟、后室间沟与冠状沟相交汇的区域称**房室交点**（crux），是心表面的重要标志,其深面有神经、血管等重要的结构。冠状沟和前、后室间沟内有心的血管和脂肪组织。

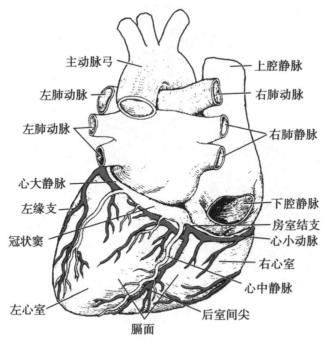

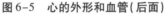

图6-5　心的外形和血管(后面)

心

（二）心腔

1.**右心房**（right atrium）　位于心的右上部（图6-6）,壁薄而腔大,以上下纵行于右心房表面的界沟（sulcus terminalis）为界分为前部的固有心房和后部的腔静脉窦。在心腔面与界沟相对应的纵行肌隆起称界嵴（crista terminalis）。

（1）固有心房　构成右心房的前部,腔内面粗糙不平,自界嵴向前发出许多大致平行排列的肌束,称为梳状肌（pectinate muscle）。固有心房向左前方突出的部分称右心耳（right auricle）,在此处肌束交织成网,似海绵状,故此处易形成血栓。

（2）腔静脉窦　位于右心房的后部,腔内面光滑,无肌性隆起,在腔静脉窦的上方有上腔静脉口（orifice of superior vena cava）,下方有下腔静脉口（orifice of inferior vena cava）,在下腔静脉口与右房室口之间有冠状窦口（orifice of coronary sinus）,下腔静脉口的左前方有右房室口（right atrioventricular orifice）。

右心房内侧壁的后部主要由房间隔形成,房间隔右侧面中下部有一卵圆形凹陷,称卵圆窝（fossa ovalis）,为胚胎时期卵圆孔闭合后的遗迹,因此处薄弱,是房间隔缺损的好发部位。

2.**右心室**（right ventricle）　在右心房的前下方（图6-7）,室壁厚3~4 mm,室腔被一弓形肌性隆起,即室上嵴（supraventricular crest）分成后下方右心室的流入道（窦部）和前上方的右心室的流出道（漏斗部）两部分。

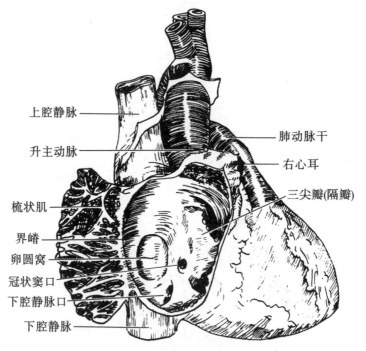

上腔静脉

升主动脉

梳状肌

界嵴

卵圆窝

冠状窦口

下腔静脉口

下腔静脉

肺动脉干

右心耳

三尖瓣(隔瓣)

图6-6 右心房

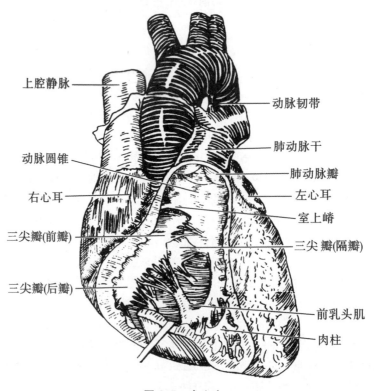

上腔静脉

动脉圆锥

右心耳

三尖瓣(前瓣)

三尖瓣(后瓣)

动脉韧带

肺动脉干

肺动脉瓣

左心耳

室上嵴

三尖瓣(隔瓣)

前乳头肌

肉柱

图6-7 右心室

（1）**右心室流入道**　又称固有心腔或窦部,从右房室口延伸至右心室尖。腔内面凹凸不平,有许多纵横交错的肌性隆起,称肉柱(trabeculae carneae)。基部附着于室壁,尖端突入心室腔的锥体形肌隆起,称乳头肌(pupillary muscle)。分前、后和隔侧3群,各乳头肌的尖端借腱索呈放射状连于三尖瓣上。前乳头肌根部有一条横过室腔至室间隔下部的肌束,称隔缘肉柱,又称节制索,内有血管和心传导系的纤维。右心室流入道的入口为呈卵圆形的右房室口(right atrioventricular orifice),其周围环绕有由致密结缔组织构成的三尖瓣环。三尖瓣环上附有3个三角形的瓣膜,称三尖瓣(tricuspid valve),又称右房室瓣(right atrioventricular valve),其游离缘借腱索连于乳头肌。在结构和功能上三尖瓣环、三尖瓣、腱索和乳头肌是一个整体,称三尖瓣复合体(tricuspid valve complex)。当右心室收缩时,血流推动三尖瓣,使右房室口关闭,同时乳头肌的收缩,腱索的牵拉,使瓣膜不能翻向右心房,以防止血液逆流到右心房。

（2）**右心室流出道**　又称动脉圆锥(conus arteriosus)或漏斗部,位于右心室前上方,腔内壁光滑无肉柱,上端以肺动脉口(orifice of pulmonary trunk)通向肺动脉干,肺动脉口周缘有3个彼此相连的半月形纤维环,称肺动脉瓣环,环上附有3片半月形的袋状瓣膜,称肺动脉瓣(valve of pulmonary trunk)。当右心室收缩时,血液冲开肺动脉瓣向肺动脉射血;当右心室舒张时,肺动脉窦被倒流的血液充盈,3个瓣膜互相靠拢至肺动脉口关闭,以防止肺动脉内的血液逆流入右心室。

3. 左心房(left atrium)　位于右心房的左后方(图6-8),构成心底的大部,前方有升主动脉和肺动脉,后方与食管相毗邻。根据胚胎发育来源,可分为前部的左心耳和后部的左心房窦。左心耳(left auricle)较右心耳狭长,壁厚,其腔内结构与右心耳相似。左心房窦腔内面光滑,其后壁两侧有左肺上、下静脉和右肺上、下静脉的开口。其前下方有左房室口(left atrioventricular orifice)通向左心室。

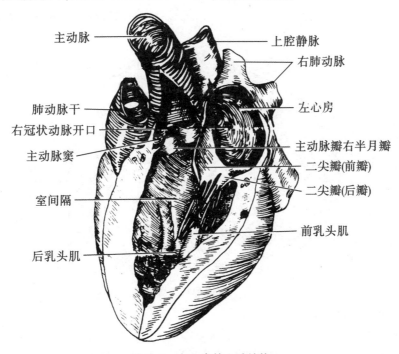

图6-8　左心房的心腔结构

4.左心室(left ventricle) 位于右心室的左后方,呈圆锥形,左室壁厚度约为右室壁厚度的3倍。左心室腔以二尖瓣前尖为界分为左后方的流入道和右前方的流出道两部分。

(1)**左心室流入道** 又称为左心室窦部,入口是呈卵圆形的左房室口,左房室口周缘的二尖瓣环上附有2个近似三角形的瓣膜,称二尖瓣(mitral valve),又称左房室瓣(left atrioventricular valve),其借腱索连于乳头肌上。左心室乳头肌较右心室强大。二尖瓣环、二尖瓣、腱索、乳头肌合称二尖瓣复合体(mitral complex)。

(2)**左心室流出道** 又称主动脉前庭(aortic vestibule)、主动脉圆锥或主动脉下窦,出口为主动脉口(aortic orifice),口周围的纤维环上也附有3个半月形袋状瓣膜,称主动脉瓣(aortic valve)。瓣膜与主动脉壁之间的袋状间隙称主动脉窦(aortic sinus),可分为左、右和后窦,在左、右窦的动脉壁上分别有左、右冠状动脉的开口。当左心室收缩时,二尖瓣关闭,同时血液冲开主动脉瓣向主动脉射血;当左心室舒张时,主动脉窦被倒流的血液充盈,主动脉瓣关闭,防止血液从主动脉反流入左心室。

(三)心的构造

1.心壁 由内向外分为心内膜、心肌层和心外膜三层。心内膜(endocardium)是覆盖在心腔最内面的一层光滑的薄膜,与血管内面相延续。心内膜在房室口和动脉口处突入心腔内折叠形成心瓣膜。心肌层(myocardium)是构成心壁的主体,主要由心肌纤维构成,包括普通心肌和特殊分化的心肌。心房肌和心室肌由普通心肌构成。心房肌较薄,心室肌较厚,心房肌和心室肌彼此不延续。心外膜(epicardium)即浆膜性心包的脏层,包裹在心肌表面。含有血管、神经及少量的脂肪。

2.心纤维骨骼 致密结缔组织在左房室口、右房室口、主动脉口和肺动脉口形成二尖瓣环、三尖瓣环、主动脉瓣环和肺动脉瓣环及左、右纤维三角(图6-9),共同组成心的纤维性支架,称心纤维骨骼(fibrous skeleton),是心瓣膜、心房肌和心室肌的附着处。

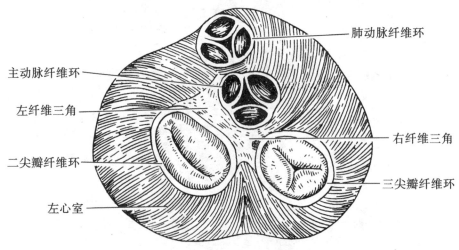

图6-9 心的纤维骨骼

3.房间隔和室间隔

(1)**房间隔**(interatrial septum) 又名房中隔,位于左、右心房之间(图6-10),较薄,由两层心内膜中间夹心房肌纤维和结缔组织构成,房间隔右侧面中下部有卵圆窝,

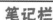

是房间隔最薄弱处。

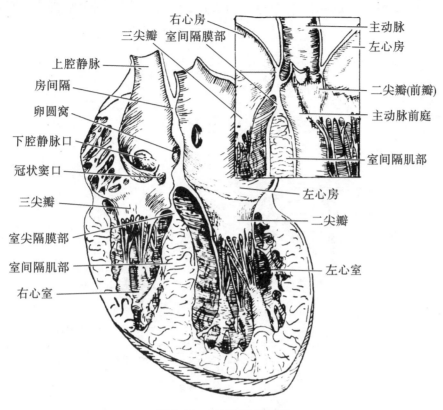

图6-10　房间隔和室间隔

（2）**室间隔**（interventricular septum）　又名室中隔，位于左、右心室之间，较厚，可分为肌部和膜部两部分。肌部占据室间隔的大部分，由肌组织覆盖心内膜而成。膜部位于心房与心室交界部位，此处缺乏心肌，是室间隔最薄的部分，故室间隔膜部是室间隔缺损的好发部位。

（四）心传导系

心传导系由特殊心肌细胞构成，包括：窦房结、房室结、房室束及其分支和浦肯野纤维网（图6-11）。其主要功能是产生和传导冲动，控制心的节律性活动。

1. **窦房结**（sinuatrial node）　是心的正常起搏点。多呈椭圆形或长梭形，位于上腔静脉与右心房之间的心外膜深面，其中央部穿过窦房结动脉。

2. **房室结**（atrioventricular node）　位于房间隔下部右侧，呈扁椭圆形，冠状窦口前上方的心内膜深面。其功能是将来自窦房结的兴奋延搁后传至心室，使心房肌和心室肌按先后顺序分别收缩。

3. **房室束**（atrioventricular bundle）　又称 His 束，起自房室结前端，穿右纤维三角向前下行至室间隔膜部的后下缘，最后分为左、右束支。左束支（left bundle branch）呈扁带状，沿室间隔左侧心内膜深面走行，多在肌性室间隔上、中 1/3 交界处发出分支并交织成网，续于浦肯野纤维，分布于左室内面。右束支（right bundle branch）呈细长圆索状，沿室间隔右侧心内膜深面向前下弯行，经隔缘肉柱至右心室发出分支形成浦肯野纤维，分布于右室壁。

4. 浦肯野纤维（Purkinje fiber） 左、右束支的分支在心内膜下交织成心内膜下浦肯野纤维网,继续分支进入心室壁内侧,构成心肌内浦肯野纤维网,最终与收缩心肌相连。

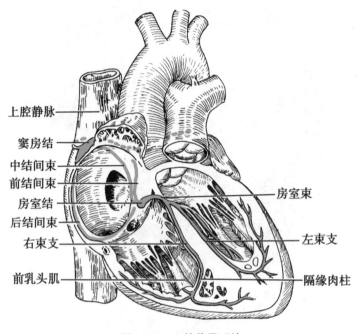

图 6-11 心的传导系统

（五）心的血管

1. 动脉 心的血液供应来自左、右冠状动脉。

（1）**左冠状动脉**（left coronary artery） 起于主动脉的左冠状动脉窦,向左行于左心耳与肺动脉干之间,然后分为前室间支和旋支。

前室间支（anterior interventricular branch）也称前降支,似为左冠状动脉的直接延续,沿前室间沟下行,绕心尖切迹至后室间沟与后室间支末梢吻合。前室间支分布于左室前壁、小部分右室前壁和室间隔前上 2/3 部。

旋支（circumflex branch）也称左旋支,沿冠状沟向左行,绕过心左缘至膈面。旋支分布于左心房和部分左心室壁。

（2）**右冠状动脉**（right coronary artery） 起于主动脉右冠状动脉窦,行于右心耳与肺动脉干之间,再沿冠状沟向右下方走行,绕过心右缘至膈面,最后在后室间沟与冠状沟相交处分为左室后支和后室间支。

左室后支（posterior branch of left ventricle）：较小,分布于左心室膈面心壁。

后室间支（posterior interventricular branch）：为主干的延续,沿后室间沟走行并与前室间支相吻合。右冠状动脉主要分布于右心房、右心室、室间隔后下 1/3 部及左心室后壁一部分。此外,还分布于窦房结和房室结。

2. 静脉 心回流的静脉血,绝大部分经冠状窦汇入右心房。冠状窦（coronary sinus）位于心膈面,左心房和左心室之间的冠状沟内,其右端借冠状窦口开口于右心

房内。冠状窦的主要属支有:

(1)**心大静脉**(great cardiac vein) 起于心尖,伴左冠状动脉前室间支上行,斜向左上进入冠状沟,绕心左缘至心膈面,移行为冠状窦。

(2)**心中静脉**(middle cardiac vein) 起于心尖部,伴右冠状动脉的后室间支上行,注入冠状窦的末端。

(3)**心小静脉**(small cardiac vein) 起于心右缘,伴右冠状动脉向左注入冠状窦右端或心中静脉。

此外,**心前静脉**(anterior cardiac veins)起于右心室前壁,可有 1~4 支,向上越过冠状沟直接注入右心房。**心最小静脉**(smallest cardiac veins)是位于心壁内的小静脉,无瓣膜,数量较多,以环形或裂隙状直接开口于各心腔。

(六)心包

心包(pericardium)是包裹心和出入心的大血管根部的圆锥形纤维浆膜囊(图 6-12),包括外层的纤维心包和内层的浆膜心包两部分。

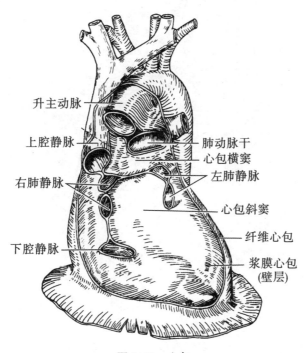

图 6-12　心包

纤维心包(fibrous pericardium)由坚韧的纤维性结缔组织构成,上方包裹出入心的升主动脉、肺动脉干、上腔静脉和肺静脉的根部,并与这些大血管的外膜相延续,下方与膈中心腱相连。

浆膜心包(serous pericardium)又分脏、壁两层。壁层衬贴于纤维性心包的内面,脏层包于心肌的表面,即为心外膜。浆膜心包的脏、壁两层在出入心的大血管根部互相移行,两层之间的潜在性腔隙称心包腔(pericardial cavity),内含少量浆液起润滑作用。在心包腔内,浆膜心包脏、壁两层返折处的间隙,称**心包窦**(pericardial sinus),其中心包前下窦(anterior inferior sinus of pericardium)位于心包腔的前下部,在人体直立位时,此窦位置最低,心包积液常存于此窦中,是心包穿刺的比较安全部位。

心包的功能:①作为一个屏障,防止邻近结构的感染波及心。②将心固定于正常位置,限制心过度扩张。③起润滑作用,减少心搏动时的摩擦。

(七)心的体表投影

心外形的体表投影个体差异较大,也可因体位而有变化,通常采用4点连线法来确定(图6-13)。①左上点:于左侧第2肋软骨下缘,距胸骨左缘约1.2 cm处。②右上点:于右侧第3肋软骨上缘,距胸骨右缘约1.0 cm处。③左下点:于左侧第5肋间隙,距前正中线7~9 cm处。④右下点:于右侧第7胸肋关节处。心的上界为左、右上点连线;心的下界为左、右下点连线;心的左界为左上、下点之间微向左凸的弧形连线;心的右界为右上、下点之间微向右凸的弧形连线。了解心的体表投影有助于心的检查。

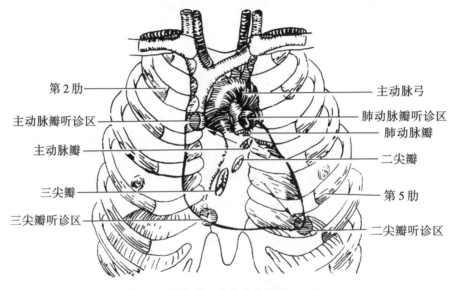

图6-13　心的体表投影

三、动脉

动脉是运送血液到全身各器官的血管。由左心室发出的主动脉及各级分支运送动脉血;而由右心室发出的肺动脉干及分支输送静脉血。分为器官外动脉和器官内动脉。器官外动脉分布基本规律:①因人体左、右对称,动脉分支亦有对称性;②动脉常有静脉与神经伴行,共同形成血管神经束;③动脉的行程多居安全隐蔽的部位,如人体的屈侧、深部;④动脉常以最短距离到达供应器官(睾丸及卵巢动脉等例外);⑤动脉分布的形式因器官的形态不同而异;⑥动脉在躯干部分为壁支和脏支。器官内动脉的分布形式与器官的构造密切相关。在有分叶状结构的实质性器官如肝、肾等,动脉由门进入其内,分支呈放射状分布;在中空或管状器官,其动脉呈横行、纵行或放射状分布。

（一）肺循环的动脉

肺动脉干（pulmonary trunk）位于心包内，系一粗短的动脉干，是肺循环的动脉主干。起自右心室，在升主动脉前方向左后上方斜行，至主动脉弓下方分为左、右肺动脉。**左肺动脉**（left pulmonary artery）较短，横跨左主支气管前方至左肺门，分两支进入左肺上叶和下叶。**右肺动脉**（right pulmonary artery）较长而粗，经升主动脉和上腔静脉后方向右横行至右肺门处，分三支进入右肺上、中、下叶。在肺动脉干分叉处稍左侧，有一短的纤维性结缔组织索，称为**动脉韧带**（arterial ligament），连于主动脉弓的下缘，是胚胎时期动脉导管在出生后闭锁的遗迹。动脉导管若在出生后6个月尚未闭锁，则称动脉导管未闭，是常见的先天性心脏病之一。

（二）体循环的动脉

主动脉（aorta）是体循环的动脉主干（图6-14）。主动脉由左心室发出，按走行部位分为升主动脉、主动脉弓和降主动脉3部分。其中降主动脉以膈的主动脉裂孔为界分为胸主动脉和腹主动脉两部分。**升主动脉**（ascending aorta）为主动脉由左心室发出的起始段，在胸骨后方，向右前上方斜行，达右侧第2胸肋关节高度移行为**主动脉弓**（aortic arch）。主动脉弓弯向左后方，达第4胸椎椎体下缘处，移行为**胸主动脉**（thoracic aorta），沿脊柱左侧下行并转至脊柱的前方，达第12胸椎高度穿膈的主动脉裂孔，移行为**腹主动脉**（abdominal aorta），在腹腔内沿脊柱的左前方下行，至第4腰椎体下缘处分为**左髂总动脉**（left common iliac artery）和**右髂总动脉**（right common iliac artery）。髂总动脉（common iliac artery）沿腰大肌内侧下行，在骶髂关节处分为**髂内动脉**（internal iliac artery）和**髂外动脉**（external iliac artery）。

升主动脉根部发出左、右冠状动脉。主动脉弓凸侧从右向左发出3大分支：头臂干（brachiocephalic trunk）、左颈总动脉（left common carotid artery）和左锁骨下动脉（left subclavian artery）。头臂干为一粗短干，向右上方斜行至右胸锁关节的后方分为右颈总动脉和右锁骨下动脉。主动脉弓壁外膜下有丰富的游离神经末梢称压力感受器，具有调节血压的作用。在主动脉弓下，靠近动脉韧带处有2~3个粟粒样小体，称主动脉小球（aortic glomera），能感受血液中氧和二氧化碳浓度的变化，为化学感受器。

1. **颈总动脉**（common carotid artery）　是头颈部的主要动脉干，左侧发自主动脉弓，右侧起于头臂干。两侧颈总动脉均经胸锁关节后方，沿食管、气管和喉的外侧上行，平甲状软骨上缘高度分为颈内动脉和颈外动脉。颈总动脉上段位置表浅，在活体上可摸到其搏动。在颈动脉杈处有颈动脉窦和颈动脉小球两个重要结构。

颈动脉窦（carotid sinus）是颈总动脉末端和颈内动脉起始处的膨大部分。其壁上有丰富的游离神经末梢称压力感受器。当血压升高时，窦壁扩张，刺激压力感受器，可反射性地引起心跳变慢、血压下降。

颈动脉小球（carotid glomus）是一扁椭圆形小体，借结缔组织连于颈动脉杈的后方，为化学感受器。当血中氧分压降低或二氧化碳分压升高时，刺激颈动脉小球，反射性地促使呼吸加深加快。

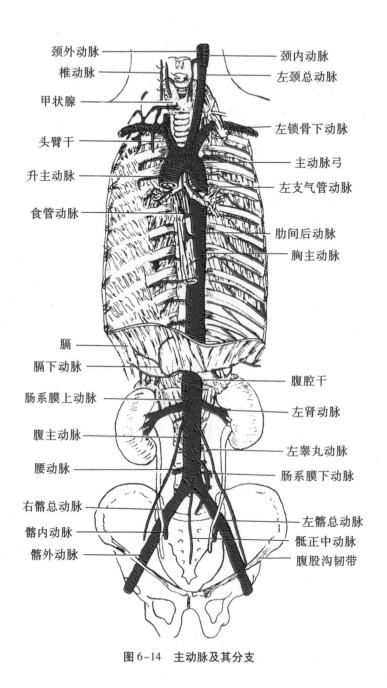

图 6-14　主动脉及其分支

当头面部大出血压迫颞浅动脉和面动脉均效果不佳时,可在胸锁乳突肌前缘,平喉的环状软骨高度,向后内将颈总动脉压向第 6 颈椎横突的颈动脉结节,进行急救止血。但严禁同时压迫两侧颈总动脉。

(1)**颈外动脉**(external carotid artery)　平甲状软骨上缘,起自颈总动脉,初居颈内动脉前内侧,后经其前方转至外侧,上行穿腮腺至下颌颈处分为颞浅动脉和上颌动脉两终支。主要分支有甲状腺上动脉、舌动脉、面动脉、颞浅动脉及上颌动脉(图6-15)。

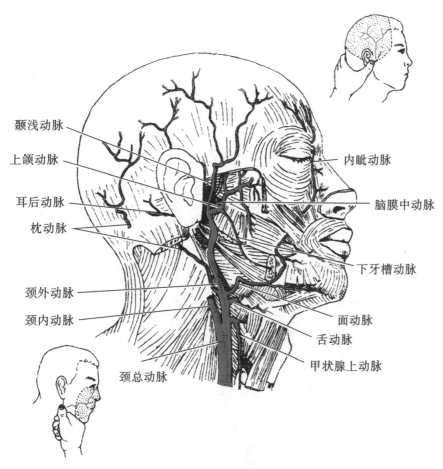

图6-15　颈外动脉及其分支

甲状腺上动脉(superior thyroid artery):发自颈外动脉的起始处,向前下方走行,其分支分布于甲状腺上部和喉。

舌动脉(lingual artery):约在平舌骨大角平面处发出,经舌骨舌肌的深面至舌,其分支分布于舌、舌下腺和腭扁桃体。

面动脉(facial artery):约平下颌角高度,起自颈外动脉。向前经下颌下腺深面,于咬肌前缘绕过下颌骨下缘至面部,沿口角及鼻翼的外侧,可迂曲上行到内眦,更名为内眦动脉。面动脉分支分布于下颌下腺、腭扁桃体和面部等。面动脉在咬肌前缘绕下颌骨下缘处位置表浅,在活体可触摸到动脉搏动。当面部出血时,可在该处进行压迫止血。

颞浅动脉(superficial temporal artery):在外耳门前方上行,跨颧弓根部至颞部皮下,分支分布于腮腺和颞、顶、额部软组织。在活体耳屏前方颧弓根部可触摸到颞浅动脉搏动,当头前外侧部出血时,可在此处进行压迫止血。

上颌动脉(maxillary artery):经下颌颈深面入颞下窝,沿途分支至外耳道、鼓室、牙及牙龈、鼻腔、硬脑膜等处。分布于硬脑膜的分支称脑膜中动脉(middle meningeal artery),从下颌颈深面发出,向上穿棘孔入颅中窝,分前、后两支,紧贴颅骨内面走行,分布于颅骨和硬脑膜。前支经颅骨翼点内面,颞部骨折时易伤及该动脉,致硬膜外血肿。

(2)**颈内动脉**(internal carotid artery) 由颈总动脉发出后,垂直上行至颅底,沿途无分支,经颈动脉管入颅腔,分支分布于脑和视器(详见"中枢神经系统")。

2.**锁骨下动脉**(subclavian artery) 为上肢的动脉主干,左侧起于主动脉弓,右侧起自头臂干。锁骨下动脉从胸锁关节后方斜向外至颈根部,呈弓状经胸膜顶前方,穿斜角肌间隙,至第1肋外缘移行为腋动脉。上肢出血时,可于锁骨中点上方的锁骨上窝处向后下将该动脉压向第1肋进行止血(图6-16)。

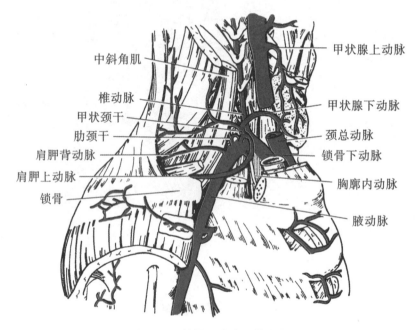

图6-16 锁骨下动脉及其分支

锁骨下动脉的主要分支:①**椎动脉**(vertebral artery),在前斜角肌内侧起出,向上穿第1~6颈椎横突孔,经枕骨大孔进入颅腔,左、右2条椎动脉汇合形成1条基底动脉,分布于脑和脊髓(图6-16)。②**胸廓内动脉**(internal thoracic artery),从椎动脉起点的相对侧发出,向下入胸腔,沿第1~6肋软骨后面下降,分支分布于胸前壁、膈、心包和乳房等处,其较大的终支称腹壁上动脉,穿膈进入腹直肌鞘,在腹直肌鞘深面下行,分支营养该肌和腹膜。③**甲状颈干**(thyrocervical trunk),为一短干,在椎动脉外侧,前斜角肌内侧缘附近起始,分为甲状腺下动脉、肩胛上动脉等,分布于甲状腺、咽和食管、喉和气管以及肩部肌、脊髓等处。

(1)**腋动脉**(axillary artery) 为锁骨下动脉的直接延续,于第1肋外缘续于锁骨下动脉经腋窝深部至大圆肌下缘后移行为肱动脉。腋动脉发出胸肩峰动脉、胸外侧动脉、肩胛下动脉、旋肱后动脉等主要分支,分布于肩部、胸前外侧部、背部和乳房等处(图6-17)。

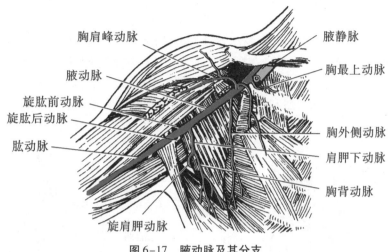

图6-17　腋动脉及其分支

（2）**肱动脉**（brachial artery）　为腋动脉的直接延续,沿肱二头肌内侧下行至肘窝,平桡骨颈高度分为桡动脉和尺动脉。肱动脉位置比较表浅,可触知其搏动,当前臂和手部出血时,可在臂中部将肱动脉压向肱骨以暂时止血。肱动脉最主要分支是肱深动脉（deep brachial artery）,伴桡神经沿桡神经沟下行,分支营养肱骨和肱三头肌,其终支参与肘关节网(图6-18)。

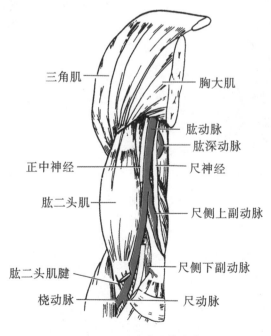

图6-18　肱动脉及其分支

笔记栏

（3）**桡动脉**（radial artery） 与桡骨平行下降，先经肱桡肌与旋前圆肌之间，继而在肱桡肌腱与桡侧腕屈肌腱之间下行，绕桡骨茎突远端转至手背，穿第1掌骨间隙到手掌，分出拇主要动脉后，桡动脉的末端与尺动脉掌深支吻合成**掌深弓**（deep palmar arch）。桡动脉下段仅被皮肤和筋膜遮盖，是临床触诊脉搏的部位（图6-19）。

桡动脉的主要分支有掌浅支和拇主要动脉。掌浅支与尺动脉的末端吻合成**掌浅弓**（superficial palmar arch），拇主要动脉分为3支，至拇指掌面两侧缘和示指桡侧缘。

（4）**尺动脉**（ulnar artery） 在指浅屈肌和尺侧腕屈肌之间下行，绕豌豆骨桡侧入手掌，与桡动脉掌浅支吻合成掌浅弓。尺动脉的主要分支有骨间总动脉和掌深支。骨间总动脉分支分布至前臂肌和尺、桡骨，掌深支与桡动脉末端吻合成掌深弓。当手出血时，可在桡腕关节上方的两侧同时压迫桡动脉和尺动脉进行止血（图6-19）。

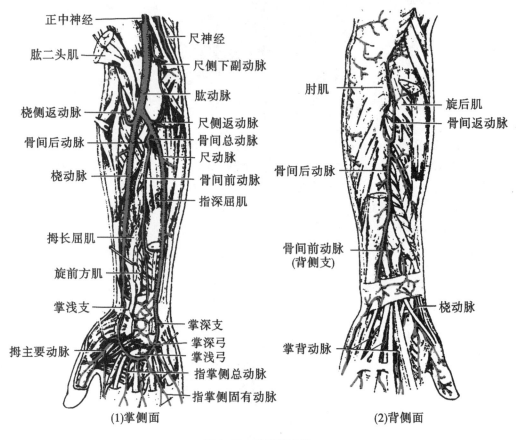

图6-19 前臂的动脉

（5）**掌浅弓**（superficial palmar arch）和**掌深弓**（deep palmar arch） 掌浅弓位于掌腱膜深面，由尺动脉的末端和桡动脉的掌浅支吻合而成（图6-20）。弓的凸缘发出3支指掌侧总动脉和小指尺掌侧动脉。前者行至掌指关节附近，每支又分为2支指掌侧固有动脉，分别布于第2~5指的相对缘；后者布于小指尺侧缘；掌深弓位于屈指肌腱深面，由桡动脉末端和尺动脉掌深支吻合而成。掌深弓的凸侧发出3条掌心动脉，分别注入相应的指掌侧总动脉（图6-21）。

笔记栏

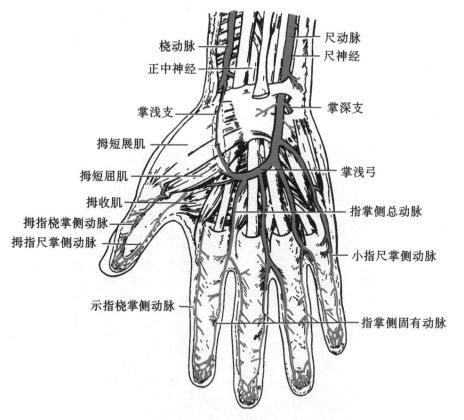

桡动脉

正中神经

掌浅支

拇短展肌

拇短屈肌

拇收肌

拇指桡掌侧动脉

拇指尺掌侧动脉

示指桡掌侧动脉

尺动脉

尺神经

掌深支

掌浅弓

指掌侧总动脉

小指尺掌侧动脉

指掌侧固有动脉

图 6-20　掌浅弓

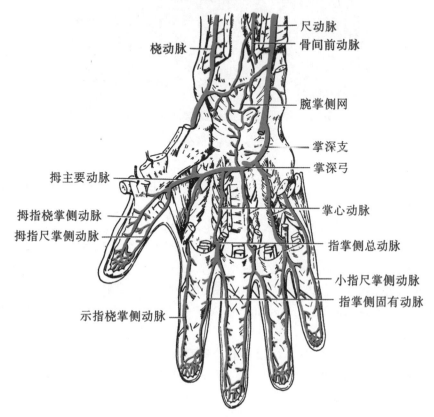

桡动脉

拇主要动脉

拇指桡掌侧动脉

拇指尺掌侧动脉

示指桡掌侧动脉

尺动脉

骨间前动脉

腕掌侧网

掌深支

掌深弓

掌心动脉

指掌侧总动脉

小指尺掌侧动脉

指掌侧固有动脉

图 6-21　掌深弓

3. **胸主动脉**(thoracic aorta)　是胸部的动脉主干,其分支有壁支和脏支两类(图6-22)。平第4胸椎体的下缘处续接主动脉弓,沿脊柱与食管的左侧下行,逐渐转至脊柱的前方与食管的后方,在平第12胸椎处穿膈的主动脉裂孔续为腹主动脉。

(1)**壁支**　有第3～11对肋间后动脉和1对肋下动脉和膈上动脉,分布于胸壁、腹壁上部背部和脊髓等处。

(2)**脏支**　包括支气管支、食管支和心包支,分布于食管、气管、支气管和心包。

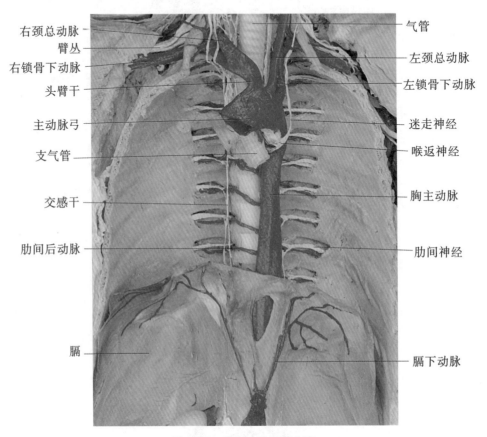

图6-22　胸主动脉及其分支

4. **腹主动脉**(abdominal aorta)　是腹部的动脉主干,其分支包括壁支和脏支,脏支较粗大(图6-23)。

(1)**壁支**　主要有4对腰动脉和1对膈下动脉。腰动脉分布于腹后壁、脊髓等处。膈下动脉除分布于膈外,还发出肾上腺上动脉分布于肾上腺处。

(2)**脏支**　有成对脏支和不成对脏支两种。

成对的脏支:有3对,包括肾上腺中动脉、肾动脉、睾丸动脉或卵巢动脉。

肾上腺中动脉(middle suprarenal artery):平第1腰椎高度,起自腹主动脉侧壁,分布于肾上腺。

肾动脉(renal artery):平第1～2腰椎椎间盘高度,起自腹主动脉侧壁,向外横行,到肾门附近分为前、后两干,经肾门入肾,再分为肾段动脉,营养各肾段组织。肾动脉在入肾门前发出肾上腺下动脉,分布于肾上腺。

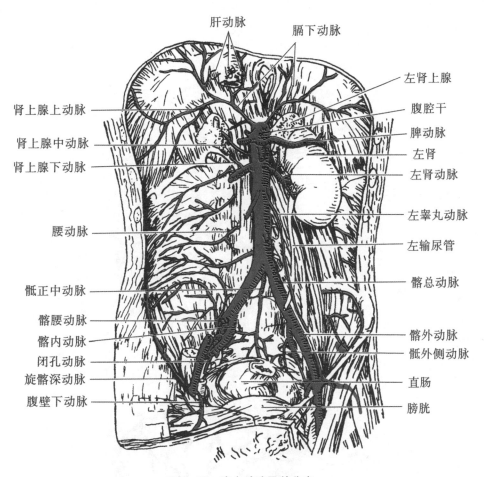

图 6-23　腹主动脉及其分支

　　睾丸动脉（testicular artery）：细而长，在肾动脉起始处稍下方起自腹主动脉前壁，沿腰大肌前面斜向外下方走行，穿入腹股沟管，参与精索组成，分布至睾丸和附睾，又称精索内动脉。在女性则为**卵巢动脉**（ovarian artery），经卵巢悬韧带下行入盆腔，分布到卵巢和输卵管壶腹部。

　　不成对的脏支：包括腹腔干、肠系膜上动脉和肠系膜下动脉。

　　腹腔干（coeliac trunk）：为粗而短的动脉干，在主动脉裂孔稍下方起自腹主动脉前壁，分为胃左动脉、肝总动脉和脾动脉（图6-24）。①**胃左动脉**（left gastric artery）：向左上方行至胃贲门附近，沿胃小弯向右行于小网膜两层之间，其分支供应食管腹段、贲门和胃小弯附近的胃壁。②**肝总动脉**（common hepatic artery）：从十二指肠上部的上缘向右行进入肝十二指肠韧带，分为肝固有动脉和胃十二指肠动脉。肝固有动脉（proper hepatic artery）行于肝十二指肠韧带内至肝门，分为左、右支，分别进入肝左、右叶。右支在入肝右叶前发出一支胆囊动脉，分布于胆囊。肝固有动脉还发出胃右动脉（right gastric artery）在小网膜内行至幽门上缘，沿胃小弯向左，与胃左动脉吻合，沿途分支至十二指肠上部和胃小弯附近的胃壁。胃十二指肠动脉（gastroduodenal artery）经胃幽门下缘分为胃网膜右动脉和胰十二指肠上动脉。③**脾动脉**（splenic artery）沿胰上缘左行至脾门后,分为数条脾支入脾。脾动脉在入脾前的分支有胰支、胃短动脉、胃网膜左动脉。

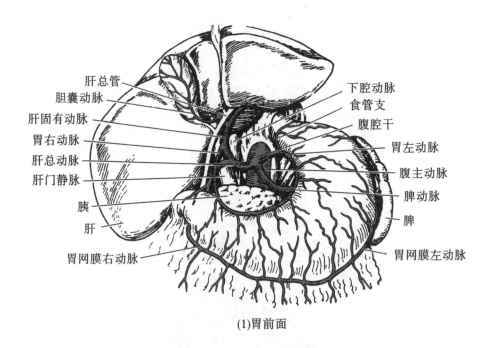

肝总管
胆囊动脉
肝固有动脉
胃右动脉
肝总动脉
肝门静脉
胰
肝
胃网膜右动脉

下腔动脉
食管支
腹腔干
胃左动脉
腹主动脉
脾动脉
脾
胃网膜左动脉

(1)胃前面

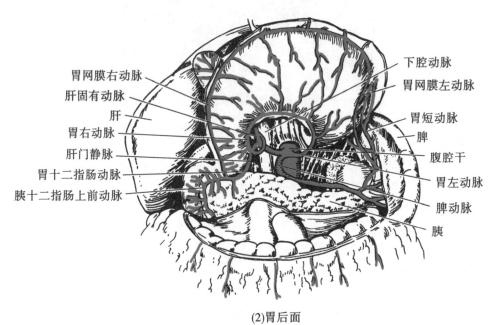

胃网膜右动脉
肝固有动脉
肝
胃右动脉
肝门静脉
胃十二指肠动脉
胰十二指肠上前动脉

下腔动脉
胃网膜左动脉
胃短动脉
脾
腹腔干
胃左动脉
脾动脉
胰

(2)胃后面

图6-24　腹腔干及其分支

　　肠系膜上动脉(superior mesenteric artery):在腹腔干稍下方,约平第1腰椎高度,起自腹主动脉前壁,在胰的后方下行,越过十二指肠水平部前面,进入小肠系膜根部呈弓形向右髂窝走行。其分支分布于胰头、十二指肠、空肠、回肠、盲肠、阑尾、升结肠和横结肠(图6-25)。主要分支有:①**胰十二指肠下动脉**,于胰头与十二指肠之间走行,分支营养胰和十二指肠。②**空肠动脉**(jejunal artery)和**回肠动脉**(ileal artery),13~18支,起自肠系膜上动脉的左侧壁,行于小肠系膜内,反复分支并吻合形成多级动脉弓。在空肠有1~3级动脉弓,而在回肠有3~5级动脉弓。由最后一级动脉弓发出直形小支进入肠壁,供应空肠和回肠。③**回结肠动脉**(ileocolic artery),为肠系膜上动脉右侧壁最低分支,分支营养回肠末端、盲肠、阑尾和升结肠。其中分布到阑尾的分支称为阑尾动脉(appendicular artery),经回肠末端的后方进入阑尾系膜,分布于阑尾。④**右结肠动脉**(right colic artery),起自肠系膜上动脉右壁,横行向右,分支到升结肠。⑤**中结肠动脉**(middle colic artery),在胰下缘附近起于肠系膜上动脉,向前并稍偏右侧进入横结肠系膜,分为左、右支,分别与左、右结肠动脉吻合,营养横结肠。

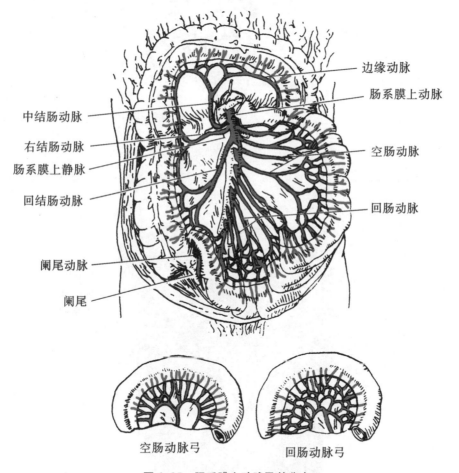

图6-25 肠系膜上动脉及其分支

肠系膜下动脉(inferior mesenteric artery):约平第3腰椎高度起自腹主动脉的前壁,在壁腹膜后面沿腹后壁向左下走行,分支分布于降结肠、乙状结肠和直肠上部等处(图6-26)。主要分支有:①**左结肠动脉**(left colic artery),沿腹后壁横行向左,至降结肠附近分升支和降支,分别与中结肠动脉和乙状结肠动脉吻合,分布于降结肠。②**乙状结肠动脉**(sigmoid artery),2~3支,斜向左下方进入乙状结肠系膜内,分支营养乙状结肠。③**直肠上动脉**(superior rectal artery),为肠系膜下动脉的直接延续,至第3骶椎处分为 2 支,沿直肠两侧下行,分布于直肠上部,并与乙状结肠动脉和直肠下动脉吻合。

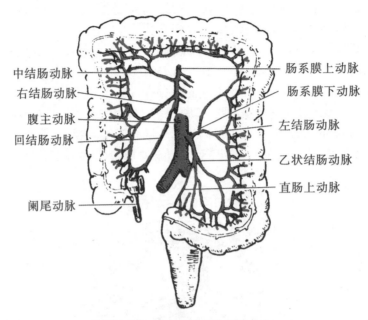

图 6-26　肠系膜下动脉及其分支

5. 髂内动脉(internal iliac artery)　是盆部的动脉主干,粗而短,沿盆腔侧壁下行,发出壁支和脏支(图 6-27,图 6-28)。

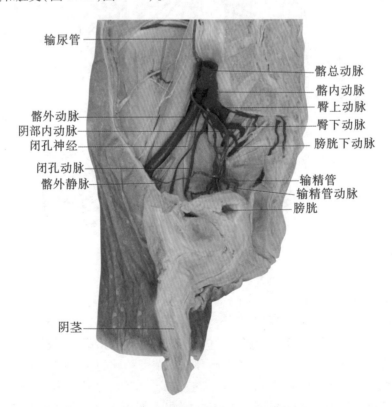

图 6-27　髂内动脉及其分支(男性)

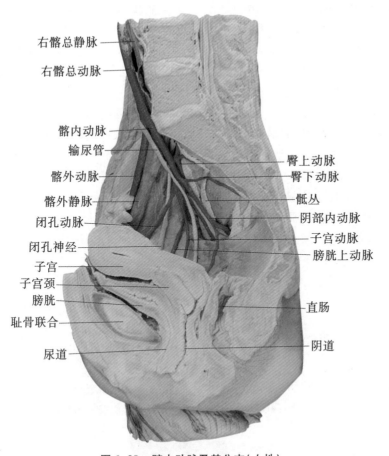

右髂总静脉
右髂总动脉

髂内动脉
输尿管
髂外动脉
髂外静脉
闭孔动脉
闭孔神经
子宫
子宫颈
膀胱
耻骨联合
尿道

臀上动脉
臀下动脉
骶丛
阴部内动脉
子宫动脉
膀胱上动脉

直肠

阴道

图6-28 髂内动脉及其分支（女性）

（1）**壁支** 分为闭孔动脉和臀上动脉。

闭孔动脉（obturator artery）：沿骨盆侧壁向前下行，与闭孔神经伴行，穿闭膜管至股内侧，分支分布于大腿内侧群肌和髋关节。

臀上动脉（superior gluteal artery）和**臀下动脉**（inferior gluteal artery）：两者分别经梨状肌上、下孔穿出盆腔至臀部，分支营养臀肌和髋关节。

（2）**脏支** 包括脐动脉、子宫动脉、阴部内动脉、膀胱下动脉及直肠下动脉。

脐动脉（umbilical artery）：为胎儿时期的动脉干，出生后其远段闭锁形成脐内侧韧带，近段管腔未闭锁，与髂内动脉起始段相连，发出2~3支膀胱上动脉，分布于膀胱的中、上部。

子宫动脉（uterine artery）：沿盆腔侧壁下行，进入子宫阔韧带内，在子宫颈外侧约2 cm处，从输尿管的前上方跨过后沿子宫侧缘迂曲上行至子宫底，分支营养子宫、输卵管、阴道和卵巢，并与卵巢动脉吻合。

阴部内动脉（internal pudendal artery）：自梨状肌下孔穿出盆腔，绕过坐骨棘，穿坐骨小孔进入坐骨直肠窝，分支供应肛门、会阴部和外生殖器。

膀胱下动脉（inferior vesical artery）：男性分布于膀胱底、精囊、前列腺。女性分布于膀胱和阴道。

直肠下动脉(inferior rectal artery)：分布于直肠下部、前列腺(男)或阴道(女)等处。并与直肠上动脉和肛动脉相吻合。

6.髂外动脉(external iliac artery)　沿腰大肌内侧缘下行,经腹股沟韧带中点深面至股前部,移行为股动脉。髂外动脉在腹股沟韧带稍上方发出腹壁下动脉,进入腹直肌鞘,分布到腹直肌并与腹壁上动脉吻合。

(1)**股动脉**(femoral artery)　是髂外动脉的直接延续,为下肢动脉的主干。在股三角内下行,于股神经的内侧、股静脉的外侧下行通过收肌管,出收肌腱裂孔至腘窝,移行为腘动脉(图6-29)。股动脉位置表浅,活体上可摸到搏动,当下肢出血时,可在该处将股动脉压向耻骨下肢进行压迫止血。股动脉的主要分支为股深动脉(deep femoral artery),在腹股沟韧带下方2～5 cm处起于股动脉,行向后内下方,发出旋股内侧动脉至大腿内侧群肌;旋股外侧动脉至大腿前群肌;穿动脉(3～4条)至大腿后群肌、内侧群肌和股骨。

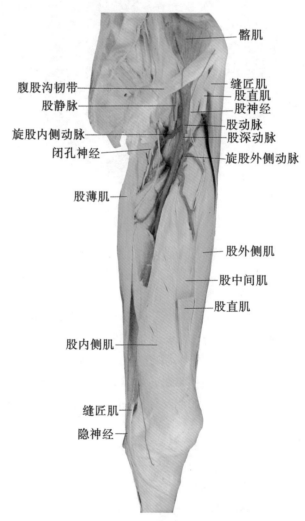

图6-29　股动脉及其分支

(2)**腘动脉**(popliteal artery)　在腘窝深部下行,至腘肌下缘,分为胫前动脉和胫后动脉。在腘窝内发出数条分支,分布于膝关节及邻近肌。腘动脉在腘窝内与股骨下段接近,骨折时易受损伤(图6-30)。

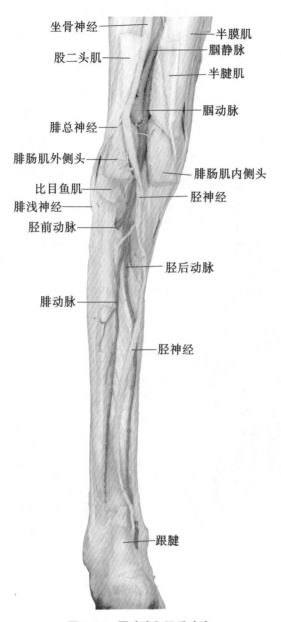

坐骨神经
股二头肌
腓总神经
腓肠肌外侧头
比目鱼肌
腓浅神经
胫前动脉
腓动脉
胫神经
半膜肌
腘静脉
半腱肌
腘动脉
腓肠肌内侧头
胫神经
胫后动脉
跟腱

图6-30　腘动脉和胫后动脉

(3)**胫后动脉**(posterior tibial artery)　沿小腿后面浅、深屈肌之间下行,经内踝后方转至足底,分为足底内侧动脉和足底外侧动脉2个终末支。足底内侧动脉分布于足底内侧,足底外侧动脉与足背动脉的足底深支吻合形成足底弓。胫后动脉主要分支是腓动脉(peroneal artery),分布于胫、腓骨及附近诸肌(图6-31)。

(4)**胫前动脉**(anterior tibial artery)　由腘动脉发出后,穿小腿骨间膜至小腿前面,走行于小腿前群肌之间,至踝关节的前方移行为足背动脉,沿途分支至小腿前群肌。

（5）**足背动脉**（dorsal artery of foot） 是胫前动脉的直接延续,其分支分布于足背并参与足底动脉弓的形成。足背动脉位置表浅,在踝关节前方,内、外踝连线中点、长伸肌腱的外侧可触及其搏动,足部出血时可在此处向深部压迫足背动脉进行止血。当发生下肢脉管炎时,足背动脉的搏动可减弱或消失（图6-32）。

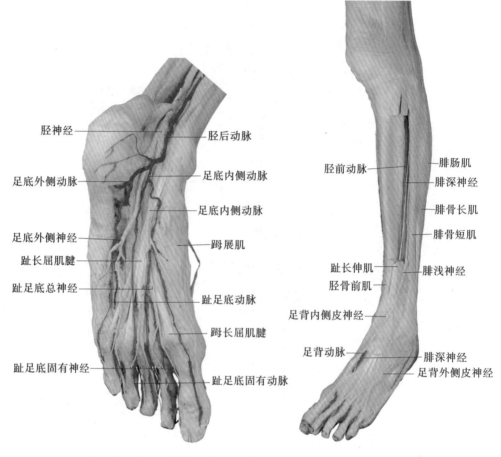

图6-31　足底内外侧动脉　　　　图6-32　足背动脉

四、静脉

静脉（vein）是运送血液回心的血管,起始于毛细血管,止于心房。与伴行的动脉相比,在结构和配布方面静脉有下列特点:①静脉数目多,管腔大,管壁薄而柔软,弹性也小。②**静脉瓣**（venous valve）成对,半月形,游离缘朝向心（图6-33）。静脉瓣有保证血液向心流动和防止血液逆流的作用。受重力影响较大的四肢静脉的瓣膜较多,而躯体较大的静脉少或无瓣膜。③体循环的静脉分为浅、深两类。**浅静脉**（superficial vein）位于皮下浅筋膜内,又称**皮下静脉**,不与动脉伴行,最后注入深静脉。临床上常经浅静脉注射、输液、输血、采血或插入导管等。**深静脉**（deep vein）位于深筋膜的深面,与动脉伴行,又称**伴行静脉**。其行程和名称与伴行动脉相同,收集范围与伴行动脉的分布范围大体一致。④静脉的吻合比较丰富。浅静脉之间、深静脉之间和浅、深静脉之间均有广泛的吻合和丰富的交通支,形成**静脉网**(venous rete)或**静脉丛**(venous plexus),这有利于侧支循环的建立。⑤特殊结构的静脉包括**硬脑膜窦**(sinus of dura mater)和**板障静脉**(diploic vein)。硬脑膜窦位于颅内,由硬脑膜构成,无平滑肌,无瓣膜,故外伤时出血难止;板障静脉位于颅骨骨松质内,壁薄无瓣膜,借导静脉与头皮静脉和硬脑膜窦相连接。

全身的静脉分为肺循环的静脉和体循环的静脉。

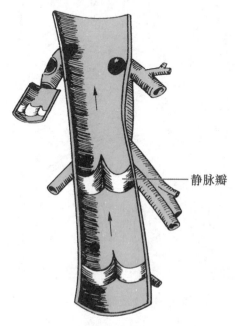

——静脉瓣

图 6-33　静脉瓣

(一)肺循环的静脉

肺静脉(pulmonary vein)左、右肺各两条,分别为左上、左下肺静脉和右上、右下肺静脉。肺静脉起自肺门,向内行注入左心房后部的两侧。

(二)体循环的静脉

体循环的静脉包括上腔静脉系、下腔静脉系和心静脉系(见"心的血管")。下腔静脉系中收集腹腔内不成对器官(肝除外)静脉血液的血管组成肝门静脉系。

1. **上腔静脉系**　由上腔静脉及其属支组成(图 6-34),收集头、颈部、上肢和胸部(心和肺除外)和腹前壁上部的静脉血。上腔静脉(superior vena cava)是一条粗大的静脉干,由左、右头臂静脉在右侧第 1 胸肋结合处的后方汇合而成,沿升主动脉的右侧垂直下降,于右侧第 3 胸肋关节下缘处注入右心房。上腔静脉在注入心房前有奇静脉汇入。**头臂静脉**(brachiocephalic vein)左右各一,由同侧的颈内静脉和锁骨下静脉在胸锁关节的后方汇合而成,汇合处形成的夹角称**静脉角**(venous angle),是淋巴导管注入静脉的部位。由于上腔静脉位于正中线的右侧,故左头臂静脉比右头臂静脉长,左头臂静脉横过主动脉弓三大分支的前方。

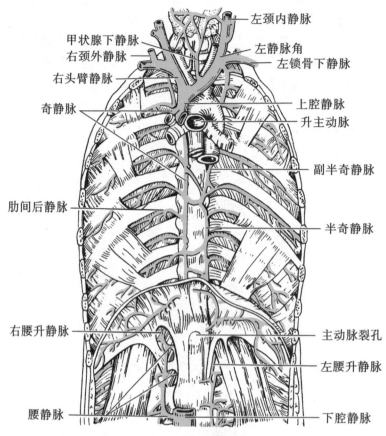

图6-34 上腔静脉及其属支

（1）头颈部静脉 最主要的是颈内静脉、颈外静脉和锁骨下静脉（图6-35）。

1）**颈内静脉**（internal jugular vein）：上端在颈静脉孔处续于乙状窦，在颈动脉鞘内沿颈内动脉和颈总动脉的外侧下行，至胸锁关节后方与锁骨下静脉汇合成头臂静脉。颈内静脉的属支按其部位分为颅内属支和颅外属支。颅内属支收集颅骨、脑、脑膜、泪器和前庭蜗器等处的静脉血（详见"脑和脊髓的血管"）；颅外属支包括头颈部（上述器官除外）的静脉血，颅外属支主要有面静脉和下颌后静脉。

面静脉（facial vein）：位置表浅。起自内眦静脉（angular vein），伴面动脉下行，在下颌角下方接纳下颌后静脉前支，下行至舌骨大角附近注入颈内静脉。面静脉缺乏静脉瓣，且可通过内眦静脉和眼静脉与颅内海绵窦交通，或通过**面深静脉**（deep facial vein）、**翼静脉丛**（pterygoid venous plexus）和眼下静脉与颅内海绵窦交通。因此，面部发生化脓性感染时，若处理不当（如挤压等），可导致颅内感染。故将鼻根至两侧口角的三角区称为"危险三角"。

下颌后静脉（retromandibular vein）：由颞浅静脉和上颌静脉在腮腺内汇合而成。在腮腺下端处该静脉分前、后两支，前支注入面静脉，后支与耳后静脉和枕静脉汇合成颈外静脉。下颌后静脉收集面侧区和颞区的静脉血。上颌静脉起自翼静脉丛（pterygoid venous plexus），翼静脉丛可通过眼下静脉或通过卵圆孔和破裂孔的导血管与颅内的海绵窦相交通。

2）**颈外静脉**（external jugular vein）：是颈部最粗大的浅静脉。在下颌角处由下颌后静脉的后支、耳后静脉和枕静脉汇合而成,沿胸锁乳突肌表面下行,至锁骨上方穿深筋膜注入锁骨下静脉或静脉角。颈外静脉主要收集头皮和面部的静脉血。当心脏疾病或上腔静脉阻塞引起颈外静脉回流不畅时,在体表可见静脉充盈轮廓,称颈静脉怒张。

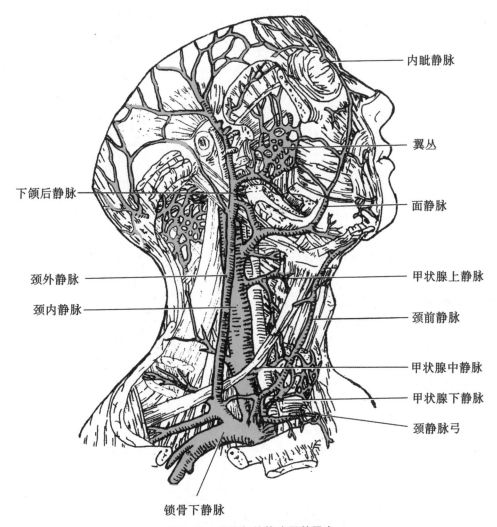

图6-35　头颈部的静脉及其属支

3)**锁骨下静脉**(subclavian vein):在第1肋外侧缘续于腋静脉,向内行至胸锁关节后方与颈内静脉汇合成头臂静脉。锁骨下静脉管腔大,且位置比较固定,临床上常在此处做锁骨下静脉导管插入。

(2)上肢静脉

1)**上肢浅静脉**:包括头静脉、贵要静脉和肘正中静脉及其属支（图6-36）。临床上常用手背静脉网、前臂和肘部前面的浅静脉取血、输液和注射药物。

头静脉(cephalic vein):起自手背静脉网(dorsal venous rete of hand)的桡侧,沿前臂下部桡侧、前臂上部和肘部前面及肱二头肌外侧沟上行,再经三角肌与胸大肌肌间沟,穿深筋膜注入腋静脉或锁骨下静脉。头静脉在肘窝处通过肘正中静脉与贵要静脉交通。头静脉主要收集手和前臂桡侧浅层结构的静脉血。

贵要静脉(basilic vein):起自手背静脉网的尺侧,沿前臂尺侧上行,至肘部转向前面,在肘窝处接受肘正中静脉,在经肱二头肌内侧沟上行至臂部中点,穿深筋膜注入肱静脉,或伴肱静脉上行注入腋静脉。贵要静脉收集手和前臂尺侧浅层结构的静脉血。

肘正中静脉(median cubital vein):变异较多,通常斜行在肘窝皮下,连接头静脉和贵要静脉。肘正中静脉是临床采血或注射的常选部位。

2)**上肢深静脉**:与同名动脉伴行,且多为两条。两条肱静脉在大圆肌下缘处汇合成腋静脉(axillary vein)。腋静脉位于腋动脉的前内侧,在第1肋外侧缘续为锁骨下静脉。腋静脉收集上肢浅静脉和深静脉的全部血液。

(3)**胸部静脉**

1)**胸腹壁静脉**:起于脐周静脉网,沿腹壁上部至胸外侧部上行汇入胸外侧静脉,主要收集腹壁上部、胸外侧区浅层的静脉血。该静脉将胸外侧静脉与腹壁浅静脉沟通,使腋静脉和股静脉相交通,因此该静脉是上、下腔静脉间的重要交通支之一。

2)**奇静脉**(azygos vein)(图6-37):起自右腰升静脉,沿脊柱胸段的右侧上行至第4胸椎高度,弓形向前跨过右肺根上方,注入上腔静脉。奇静脉收集右侧肋间后静脉、食管静脉、支气管静脉、半奇静脉及副半奇静脉的血液。

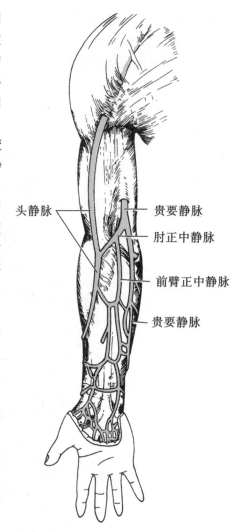

头静脉　　　　贵要静脉

肘正中静脉

前臂正中静脉

贵要静脉

图6-36　上肢的浅静脉及其属支

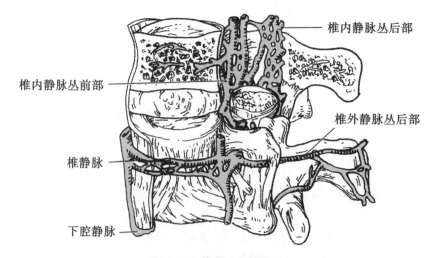

椎内静脉丛后部

椎内静脉丛前部

椎外静脉丛后部

椎静脉

下腔静脉

图6-37　奇静脉及其属支

3）**半奇静脉**（hemiazygos vein）：起自左腰升静脉,沿脊柱左侧上行至第 8 胸椎高度向右横跨脊柱,注入奇静脉,半奇静脉收集左侧下部肋间后静脉、食管静脉及副半奇静脉的血液。

4）**副半奇静脉**（accessory hemiazygos vein）：收集左侧上部肋间后静脉的血液,注入半奇静脉或向右横跨脊柱注入奇静脉,副半奇静脉收集左侧上部肋间后静脉和食管静脉的血液。

2. **下腔静脉系**　由下腔静脉及其属支组成,收集腹部、盆部及下肢的静脉血(图 6-38)。下腔静脉（inferior vena cava）是人体最粗大的静脉干,由左、右髂总静脉在第 4 或第 5 腰椎体右前方汇合而成,沿腹主动脉右侧和脊柱右前方上行,经肝的腔静脉沟,穿膈的腔静脉孔入胸腔,再穿纤维心包注入右心房。

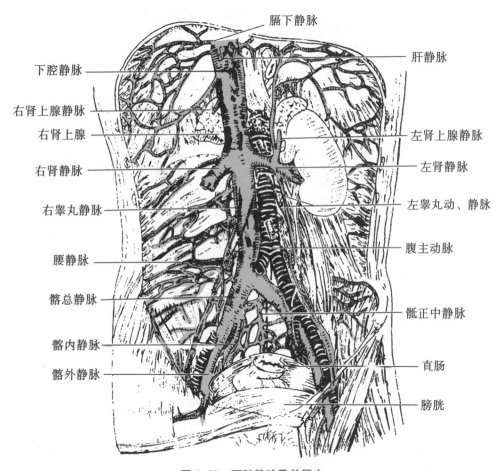

膈下静脉
下腔静脉
肝静脉
右肾上腺静脉
右肾上腺
左肾上腺静脉
右肾静脉
左肾静脉
右睾丸静脉
左睾丸动、静脉
腰静脉
腹主动脉
髂总静脉
骶正中静脉
髂内静脉
直肠
髂外静脉
膀胱

图 6-38　下腔静脉及其属支

（1）**下肢静脉**　下肢静脉的瓣膜比上肢静脉多,浅静脉与深静脉之间的交通丰富。

1）**下肢浅静脉**：位于浅筋膜内,不与动脉伴行,包括大隐静脉和小隐静脉及其属支(图 6-39)。

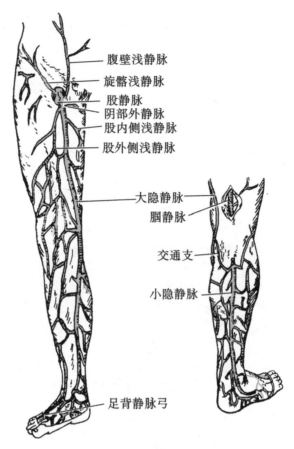

图6-39　下肢的浅静脉及其属支

大隐静脉（great saphenous vein）：是全身最长的静脉，起自足背静脉弓的内侧，经内踝前方，沿小腿内侧伴隐神经上行，经膝关节内后方及大腿内侧面，至耻骨结节外下方3~4 cm处穿阔筋膜的隐静脉裂孔，注入股静脉。大隐静脉在注入股静脉前接受股内侧浅静脉、股外侧浅静脉、阴部外静脉、腹壁浅静脉和旋髂浅静脉等属支。大隐静脉收集足、小腿和大腿的内侧部以及大腿前部浅层结构的静脉血。大隐静脉在内踝前方的位置表浅而恒定，是静脉穿刺或切开输液的常用部位。而且大隐静脉是静脉曲张的好发部位。

小隐静脉（small saphenous vein）：起自足背静脉弓的外侧，经外踝后方，沿小腿后面上行，至腘窝处穿深筋膜，注入腘静脉。小隐静脉收集足外侧部和小腿后部浅层结构的静脉血。

2）下肢的深静脉：位于深筋膜内，足和小腿的深静脉均为两条，沿同名动脉两侧上行，逐渐汇合成胫前静脉与胫后静脉继续上行，在腘窝处汇合成腘静脉。腘静脉（popliteal vein）上行穿收肌腱裂孔移行为股静脉（femoral vein）。股静脉伴股动脉上行，经腹股沟韧带后方续为髂外静脉。股静脉接受大隐静脉和与股动脉分支伴行静脉的血液。股静脉在腹股沟韧带稍下方位于股动脉内侧，临床常在此处做静脉穿刺插管。

笔记栏

（2）盆部静脉　包括髂内静脉、髂外静脉和髂总静脉及其属支。

1）**髂内静脉**（internal iliac vein）：为盆部的静脉主干，在坐骨大孔上方由盆部的静脉汇合而成，沿髂内动脉的后内侧上行至骶髂关节的前方，与髂外静脉汇合成髂总静脉。其属支分为壁支和脏支，分别与同名动脉伴行。髂内静脉收集盆部和会阴的血液。

壁支：包括臀上静脉、臀下静脉和闭孔静脉等，分别收集同名动脉分布区域的静脉血。

脏支：包括直肠下静脉、阴部内静脉、子宫静脉等，其在器官周围或壁内形成丰富的静脉丛，如直肠静脉丛、膀胱静脉丛、子宫静脉丛、阴道静脉丛等，有助于受压或扩张状态下的器官的静脉回流。

2）**髂外静脉**（external iliac vein）：是股静脉的直接延续，至骶髂关节前方与髂内静脉汇合成髂总静脉。髂外静脉的主要属支为腹壁下静脉。髂外静脉接受下肢浅静脉、深静脉及部分腹壁静脉的血液。

3）**髂总静脉**（common iliac vein）：由髂内静脉和髂外静脉汇合而成。两侧髂总静脉伴髂总动脉向内上行至第5腰椎体右前方汇合成下腔静脉。髂总静脉接受髂腰静脉和骶外侧静脉，左髂总静脉还接受骶正中静脉。

（3）腹部静脉　包括下腔静脉和肝门静脉及其属支。下腔静脉的属支分壁支和脏支两种，多数与同名动脉伴行。

1）**壁支**：包括4对腰静脉和1对膈下静脉，各腰静脉之间的纵支连接成腰升静脉（ascending lumbar vein）。左、右腰升静脉向上分别续为半奇静脉和奇静脉，向下与髂外静脉或髂总静脉交通。

2）**脏支**：包括睾丸（卵巢）静脉、肾静脉、肾上腺静脉和肝静脉等。

睾丸静脉（testicular vein）：起自睾丸和附睾的小静脉，这些静脉汇合成蔓状静脉丛，该静脉丛参与组成精索，经腹股沟管进入盆腔，汇成单一的睾丸静脉，右侧以锐角注入下腔静脉，左侧以直角汇入左肾静脉。由于左睾丸静脉以直角注入左肾静脉，是发生左侧精索静脉曲张的原因之一。因静脉血回流受阻，严重者可导致不育。女性为**卵巢静脉**（ovarian vein），起自卵巢静脉丛，在卵巢悬韧带内上行，注入部位同睾丸静脉。

肾静脉（renal vein）：起自肾门，经肾动脉前面向内行，注入下腔静脉。左肾静脉长于右肾静脉，并接受左睾丸静脉（左卵巢静脉）和左肾上腺静脉。

肾上腺静脉（adrenal vein）：左肾上腺静脉注入左肾静脉，右肾上腺静脉注入下腔静脉。

肝静脉（hepatic vein）：由小叶下静脉汇合而成，肝左静脉、肝中静脉和肝右静脉以及细小的肝静脉在肝的腔静脉沟处注入下腔静脉。肝静脉收集肝门静脉及肝固有动脉运送至肝内的血液。

3）**肝门静脉系**（hepatic portal system）：由肝门静脉及其属支组成（图6-40），收集腹腔内不成对脏器（肝除外）的静脉血。肝门静脉内的血液入肝后，经肝静脉回流至下腔静脉。其主要作用是将消化道吸收的物质运输至肝，在肝内进行合成、分解、解毒或储存，因此，称其为肝的功能性血管。肝门静脉系的起始端和末端与毛细血管相连，无静脉瓣，当肝门静脉内压力增高时血液易发生逆流。

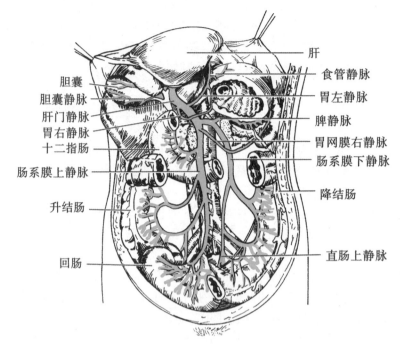

图 6-40　肝门静脉及其属支

　　肝门静脉(hepatic portal vein):长 6~8 cm,多由肠系膜上静脉和脾静脉在胰颈后面汇合而成,经胰颈和下腔静脉之间上行进入肝十二指肠韧带,在胆总管和肝固有动脉后方上行至肝门,分为两支,分别入肝左叶和肝右叶。肝门静脉在肝内反复分支,最终注入肝血窦。肝血窦含有来自肝门静脉和肝固有动脉的血液,经肝静脉注入下腔静脉。

　　肝门静脉的主要属支:多与同名动脉伴行。包括**脾静脉**(splenic vein)、**肠系膜上静脉**(superior mesenteric vein)、**肠系膜下静脉**(inferior mesenteric vein)、**胃左静脉**(left gastric vein)、**胃右静脉**(right gastric vein)、**胆囊静脉**(cystic vein)和附脐静脉(paraumbilical vein),收集同名动脉分布区域的静脉血。

　　肝门静脉系与上、下腔静脉系之间的交通途径(图 6-41):①通过**食管静脉丛**,肝门静脉系的胃左静脉与上腔静脉系的奇静脉和半奇静脉相交通;②通过**直肠静脉丛**,肝门静脉系的直肠上静脉与下腔静脉系的直肠下静脉和肛静脉相交通;③通过**脐周静脉网**,肝门静脉系的附脐静脉与上腔静脉系的胸腹壁静脉、腹壁上静脉和下腔静脉系的腹壁浅静脉、腹壁下静脉相交通。

　　在正常情况下,肝门静脉系与上、下腔静脉系之间的交通支细小,血流量少。在病理状态下(如肝硬化、肝肿瘤、肝门处淋巴结肿大或胰头肿瘤等),肝门静脉回流受阻导致肝门静脉高压,此时肝门静脉的血液可通过上述吻合途径形成侧支循环,经上、下腔静脉系回流。随着血流量的增多,交通支变得粗大和弯曲,出现食管静脉丛、直肠静脉丛与脐周静脉网曲张,曲张静脉如果破裂常引起大出血。如食管静脉丛和直肠静脉丛曲张破裂,则引起呕血和便血。当肝门静脉系的侧支循环失代偿时,可引起收集静脉血范围的器官淤血,出现脾大和腹水等。

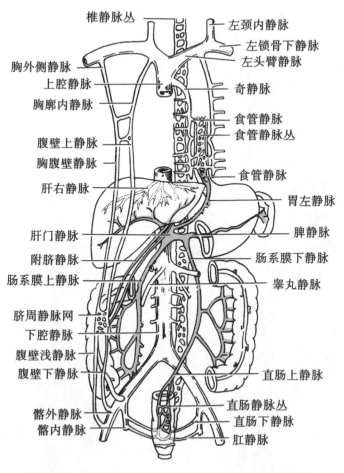

图6-41　肝门静脉系与上、下腔静脉系之间的吻合模式

（郑州大学　王　昕　河南医学高等专科学校　石冰涛）

第二节　淋巴系统

　　淋巴系统(lymphatic system)由淋巴管道、淋巴组织和淋巴器官构成(图6-42)。当血液经动脉流到毛细血管动脉端时，一些成分经毛细血管壁渗出到组织间隙形成组织液。组织液与细胞进行物质交换后，大部分组织液经毛细血管静脉端吸收入静脉，小部分水分和大分子物质进入毛细淋巴管形成淋巴液，简称淋巴。淋巴沿各级淋巴管道，沿途经过淋巴结向心流动，最终汇入静脉。安静状态下，每小时流入血液的淋巴约有120 mL，每天回流的淋巴相当于全身血浆总量。淋巴系统是心血管系统的辅助管道，协助静脉对组织液进行引流。淋巴组织和淋巴器官还有产生淋巴细胞、过滤淋巴以及参与免疫应答的功能。

笔记栏

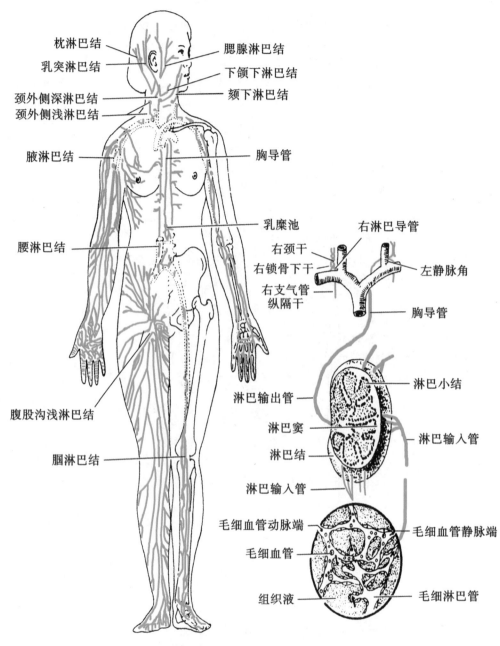

图 6-42　全身淋巴管和淋巴结

一、淋巴管道

淋巴管道根据结构和功能不同,可分为毛细淋巴管、淋巴管、淋巴干和淋巴导管。

1. 毛细淋巴管(lymphatic capillary)　以膨大的盲端起始于组织间隙,彼此吻合成毛细淋巴管网(图6-43)。在组织间隙内,毛细淋巴管和毛细血管互不相通。毛细淋巴管管壁薄,由单层内皮细胞构成,内皮细胞间间隙较大,且基膜不完整,其通透性大于毛细血管,一些不易透过毛细血管壁的大分子物质如蛋白质、细胞碎片、肿瘤细胞和细菌等可进入毛细淋巴管内。毛细淋巴管分布广泛,除角膜、晶状体、牙釉质、脑、脊髓和软骨等处外,毛细淋巴管几乎遍布全身。

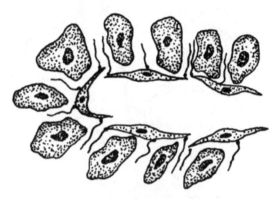

图6-43 毛细淋巴管的结构

2. 淋巴管(lymphatic vessel) 由毛细淋巴管汇合而成,其管壁结构与小静脉相似,但管壁更薄,管腔较细。淋巴管内有丰富瓣膜,淋巴管内充满淋巴液时,相邻两对瓣膜之间的淋巴管段扩张,淋巴管外观呈串珠状或藕节状,具有防止淋巴液逆流的功能(图6-44)。淋巴管在向心走行过程中,通常要穿过一个或多个淋巴结。淋巴管分为浅淋巴管和深淋巴管。浅淋巴管位于浅筋膜内与浅静脉伴行;深淋巴管位于深筋膜内与血管神经伴行。淋巴管之间有丰富的交通支,参与构成淋巴侧支循环。当炎症、异物或肿瘤栓子阻塞淋巴管,外伤或手术切断淋巴管时,淋巴经交通支回流,形成淋巴侧支循环,从而保证了组织的淋巴回流。但是,病变或肿瘤也可通过淋巴侧支通路扩散。

淋巴回流缓慢,流量是静脉的1/10,淋巴管内丰富的瓣膜有利于淋巴回流,淋巴管周围的动脉搏动和肌肉收缩对淋巴回流有促进作用。因此运动和按摩有助于淋巴回流,如淋巴回流受阻,含蛋白质的组织液不能吸收,可致淋巴水肿,表现为体表组织压迫后不出现凹陷。

3. 淋巴干(lymphatic trunks) 淋巴结发出的深、浅淋巴管最后汇合成9条淋巴干,包括左、右颈干,左、右锁骨下干,左、右支气管纵隔干,左、右腰干和肠干。左、右颈干由头颈部的淋巴管汇合而成,引流头颈部淋巴;左、右锁骨下干由上肢和部分胸腹壁淋巴管汇合而成,引流上肢和部分胸腹壁淋巴;左、右支气管纵隔干由胸腔脏器和部分胸腹壁的淋巴管汇合而成,引流大部分胸部淋巴;左、右腰干由下肢、盆部、会阴、腹腔成对脏器和部分腹壁淋巴管汇合而成,引流下肢、盆部及腹腔成对脏器的淋巴;肠干引流腹腔不成对脏器淋巴(图6-44)。

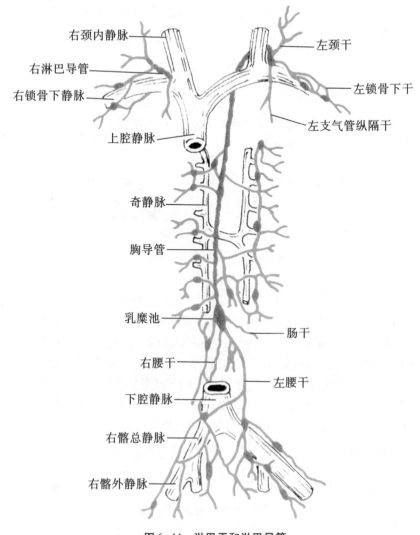

图6-44　淋巴干和淋巴导管

4. 淋巴导管(lymphatic duct)　由9条淋巴干汇合而成,全身共有2条淋巴导管,即胸导管和右淋巴导管,分别注入左、右静脉角。

(1)胸导管(thoracic duct)　为全身最粗大的淋巴管道,长30~40 cm。胸导管平第12胸椎下缘高度,起自乳糜池(cisterna chyli),该池为左、右腰干和肠干汇合形成的梭形膨大部。胸导管自乳糜池起始向上穿膈的主动脉裂孔进入胸腔,经胸廓上口至颈根部,呈弓形向前下注入左静脉角,胸导管注入左静脉角前收纳左颈干、左锁骨下干以及左支气管纵隔干的淋巴。胸导管末端有一对瓣膜,可阻止静脉血逆流入胸导管。胸导管收集左侧上半身和全部下半身的淋巴,即全身3/4部位的淋巴。胸导管与左锁骨上淋巴结、气管支气管淋巴结、肋间淋巴结和纵隔后淋巴结之间存在广泛的淋巴侧支通路。肿瘤细胞可通过胸导管转移至这些淋巴结。胸导管常发出较细的侧支注入奇静脉和肋间后静脉等,故结扎胸导管末段时,一般不会引起淋巴水肿(图6-45)。

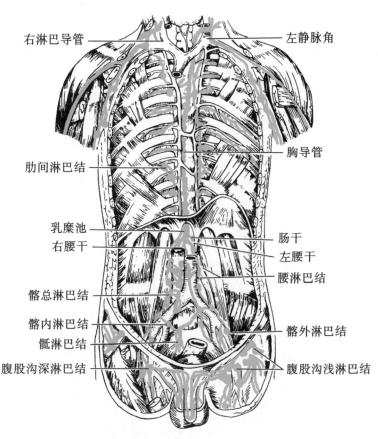

右淋巴导管 —— 左静脉角

肋间淋巴结 —— 胸导管

乳糜池 ——
右腰干 —— —— 肠干
—— 左腰干
—— 腰淋巴结

髂总淋巴结 ——
髂内淋巴结 —— —— 髂外淋巴结
骶淋巴结 ——
腹股沟深淋巴结 —— —— 腹股沟浅淋巴结

图 6-45　胸导管和腹盆部淋巴结

（2）右淋巴导管（right lymphatic duct）　位于右颈根部，为长 1.5 cm 的短干，由右颈干、右锁骨下干和右支气管纵隔干汇合而成，注入右静脉角。右淋巴导管收集右侧上半身的淋巴，即全身 1/4 部位的淋巴，右淋巴导管和胸导管之间存在交通。

二、淋巴组织

淋巴组织是含有大量淋巴细胞的网状组织，分为弥散淋巴组织和淋巴小结两类。除淋巴器官外，消化、呼吸、泌尿和生殖管道以及皮肤等处含有丰富的淋巴组织，起着防御屏障的作用。

1. 弥散淋巴组织（diffuse lymphoid tissue）　淋巴细胞排列较松散，主要位于消化道和呼吸道的黏膜固有层。

2. 淋巴小结（lymphatic nodule）　又称淋巴滤泡（lymphoid follicle），包括小肠黏膜固有层内的孤立淋巴滤泡和集合淋巴滤泡以及阑尾壁内的淋巴小结等。肠伤寒的病变发生于集合淋巴滤泡，可并发肠穿孔或肠出血。

三、淋巴器官

淋巴器官是指以淋巴组织为主要成分构成的器官，包括淋巴结、胸腺、脾和扁桃体。

（一）淋巴结

淋巴在淋巴管道内向心性流动过程中经过一系列淋巴结。淋巴结（lymph node）多成群分布，数目不恒定，青年人有400～450个淋巴结。淋巴结为大小不一的圆形或椭圆形灰红色小体，一侧隆凸，另一侧凹陷。隆凸侧相连数条淋巴管，称输入淋巴管；凹陷中央处为淋巴结门，淋巴结门有输出淋巴管和神经血管出入。淋巴结按位置不同分为浅淋巴结和深淋巴结。浅淋巴结位于浅筋膜内，活体上易触及；深淋巴结位于深筋膜内。淋巴结多位于关节屈侧和体腔的隐藏部位，沿血管排列，如肘窝、腋窝、腘窝、腹股沟，胸、腹、盆腔内的淋巴结多位于脏器的门附近或血管周围。淋巴结的主要功能是滤过淋巴、产生淋巴细胞和进行免疫应答（图6-46）。

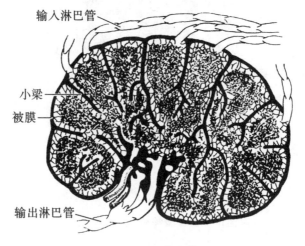

图6-46　淋巴结

引流某一器官或部位淋巴的第一级淋巴结称局部淋巴结（regional lymph node）或哨位淋巴结（sentinel lymph node）。当某器官或部位发生病变时，毒素、细菌、寄生虫或肿瘤细胞可沿淋巴管进入相应的局部淋巴结，该淋巴结可阻截和清除这些毒素、细菌、寄生虫或肿瘤细胞，从而阻止病变的扩散。此时，淋巴结发生肿大，局部淋巴结肿大常反映其引流范围存在病变。如果局部淋巴结不能阻止病变的扩散，病变可沿淋巴管道向远处蔓延。因此，了解局部淋巴结的位置、收集和引流范围，对临床诊断及治疗起着重要作用。甲状腺、食管和肝的部分淋巴管可不经过淋巴结，直接注入胸导管，故相应部位的肿瘤细胞更容易迅速向远处转移。

1. 头部淋巴结　多位于头部与颈部交界处，由后向前依次为枕淋巴结、乳突淋巴结、腮腺淋巴结、下颌下淋巴结和颏下淋巴结，主要引流头面部浅层的淋巴，其输出管直接或间接注入颈外侧深淋巴结（图6-47）。

下颌下淋巴结（submandibular lymph node）：位于下颌下腺附近和下颌下腺实质内，收纳面部、口腔与腭扁桃体的淋巴，面部大部分淋巴管直接或间接注入下颌下淋巴结，面部和口腔器官病变常引起该淋巴结肿大。

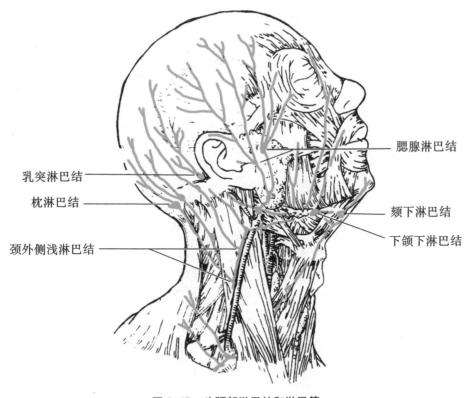

乳突淋巴结

枕淋巴结

颈外侧浅淋巴结

腮腺淋巴结

颏下淋巴结

下颌下淋巴结

图6-47　头颈部淋巴结和淋巴管

2.颈部淋巴结　主要为颈外侧浅淋巴结和颈外侧深淋巴结。

（1）颈外侧浅淋巴结（superficial lateral cervical lymph node）　位于胸锁乳突肌的表面沿颈外静脉排列，收纳枕部、耳后部、腮腺周围及颈外侧浅层的淋巴，其输出淋巴管注入颈外侧深淋巴结。颈外侧浅淋巴结是淋巴结结核的好发部位。

（2）颈外侧深淋巴结（deep lateral cervical lymph node）　沿颈内静脉周围排列，直接或间接地收集头、颈部淋巴管，还直接收纳舌、喉、甲状腺等器官的淋巴管，其输出管汇合成颈干。左颈干注入胸导管，右颈干注入右淋巴导管。引流鼻腔后部、鼻旁窦、鼻咽部和喉咽部的淋巴，称咽后淋巴结（retropharyngeal lymph node），鼻咽癌患者，癌细胞首先转移至该淋巴结。在颈内静脉下端和部分沿锁骨下动脉和臂丛排列的淋巴结称锁骨上淋巴结（supraclavicular lymph node）。其中前斜角肌前方的淋巴结称斜角肌淋巴结，左侧斜角肌淋巴结又称 Virchow 淋巴结。患胸、腹、盆部的肿瘤，尤其是食管癌和胃癌时，癌细胞可经胸导管转移至该淋巴结，常可在胸锁乳突肌后缘与锁骨上缘形成的夹角处触摸到肿大的淋巴结（图6-48）。

3.上肢淋巴结　上肢浅、深淋巴管分别与浅静脉和深部的血管伴行，直接或间接注入腋淋巴结（图6-49）。

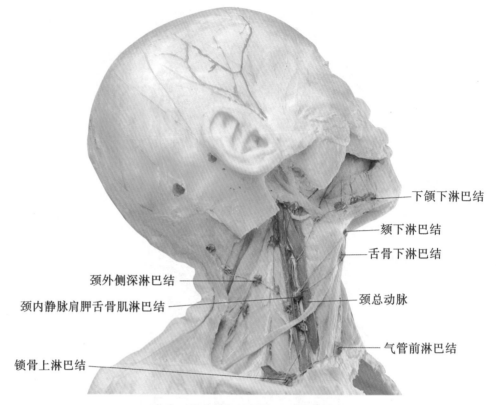

下颌下淋巴结

颏下淋巴结

舌骨下淋巴结

颈外侧深淋巴结

颈内静脉肩胛舌骨肌淋巴结

颈总动脉

锁骨上淋巴结

气管前淋巴结

图 6-48　头颈部、舌的淋巴结和淋巴管

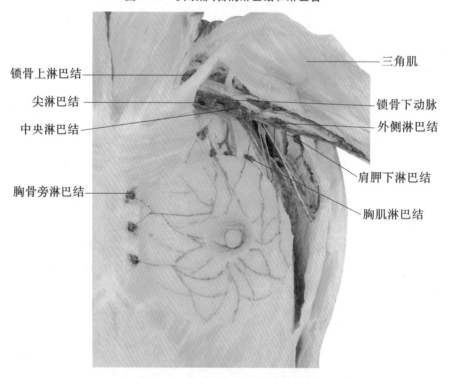

锁骨上淋巴结

尖淋巴结

中央淋巴结

胸骨旁淋巴结

三角肌

锁骨下动脉

外侧淋巴结

肩胛下淋巴结

胸肌淋巴结

图 6-49　腋淋巴结和乳房淋巴管

（1）腋淋巴结（axillary lymph node）　位于腋腔内，围绕在腋血管的周围，腋淋巴

结收集上肢、乳房、胸壁等处的淋巴管,其输出管汇合成锁骨下干,左侧锁骨下干注入胸导管,右侧锁骨下干注入右淋巴导管。乳腺癌患者的癌细胞常经淋巴管转移至腋淋巴结。腋淋巴结按位置分为5群。

(2)胸肌淋巴结(pectoral lymph node) 位于胸小肌下缘,胸外侧动、静脉周围,收纳胸、腹前外侧壁、乳房外侧部和中央部的淋巴,其输出淋巴管注入中央淋巴结和尖淋巴结。

(3)外侧淋巴结(lateral lymph node) 沿腋动脉、腋静脉远侧周围排列,收纳上肢浅、深淋巴管,其输出淋巴管注入中央淋巴结、尖淋巴结和锁骨上淋巴结。

(4)肩胛下淋巴结(subscapular lymph node) 沿肩胛下血管排列,引流颈后部和背部的淋巴,其输出淋巴管注入中央淋巴结和尖淋巴结。

(5)中央淋巴结(central lymph node) 位于腋窝内的疏松结缔组织中,收纳上述3群淋巴结的输出淋巴管,其输出淋巴管注入尖淋巴结。

(6)尖淋巴结(apical lymph node) 沿腋静脉近侧段排列,收纳上述4群淋巴结和乳腺上部的淋巴管,其输出淋巴管大部分合成锁骨下干,少部分注入锁骨上淋巴结。

4.胸部淋巴结 包括胸壁淋巴结和胸腔脏器淋巴结。

(1)胸壁淋巴结 胸壁大部分浅淋巴管注入腋淋巴结和颈外侧深淋巴结。胸壁的深淋巴管注入胸骨旁淋巴结和肋间淋巴结。膈上淋巴结注入胸骨旁淋巴结、纵隔前淋巴结和纵隔后淋巴结。胸壁淋巴结主要收集胸壁及乳房内侧的淋巴。

(2)胸腔脏器淋巴结 支气管肺门淋巴结(bronchopulmonary hilar lymph node),位于肺门处,又称肺门淋巴结(图6-50)。其输出管经气管支气管淋巴结注入气管周围的气管旁淋巴结。胸骨旁淋巴结与气管旁淋巴结的输出管汇合成支气管纵隔干。左侧支气管纵隔干注入胸导管,右侧支气管纵隔干注入右淋巴导管。肺癌患者的癌细胞常经淋巴管转移至肺门淋巴结。

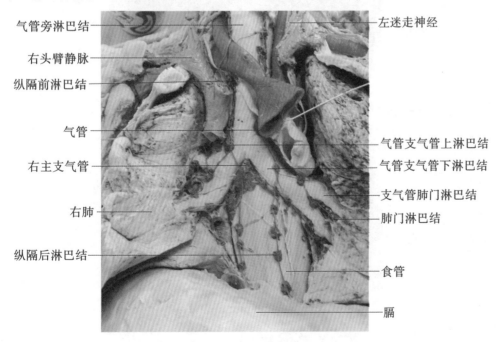

图6-50 支气管肺门淋巴结

5.腹部的淋巴结　位于腹后壁和腹腔脏器周围,沿腹腔血管排列,包括腹壁淋巴结和腹腔脏器淋巴结。

(1)腹壁淋巴结:腹壁脐平面以上浅淋巴管注入腋淋巴结,脐平面以下浅淋巴管注入腹股沟浅淋巴结。腹后壁的深淋巴管注入腰淋巴结。腰淋巴结(lumbar lymph node)在腹后壁沿腹主动脉和下腔静脉周围分布,收集腹后壁深层结构、腹腔内成对脏器及髂总淋巴结的淋巴,其输出管汇合成左、右腰干,注入乳糜池。

(2)腹腔脏器淋巴结:腹腔成对脏器的淋巴管注入腰淋巴结。腹腔内不成对脏器的淋巴管先注入各脏器附近的淋巴结,然后经腹腔淋巴结、肠系膜上淋巴结和肠系膜下淋巴结汇合而成肠干,注入乳糜池。进食后肠干中的淋巴液含有经肠道吸收的脂肪微粒,呈乳糜状。

腹腔淋巴结(celiac lymph node):位于腹腔干起始部周围,接受沿腹腔干各分支排列的淋巴结的输出管,收纳胆囊、胃、十二指肠、胰与脾等脏器的淋巴,腹腔淋巴结的输出管参与组成肠干。

肠系膜上淋巴结(superior mesenteric lymph node):位于肠系膜上动脉根部周围,接受沿空肠、回肠动脉排列淋巴结的输出管,收纳空肠至结肠左曲之间消化管的淋巴,肠系膜上淋巴结的输出管也参与组成肠干(图6-51)。

肠系膜下淋巴结(inferior mesenteric lymph node):位于肠系膜下动脉根部周围,接受沿肠系膜下动脉各分支排列淋巴结的输出管,收纳结肠左曲以下至直肠上部的淋巴,肠系膜下淋巴结的输出管也参与组成肠干(图6-51)。

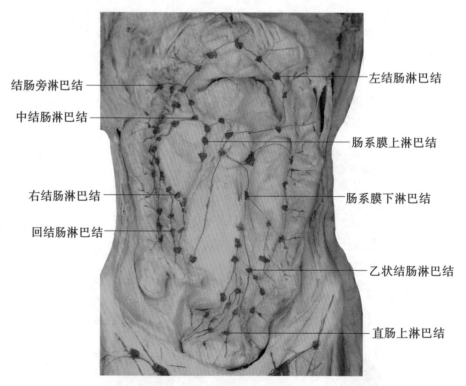

结肠旁淋巴结　　中结肠淋巴结　　右结肠淋巴结　　回结肠淋巴结　　左结肠淋巴结　　肠系膜上淋巴结　　肠系膜下淋巴结　　乙状结肠淋巴结　　直肠上淋巴结

图6-51　肠系膜上、下淋巴结

6. 盆部的淋巴结　主要为髂内淋巴结、髂外淋巴结及髂总淋巴结,分别沿同名血管排列(图6-52)。

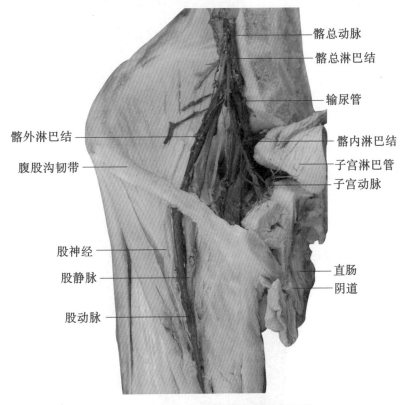

图6-52　女性内生殖器的淋巴管和淋巴结

（1）髂内淋巴结(internal iliac lymph node)　沿髂内动脉及其分支和髂内静脉及其属支排列,收纳大部分盆壁、盆腔脏器、会阴等处的淋巴,其输出管注入髂总淋巴结。

（2）髂外淋巴结(external iliac lymph node)　沿髂外动脉排列,收纳腹股沟浅、深淋巴结的输出管和部分盆腔脏器如膀胱、前列腺或子宫颈等部位的淋巴管,其输出管注入髂总淋巴结。

（3）髂总淋巴结(common iliac lymph node)　沿左、右髂总动脉排列,收纳髂外淋巴结、髂内淋巴结和骶淋巴结的输出管,其输出管注入腰淋巴结。

7. 下肢的淋巴结　下肢的浅淋巴管丰富,伴浅静脉走行于皮下组织中,深淋巴管与深部血管伴行,浅淋巴管和深淋巴管最后都间接或直接注入腹股沟深淋巴结(图6-53)。下肢主要的淋巴结有:

（1）腹股沟浅淋巴结(superficial inguinal lymph node)　位于腹股沟韧带的下方和大隐静脉末段周围,接受腹前壁下部、会阴部、外生殖器等处的浅淋巴管,以及下肢大部分浅淋巴管,其输出管注入腹股沟深淋巴结或髂外淋巴结。

（2）腹股沟深淋巴(deep inguinal lymph node)　位于股静脉根部周围,收纳腹股沟浅淋巴结的淋巴和下肢深部的淋巴,其输出管注入髂外淋巴结。

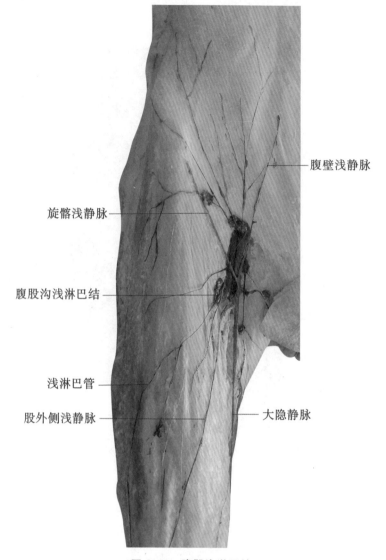

旋髂浅静脉

腹股沟浅淋巴结

浅淋巴管

股外侧浅静脉

腹壁浅静脉

大隐静脉

图 6-53　腹股沟淋巴结

（二）脾

　　脾（spleen）是人体最大的淋巴器官，具有造血、储血和进行免疫应答的功能。脾位于左季肋区膈与胃底之间，第9～11肋的深面，其长轴与第10肋相一致。正常情况下在左肋弓下缘不能触及脾。脾呈扁椭圆形，内充满血液，暗红色，质软而脆，受到暴力打击易破裂出血。脾分为脏、膈两面，上、下两缘以及前、后两端。脏面为脾的内侧面，与胃底、左肾、左肾上腺、胰尾和结肠左曲相邻，脏面凹陷，在近中央处为脾门，是脾的血管、神经等出入之处；膈面为脾的外侧面，光滑隆凸与膈相对；上缘较锐，朝向前上方，前部常有2～3个切迹，称脾切迹（splenic notch），脾肿大时为触诊脾的标志；下缘较钝，朝向后下方；前端较宽，朝向前外方；后端钝圆，朝向后内方（图6-54）。

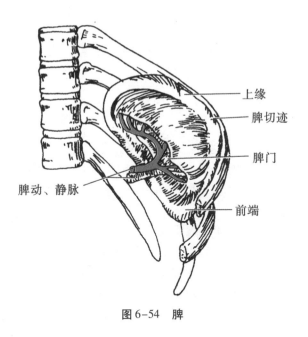

图 6-54　脾

（三）胸腺

　　胸腺（thymus）位于胸骨柄的后方，上纵隔的前部。呈锥体状，分左、右两叶，不对称，质地柔软，其大小和结构随年龄有明显改变。新生儿时期胸腺相对较大，随着年龄的增长胸腺继续发育增大，青春期以后胸腺开始萎缩退化。成人胸腺绝大部分被脂肪组织代替。胸腺与机体免疫功能密切相关，还可分泌胸腺激素等激素类物质，具有内分泌功能（图6-55）。

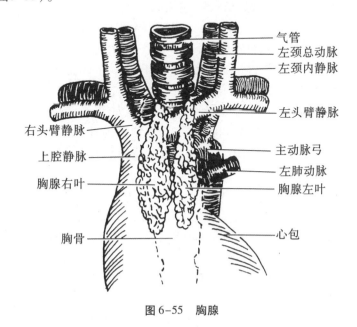

图 6-55　胸腺

（河南科技大学　郑　伟）

第三节　护理应用解剖学

一、体表压迫止血术

体表压迫止血术指压迫受创伤处近心端的动脉干,达到迅速止血目的而采取的临时急救措施,适用于体表可触及的动脉。可用指压、加压包扎或止血带结扎止血。

1. 颞浅动脉、面动脉压迫止血术(hemostasis by compression on superficial temporal artery and facial artery)

(1)颞浅动脉　是颈外动脉的终支之一,行于腮腺内和下颌颈的后方,经外耳门前方上升至颞部,分布于腮腺、颞部和颅顶部软组织。颞浅动脉在耳屏前方约1 cm处位置表浅,可触及其搏动,其深面为颞骨。当一侧颞部或颅顶外伤出血时,可用同侧示指或拇指按压在耳屏前方,将颞浅动脉压在颧弓根部,达到临时止血的目的。颅顶外伤出血较多时可同时指压双侧颞浅动脉进行止血。

(2)面动脉　在平下颌角高度由颈外动脉发出,向前行经下颌下腺的深面,在下颌角前3 cm处(咬肌止点前缘)跨过下颌骨下缘至面部,经口角和鼻翼外侧迂曲上行,至眼内侧更名为内眦动脉。面动脉分布于咽、软腭、咽鼓管、腭扁桃体、下颌下腺和面部软组织。面动脉在咬肌前缘绕下颌骨下缘处位置表浅,可触及搏动。当一侧面部外伤出血时,可用示指或拇指在双侧下颌骨下缘、咬肌前缘处,将面动脉压向下颌骨,达到临时止血目的。

2. 颈部动脉压迫止血术(hemostasis by compression on cervical artery)

(1)颈总动脉　位于颈内静脉内侧,左侧起自主动脉弓,右侧起自头臂干。约平甲状软骨上缘分为颈内动脉和颈外动脉。当头面部出血压迫颞浅动脉与面动脉无效或者效果不佳时,可在胸锁乳突肌前缘,平环状软骨平面向后内将颈总动脉压向第6颈椎横突,即颈动脉结节上进行止血。由于颈总动脉是脑部血液供应的主要来源,因此,为保证脑的血液供应严禁同时压迫两侧颈总动脉进行止血。

(2)锁骨下动脉　左侧起自主动脉弓,右侧起自头臂干。锁骨下动脉从胸锁关节后方斜向外侧至颈根部,呈弓状经胸膜顶前方,穿斜角肌间隙,至第1肋外侧缘延续为腋动脉。当肩部、腋部和臂部外伤出血时,可在锁骨中点上方的锁骨上大窝处,向后下方将锁骨下动脉压向第1肋进行止血。

3. 上肢动脉压迫止血术(hemostasis by pressing on artery of upper extremity)

(1)腋动脉　于第1肋外侧缘接续锁骨下动脉,经腋窝至大圆肌下缘移行为肱动脉。在腋窝内,腋动脉与腋静脉、臂丛一起被包裹在腋鞘内。腋动脉分支分布于肩部、上肢和胸壁外侧。当腋窝外伤致腋动脉出血时,可先用纱布、毛巾、衣物等物品将腋窝填满,将血管压向腋窝内侧壁与肱骨上端之间,再用绷带将臂部固定于躯干,使腋部血管受压而达到止血目的。

(2)肱动脉　在大圆肌下缘接续腋动脉,沿肱二头肌内侧沟下行至肘窝,在桡骨颈高度分为尺动脉和桡动脉。肱动脉全长均可在肱二头肌内侧沟摸到,其后外侧为肱骨体。当前臂与手外伤出血时,在臂中段用拇指或其他四指向外将肱动脉压向肱骨上而达到止血目的。

（3）桡动脉和尺动脉　先经肱桡肌与旋前圆肌之间，后在肱桡肌与桡侧腕屈肌之间下行。桡动脉在桡骨下端前内侧的位置表浅，可触及搏动；尺动脉在尺侧腕屈肌与指浅屈肌之间下行至手掌，在腕横纹上，豌豆骨桡侧可触及尺动脉搏动。当一侧手部外伤出血时，可用另侧拇指、示指在腕横纹上方，向后将桡动脉和尺动脉分别压向桡骨和尺骨上达到止血目的。因掌浅弓和掌深弓存在，手掌部出血需同时按压桡尺动脉止血。

（4）指掌侧固有动脉　在掌指关节附近，每一指掌侧总动脉分为2条指掌侧固有动脉，沿指掌侧腱鞘两侧行至指末端，分布于第2~5指。在第2~5指外伤出血时，用拇指和示指分别压迫手指根部两侧，将指掌侧固有动脉压于近节指骨上达到止血目的。

4.下肢动脉压迫止血术（hemostasis by pressing on artery of lower extremity）

（1）股动脉　为髂外动脉的直接延续，在腹股沟韧带中点稍下方位置表浅，可触及搏动，是股动脉的压迫止血点和摸脉点。当大腿及其以下外伤出血时，可用双手重叠用力压迫腹股沟韧带中点下方股动脉的搏动点，将其压向耻骨上支而达止血目的。

（2）胫后动脉　在小腿后群深、浅肌层之间下行，经内踝后方进入足底。在内踝和跟骨之间的踝管内位置表浅；足背动脉在踝关节前方接续胫前动脉，在内、外踝之间经屈肌支持带的深面至足背，此处位置表浅可触及其搏动。当足部外伤出血时，可用双手的示指或拇指，分别压迫内、外踝之间前方足背动脉的搏动点，将其压在距骨和足舟骨上，以及内踝与跟骨内侧之间的胫后动脉，将其压在跟骨上达到止血目的。

二、静脉穿刺与置管术

1.头皮静脉穿刺术（puncture of scalp vein）　通过头皮静脉输入液体以补充水分及营养，维持水、电解质平衡，注入药物达到治疗目的。常用于儿科补液及药物输入。

小儿头皮静脉丰富，浅表易见，与同名动脉伴行分布于颅外软组织中。头皮静脉没有瓣膜，管壁被皮下组织内的纤维隔固定，不易滑动。头皮静脉主要有滑车上静脉、眶上静脉和颞浅静脉。滑车上静脉起自冠状缝附近与颞浅静脉的额支相连，沿额部浅层下行，与眶上静脉末端汇合构成内眦静脉。眶上静脉起自额结节，沿眶上缘向内下走行，在内眦与滑车上静脉汇合构成内眦静脉。颞浅静脉起于颅顶及颞区软组织，在颞筋膜浅层、颧弓根上方汇合成前、后两支。前支与眶上静脉相交通，后支与耳后静脉和枕静脉相吻合。前、后两支在颧弓根处汇合成颞浅静脉，下行至腮腺内注入下颌后静脉。

穿刺依次经过皮肤、浅筋膜、静脉壁至血管内。由于头皮静脉被固定于浅筋膜的纤维隔内，管壁回缩能力差，穿刺结束后要压迫局部，以免局部出血形成皮下血肿。穿刺成功后回血良好，但液体不滴或滴注不通畅，并且局部可见呈树枝分布状苍白，表示误入小动脉，应立即拔针，另选血管穿刺。

2.颈外静脉穿刺术（puncture of external jugular vein）　是自颈外静脉穿刺进行采血或液体注入的一项护理技术。临床常用作3岁以下婴幼儿或肥胖儿的静脉采血。临床上长期持续静脉输液、长期静脉滴注高浓度或有刺激性的药物、行静脉内高营养疗法或在抢救危重患者使用周围静脉有困难者，也可采用颈外静脉插管输液法以保证

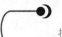

治疗。

颈外静脉位置表浅,是颈部最大的浅静脉,由下颌后静脉后支与耳后静脉和枕静脉等汇合而成,沿胸锁乳突肌表面斜行向下至该肌后缘,在锁骨中点上方2.5 cm处穿深筋膜注入锁骨下静脉或静脉角,引流头皮、面部以及部分深层组织的静脉血。颈外静脉末端有一对瓣膜但不能阻止血液反流。正常人站位或坐位时,颈外静脉常不显露。当心脏疾患或上腔静脉血液回流受阻时可致颈外静脉血液回心受阻,在体表可见静脉充盈,称为颈静脉怒张。颈外静脉壁与颈深筋膜紧密结合,当静脉壁受损破裂时管腔不易塌陷,可致气体栓塞。

通常选择下颌角与锁骨中点上缘连线的上1/3处,颈外静脉外侧缘穿刺。穿刺依次经过皮肤、浅筋膜、颈阔肌至静脉管壁。颈外静脉位置表浅且管径较大,尤其在患儿啼哭时或压迫近心端时静脉怒张更加明显,易于穿刺。操作中密切观察患儿面色及呼吸情况,发现异常立即停止穿刺。由于颈部皮肤移动性较大不易固定,故颈外静脉通常不作为静脉输液的血管,而仅作为小儿穿刺采血的部位。

3. 颈内静脉穿刺置管术(puncture of internal jugular vein) 是在静脉穿刺的基础上插管,进行全胃肠外高能营养疗法、短时间内需输入大量液体、中心静脉压测定、建立体外循环的重要方法之一。对于头皮静脉及四肢浅静脉塌陷或管壁硬化穿刺不易成功者也可选择静脉穿刺置管术。

颈内静脉是头颈部静脉主干,它在颅底颈静脉孔处接续乙状窦,伴颈内动脉、颈总动脉下降,与迷走神经共同走行于颈动脉鞘内,至胸锁关节后方与锁骨下静脉汇合成头臂静脉,汇合处称为静脉角,是淋巴导管注入的部位。颈内静脉壁附着于颈动脉鞘并与颈深筋膜和肩胛舌骨肌中间腱相连,故其管腔常处于开放状态,有利于血液回流。但当颈内静脉损伤时,因管腔不能闭锁和胸腔负压的吸引,可致空气栓塞。

颈内静脉分上、中、下3段。上段平甲状软骨上缘平面以上,该段与颈总动脉相距较近并有部分重叠,且颈动脉窦位置变化较大,不宜穿刺。下段位于胸锁乳突肌二头与锁骨上缘形成的锁骨上小凹内,其表面标志清楚但位置较深。中段操作视野充分且位置表浅,穿刺时可避开颈部重要结构。右侧颈内静脉与头臂静脉和上腔静脉几乎成一条直线,较左侧粗,通常选择右侧颈内静脉中段穿刺。穿刺依次经过皮肤、浅筋膜、胸锁乳突肌、颈动脉鞘至颈内静脉。由于右侧静脉角处有右淋巴导管,左侧有胸导管,穿刺针进入方向不可过于偏外,以免损伤上述结构。穿刺针不可向后过深,以免损伤静脉后外侧的胸膜顶造成气胸。颈内静脉离心较近,当右心房舒张时其管腔压力较低,穿刺插管时要防止空气进入形成气体栓塞。

4. 锁骨下静脉穿刺置管术(puncture of subclavian vein) 通常用于全胃肠外高能营养疗法、中心静脉压测定、短期内大量输血输液以及肺动脉插管、心血管造影等。由于锁骨下静脉直径较粗,血流量大,容易穿刺,故选择其穿刺置管。

锁骨下静脉是腋静脉的延续,起于第1肋外侧缘,向上呈弓形行至胸锁关节后方,与颈内静脉汇合成头臂静脉。在近胸骨角的右侧左、右头臂静脉汇合成上腔静脉入右心房。锁骨下静脉位置表浅,前上方有锁骨与锁骨下肌,后方隔前斜角肌为锁骨下动脉,下方为第1肋,内后方为胸膜顶。锁骨下静脉的管壁与颈部深筋膜、第1肋骨膜、前斜角肌及锁骨下筋膜鞘等结构相愈合,因此位置恒定,不易发生移位和塌陷。但由于管壁不易回缩,若术中不慎,易进入空气致气体栓塞。

笔记栏

通常选择右侧锁骨下静脉穿刺,右侧锁骨下静脉较直易插入导管,左侧有胸导管经过,易误穿。穿刺部位在胸锁乳突肌锁骨头外侧缘与锁骨上缘相交的尖部向外0.5~1.0 cm,对准锁骨下静脉与颈内静脉汇合处方向。穿经依次经过皮肤、浅筋膜、深筋膜至锁骨下静脉。穿刺方向始终朝向胸锁关节,不可指向后下方以免损伤胸膜和肺。锁骨下静脉离心近,当右心房舒张时压力较低,操作时要严防空气进入发生栓塞。

5. 上肢浅静脉穿刺术 手部有丰富的浅静脉丛,在指背相互吻合成指背静脉,上行至手背吻合成不同类型的手背静脉网,其桡侧端汇合为头静脉,尺侧端汇合为贵要静脉。上肢穿刺的浅静脉位置表浅,管径粗大,是临床静脉穿刺及导管插入的常用部位,主要有头静脉、贵要静脉和肘正中静脉。头静脉起自手背静脉网桡侧,沿前臂桡侧至前臂掌侧面,在肘窝稍下方发出肘正中静脉后,继续沿肱二头肌外侧沟继续上行,经三角肌与胸大肌肌间沟穿深筋膜注入腋静脉或锁骨下静脉。贵要静脉起自手背静脉网尺侧,沿前臂尺侧上行在肘窝接受肘正中静脉后,沿肱二头肌内侧沟继续上行,至臂中部穿深筋膜注入肱静脉。肘正中静脉位于肘窝内,是斜行于头静脉和贵要静脉之间的短静脉干。该静脉变异较多。一般由头静脉发出,经肱二头肌腱表面向内侧汇入贵要静脉。肘正中静脉常接受前臂正中静脉,后者有时分叉分别注入贵要静脉和头静脉。

根据患者的不同情况及治疗需要,可选择不同部位的静脉。穿刺方向应与血液向心回流的方向一致。如果患者是长期慢性患者需要长期输液者,应从手背静脉网的远侧小静脉起始,左、右两侧数条血管交替使用,以延长每条血管的使用时间。如果单独一次采血或注射可选用肘窝附近暴露较好的静脉,以提高穿刺成功率。

穿刺经过皮肤、皮下组织至静脉壁。因患者年龄不同,其静脉壁的厚度、弹性及硬度有一定差异。穿刺输液对血管都有不同程度的损伤,尤其使用对血管刺激性较大的药物,甚至会出现穿刺点以上的静脉炎和血管痉挛、硬化,致该条血管不宜再行穿刺。上肢浅静脉有瓣膜,扎止血带后在静脉各段见到的结节状隆起即为静脉瓣所在部位,穿刺时应避开静脉瓣。

穿刺部位尽可能避开关节以利于针头固定与患者活动。静脉管壁较薄,平滑肌和弹性纤维很少,易被压扁致管腔变的不规则,因此,穿刺时用力不可过猛,穿刺针进入静脉后要轻微挑起血管壁后再进针,以免穿透静脉后壁。老年人手背皮肤薄而松弛,皮下脂肪少,血管弹性较差,易于滑动,穿刺时应使患者腕关节屈曲,将其手背皮肤拉紧,使静脉固定于皮下减少滑动。

6. 下肢浅静脉穿刺术 下肢浅静脉主要有足背浅静脉、小隐静脉和大隐静脉,它们与深静脉之间有丰富的交通支。足背浅静脉位于足背跖骨的远侧端,多构成静脉弓或网,没有瓣膜,在皮下清晰可见。静脉弓的外侧端向上延续为小隐静脉,内侧端延续为大隐静脉。小隐静脉起自足背静脉弓外侧,经外踝的后方沿小腿后面上行,于腘窝下角处穿深筋膜汇入腘静脉。大隐静脉起自足背静脉弓内侧,经内踝的前方约1~1.5 cm处沿小腿内侧、膝关节内侧上行,进入大腿内侧渐行至前方,于腹股沟韧带中点下方3~4 cm处穿隐静脉裂孔注入股静脉。

根据患者不同情况及治疗需要,可选择不同部位的静脉。穿经层次与进针技术同上肢浅静脉穿刺。

7. 股静脉、股动脉穿刺术 股静脉由腘静脉穿收肌腱裂孔移行而来,伴股动脉上行经腹股沟韧带后方续为髂外静脉。股动脉在腹股沟韧带中点深面续于髂外动脉,通过股三角进入收肌管,向下移行为腘动脉。在腹股沟韧带中点稍下方股动脉位置表浅,走行于股鞘的外侧部,并分出腹壁浅动脉和旋髂浅动脉,分别至腹前壁下部和髂前上棘附近的皮肤和浅筋膜。在纤维外科中,常选用以上述动脉为轴心的分布区作为带血管蒂皮瓣移植的供皮区。在股三角内血管神经伴行,由外向内依次为股神经、股动脉和股静脉。临床查找股血管常以搏动的股动脉为标志。

股静脉选择髂前上棘与耻骨结节连线的中、内 1/3 段交点下方 2~3 cm 处,股动脉搏动处内侧 0.5~1.0 cm 穿刺。股动脉选择腹股沟韧带中点稍下方,股动脉搏动最明显处穿刺。穿经依次经过皮肤、浅筋膜、阔筋膜、股鞘至血管壁。股静脉穿刺注意刺入方向和深度,以免刺入股动脉或穿透股静脉,穿刺点不可过低,以免穿透大隐静脉根部。如抽出暗红色血液提示刺入股静脉,如抽出鲜红色血液提示刺入股动脉,应立即拔针,局部压迫至无出血为止。进行股动脉穿刺注意当针尖刺入深筋膜有搏动感时提示已触及股动脉壁,再向前稍推进即刺入股动脉,此时可见鲜血注入注射器。穿刺不可过深,以免穿透动脉后壁。

三、经皮冠状动脉介入治疗术

经皮冠状动脉介入治疗术(percutaneous transluminal coronary intervention)是采用经皮动脉穿刺,将球囊或支架等相关器械送入冠状动脉病变狭窄部,以球囊内扩张或支架支撑的方式解除其冠状动脉狭窄或梗阻,重建患者冠状动脉有效供血的一种技术。常选用的动脉有股动脉和桡动脉。

1.经皮股动脉穿刺冠状动脉介入治疗术　选择腹股沟韧带中点下方约 2 cm 股动脉搏动最强处刺入皮肤,当持针手感到动脉明显搏动时即可穿入血管,穿刺成功即可见动脉血搏动性流出。引导导管的穿刺层次依次经皮肤、浅筋膜、阔筋膜、股鞘至股动脉壁。血管支架通过的途径为:股动脉、髂外动脉、髂总动脉、腹主动脉、胸主动脉、主动脉弓、升主动脉、主动脉左窦或右窦、左或右冠状动脉口、左或右冠状动脉的病变部位。

股动脉上端通过腹股沟韧带后方,故穿刺点不宜过高,以防造成止血困难。因股动脉穿刺点与股静脉邻近,故穿刺点不宜过低,以防发生动静脉瘘。股动脉管腔宽大,插管成功率高。股动脉穿刺术后卧床时间长,止血压迫费时费力,压迫不当或患者卧位不恰当,局部并发症发生率较高。注意观察穿刺部位有无渗血、肿胀,双下肢皮肤温度、颜色,双足背动脉搏动情况,绷带拆除后鼓励患者下床活动,预防血栓形成,减少肠胀气、尿潴留等并发症。

2.经皮桡动脉穿刺冠状动脉介入治疗　通常选择前臂前面桡侧,腕横纹近侧3 cm或桡骨茎突近侧 1 cm,桡动脉搏动最强、行程较直的部位,此处位置表浅,易于穿刺。引导导管的穿刺层次依次经皮肤、浅筋膜、深筋膜至桡动脉壁。血管支架通过的途径为:桡动脉、肱动脉、腋动脉、锁骨下动脉、主动脉弓、升主动脉、主动脉左窦或右窦、左或右冠状动脉口、左或右冠状动脉的病变部位。桡动脉较细小,对于器械的性能要求高,局部麻醉时,易刺激桡动脉诱发痉挛,影响手术进行。穿刺后注意观察穿刺上肢肢体色泽及毛细血管充盈情况。

（河南科技大学　郑　伟）

第七章

感觉器

感觉器（sensory organs）是机体体表、体腔或组织内能接受环境刺激，并将之转换成兴奋的结构，是感受器（receptor）及其附属结构的总称。

第一节 视 器

视器（visual organ）接受外来光的刺激，借视觉传导至大脑的视觉中枢而引起视觉，由眼球和眼副器共同构成。眼球的功能是接受光波刺激，将光刺激转变为神经冲动，通过视神经将冲动传至视觉中枢从而产生视觉。眼副器包括眼睑、结膜、泪器、眼球外肌、眶脂体和眶筋膜等，位于眼球周围或附近，对眼球起支持、保护和运动作用。

一、眼球

眼球（eye ball）近似球形，位于眶的前部，是视器的主要部分。借筋膜与眶壁相连，后部借视神经连于间脑的视交叉。眼眶呈四棱锥形，内侧壁近似平行，外侧壁向后相交成90°角。眼眶内侧壁与外侧壁的夹角为45°。眼球前面正中点称**前极**（anterior pole），后面正中点称**后极**（posterior pole），前后极连线称**眼轴**。从瞳孔中点至视网膜中央凹的连线称**视轴**（optic axis）。眼轴与视轴相交呈锐角。眼球前后极中点的圆周线称赤道，即中纬线，通过中纬线可将眼球切成前、后两半；环绕前后极的连线叫经线，它与眼赤道线呈直角相交。眼球由眼球壁及其内容物等构成（图7-1）。

眼球壁从外向内依次分为纤维膜、血管膜和视网膜三层。

（一）纤维膜

纤维膜位于眼球壁最外面，由致密结缔组织构成，从前向后可分为角膜和巩膜两部分，角膜与巩膜交界处称角膜缘。对维持眼球外形和保护眼球内容物起重要作用。

1. **角膜**（cornea） 位于眼球正前方，占眼球纤维膜的前1/6，无色透明，富有弹性，外凸内凹，曲度较大，具有屈光作用，无血管但有丰富的感觉神经末梢，感觉极为敏感。角膜的营养来自周围的毛细血管、泪液和房水。角膜炎或溃疡可致角膜混浊，失去透明性，影响视觉。

2. **巩膜**（sclera） 呈乳白色，占眼球纤维膜的后5/6，质地坚韧不透明，有保护眼球内容物和维持眼球形态的作用。巩膜与角膜交界处深面有一环形的**巩膜静脉窦**（scleral venous sinus），是房水回流的通道。巩膜的厚度不一致，后部稍厚，向前逐渐变薄，在眼球的赤道附近最薄，在眼外肌附着处再度增厚。

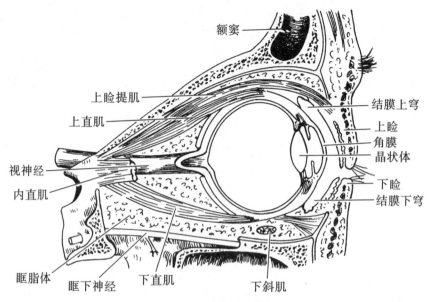

图 7-1 眼的矢状切面

（二）血管膜

血管膜位于眼球纤维膜的内面，含有大量的血管和色素细胞，呈棕黑色，具有营养眼球内组织及遮光的作用。血管膜由前至后分为虹膜、睫状体和脉络膜三部分。

1. **虹膜**（iris） 位于血管膜的最前部，呈冠状位圆盘形的薄膜，中央有圆形的**瞳孔**（pupil）（图 7-2），可随光线的强弱而开大或缩小，角膜与晶状体之间的间隙称眼房（chambers of eyeball）。虹膜位于二者之间将其分成前房后房，二者借瞳孔相交通。在前房的周边，虹膜与角膜交界处的环形区域，称**虹膜角膜角**（iridocorneal angle），又称前房角。虹膜的颜色与虹膜所含色素细胞多少有关，不同种族有明显的差异。可有黑、棕、蓝和灰色等，黄种人虹膜色素较多，故呈棕色。

虹膜内有两种方向的平滑肌纤维，一部分环绕瞳孔周缘，称**瞳孔括约肌**（sphincter pupillae），受副交感神经支配，收缩时使瞳孔缩小；另一部分呈放射状排列，称**瞳孔开大肌**（dilator pupillae），受交感神经支配，收缩时使瞳孔扩大。正常时瞳孔在强光下缩小，在弱光下则扩大，它能调控射到视网膜上光线的多少，类似照相机的光圈。

2. **睫状体**（ciliary body） 位于巩膜与角膜移行部的内面，虹膜后外方的环形增厚部分。其后部较为平坦，为睫状环，前部有向内突出呈放射状排列的皱襞，称**睫状突**（ciliar processes），睫状突借睫状小带与晶状体相连，睫状体内含睫状肌（ciliary muscle），由副交感神经支配。睫状体有调节晶状体曲度和产生房水的作用。

3. **脉络膜**（choroid） 占血管膜的后 2/3，前端连于睫状体，后方有视神经通过，富含血管及色素。外面与巩膜疏松相连，内面紧贴视网膜的色素层，后方有视神经穿过。具有营养眼球内组织并吸收分散光线的作用。

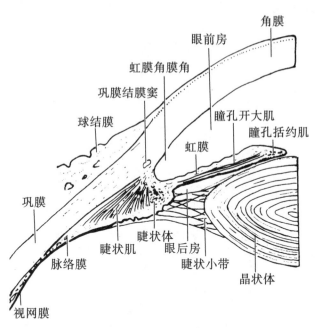

图 7-2　眼球水平切面局部放大

（三）视网膜

视网膜（retina）位于眼球血管膜的内面，自前向后分为三部分，即视网膜虹膜部、睫状体部和脉络膜部。

视网膜的范围自视神经乳头起，直至虹膜的瞳孔缘为止。从功能上由后往前可分为两部：后部为有感光作用的视部，其范围与脉络膜相当，故称**视网膜脉络膜部**；前部为无感光作用的盲部，其位置在虹膜和睫状体的内面，故也称**视网膜虹膜睫状体部**。视部与盲部以睫状环的锯齿缘为界，通常所指的视网膜，系指视网膜的视部。

视网膜视部分两层：外层为色素上皮层，由大量的单层色素上皮细胞构成；内层为神经层，是视网膜的固有结构。两层之间有一潜在性的间隙，在病理情况下，是造成视网膜脱离的解剖学基础。

视网膜视部的神经层主要由三层神经细胞组成（图 7-3）。其中最外层紧邻色素上皮层，由具有接受光刺激功能的**视锥细胞**和**视杆细胞**组成。视锥细胞主要分布在视网膜的中央部，能感受强光和颜色的刺激，在白天或明亮处视物时起主要作用；视杆细胞主要分布于视网膜的周边部，只能感受弱光刺激，在夜间或暗处视物时起主要作用。中层为传递神经冲动的双极细胞，内层为神经节细胞，神经节细胞的轴突在视网膜后部集结成束，穿脉络膜和巩膜后构成视神经。

视网膜后部最厚，愈向前愈薄，在视神经的起始处有一境界清楚略呈椭圆形的盘状结构，称**视神经盘**（optic disc），又称**视神经乳头**（papilla nervi optic）。视神经盘中央凹陷是视神经纤维穿过巩膜筛板与视神经相接处，也是视网膜中央动脉、静脉出入的部位，称视盘陷凹，由于此处无感光细胞，也无感光作用，故称**生理盲点**。在视神经盘的颞侧稍偏下方约 3.5 mm 处，有一由密集的视锥细胞构成的黄色小区，称**黄斑**（macula lutea），直径 1.8～2 mm，其中央凹陷称**中央凹**（fovea centralis）（图 7-4），此区无血管,为感光最敏锐处。

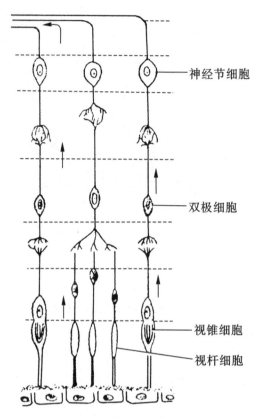

图7-3　视网膜的神经细胞示意

神经节细胞

双极细胞

视锥细胞

视杆细胞

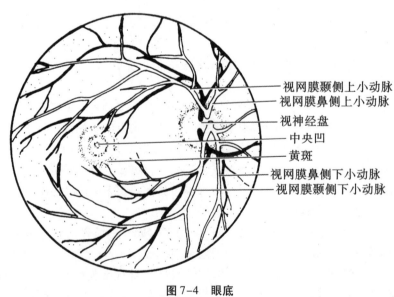

图7-4　眼底

视网膜颞侧上小动脉
视网膜鼻侧上小动脉
视神经盘
中央凹
黄斑
视网膜鼻侧下小动脉
视网膜颞侧下小动脉

二、眼球内容物

眼球内容物包括房水、晶状体和玻璃体(图7-5)。它们都是无血管分布的透明结构,与角膜共同组成屈光装置,使所视物体在视网膜上清晰成像。

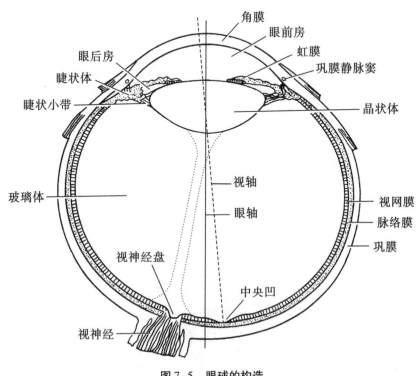

图7-5 眼球的构造

图中标注:角膜　眼前房　虹膜　巩膜静脉窦　晶状体　视网膜　脉络膜　巩膜　视轴　眼轴　中央凹　视神经盘　玻璃体　睫状小带　睫状体　眼后房　视神经

1. **房水**(aqueous humor)　位于眼房内,为无色透明的液体,房水由睫状体产生,进入眼后房,经瞳孔流入前房,再经虹膜角膜角进入巩膜静脉窦,借睫前静脉汇入眼上、下静脉。房水的生理功能是为角膜和晶状体提供营养并维持正常的眼内压。正常情况下房水的产生与排出总是保持恒定的动态平衡,病理情况下房水代谢紊乱或循环不畅可造成眼内压增高,临床上称为继发性青光眼。

2. **晶状体**(lens)　位于虹膜和玻璃体之间,无色透明、富有弹性、不含血管和神经,呈双凸透镜状,前面曲度较小,后面曲度较大。晶状体的外面包有高度弹性的薄膜,称为晶状体囊。借睫状小带与睫状体相连,晶状体实质由平行排列的晶状体纤维所组成,周围部称晶状体皮质,质软具有弹性,中央部称为晶状体核。凡是由先天或后天因素引起的晶状体混浊称为白内障。临床上,糖尿病患者常并发白内障及视网膜病变。

晶状体是眼屈光系统的主要装置,其曲度随所视物体的远近不同而改变。视近物时,睫状体内主要由环行排列的肌收缩,向前内牵引睫状突使之变厚,睫状小带松弛,晶状体借助于晶状体囊及其本身的弹性而变凸,特别是其前部的凸度增大,屈光度加强,使物像清晰地显在视网膜上。当视远物时,与此相反。睫状肌舒张,睫状突外伸,睫状小带加强了对晶状体的牵拉,晶状体曲度变小,使远处物体清晰成像。通常随年龄增长,晶状体核逐渐增大变硬、弹性减退,睫状肌逐渐萎缩,晶状体的调节能力逐渐减弱,近距离视物困难,出现老视,即"老花眼"。

3. 玻璃体(vitreous body) 位于晶状体后面,约占眼球内容积的4/5;是无色透明的胶状物质,表面被覆玻璃体膜。它填充于晶状体与视网膜之间,对视网膜起支撑作用,若支撑作用减弱,可导致视网膜剥离。

二、眼副器

眼副器(accessory organs of eye)为眼的辅助装置,包括眼睑、结膜、泪器、眼球外肌、眶脂体和眶筋膜等结构。对眼球起支持、保护和运动的功能。

(一)眼睑

眼睑(eyelids)为一能活动的皮肤皱襞,俗称"眼皮",位于眼球的前方,是眼球的保护屏障,对眼球起保护作用(图7-6)。分上睑和下睑,二者之间的裂隙称**睑裂**。睑裂的外侧端称**外眦**,较锐利;内侧端称**内眦**,呈钝圆。眼睑的游离缘称**睑缘**。上、下睑缘均生有睫毛,睫毛有防止灰尘进入眼内和减弱强光照射的作用。如果睫毛长向角膜,称为**倒睫**,可引起角膜炎、溃疡等。睫毛的根部有睫毛腺,近睑缘处有**睑缘腺**。睫毛毛囊或睫毛腺的急性炎症,称睑腺炎,是眼科的常见症之一。

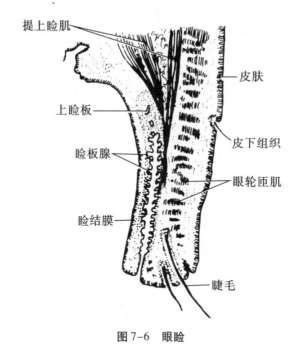

图7-6 眼睑

眼睑由浅至深可分为五层:皮肤、皮下组织、肌层、睑板和睑结膜。眼睑皮肤为全身皮肤中最薄者,容易形成皱襞,皮下组织薄而疏松,缺乏皮下脂肪。患某些疾病时,可发生明显的眼睑水肿。肌层主要是眼轮匝肌的睑部,该肌收缩可闭合睑裂。在上睑还有上睑提肌,该肌的腱膜止于上睑的上部,可提起上睑。**睑板**(tarsus)为一半月形致密结缔组织板,上、下各一。睑板的内、外两端借横位的睑内、外侧韧带与眶缘相连结。睑板内有麦穗状的**睑板腺**(tarsal gland),与睑缘垂直排列,开口于睑缘。睑板腺分泌油样液体,可润滑眼睑,防止泪液外流。若睑板腺导管阻塞,形成睑板腺囊肿,亦称霰粒肿。

（二）结膜

结膜(conjunctiva)是一层薄而光滑透明富有血管的黏膜,覆盖在眼睑内面与眼球前面,止于角膜缘。按所在部位可分为三部:①睑结膜(palpebral conjunctiva),衬覆于上、下睑的内面,与睑板结合紧密。在睑结膜的内表面,可透视深层的小血管和睑板腺。②球结膜(bulbar conjunctiva),为覆盖在眼球前面的部分。在近角膜缘处,移行为角膜上皮。在角膜缘处与巩膜结合紧密,其余部分连结疏松易移动。③结膜穹窿(conjunctival fornix),为睑结膜与球结膜的移行处,其返折处分别构成结膜上穹和结膜下穹,结膜上穹较结膜下穹深。当上、下睑闭合时,整个结膜形成囊状腔隙,称结膜囊(conjunctival sac),通过睑裂与外界相通。结膜病变常局限于某一部位。如沙眼易发于睑结膜和结膜穹窿,疱疹则多见于角膜缘的结膜和球结膜,炎症常引起结膜充血肿胀。

（三）泪器

泪器按其结构和功能可分为两部分,即分泌泪液的泪腺和导流泪液的泪道(图7-7)。

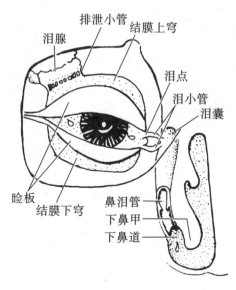

图7-7　泪器

1. 泪腺(lacrimal gland)　位于眼眶外上方的泪腺窝内,长约2 cm,有10～20条排泄管,开口于结膜上穹的外侧部。泪液具有供给眼球表面的湿润度,借以调节角膜上皮的膨胀度,达到维持角膜透明,以及维持眼球表面清洁;抑制细菌繁殖和抗炎的作用。多余的泪液则流向泪湖(lacrimal lacus),经泪点、泪小管进入泪囊,再经鼻泪管至鼻腔。

2. 泪道　由泪点、泪小管、泪囊和鼻泪管4部分组成。

（1）泪点(lacrimal punctum)　是泪道的起始部。在上、下睑缘近内侧端处各有一隆起称泪乳头（lacrimal papilla），其顶部有一针眼大小的小孔称泪点，是泪小管的开口。沙眼等疾病可造成泪点变位而引起溢泪症。

（2）**泪小管**（lacrimal ductule）　为连结泪点与泪囊的小管，分上泪小管和下泪小管，分别垂直向上、下行，继而几乎成直角转向内侧汇合一起，开口于泪囊上部。

（3）**泪囊**（lacrimal sac）　为一膜性囊，位于眶内侧壁前下部的泪囊窝中，上端为盲端，在内眦上方，下端移行于鼻泪管。眼轮匝肌收缩时牵引睑内侧韧带可扩大泪囊，使囊内产生负压，促使泪液流入泪囊。

（4）**鼻泪管**（nasolacrimal duct）　为一续于泪囊的膜性管道，长约 1.2 cm。上部包埋在骨性鼻泪管中，与骨膜结合紧密；下部在鼻腔外侧壁黏膜的深面，开口于下鼻道外侧壁。鼻泪管开口处的黏膜内有丰富的静脉丛，感冒时，黏膜充血和肿胀，可导致鼻泪管下口闭塞，泪液向鼻腔引流不畅，故感冒时常有流泪的现象。

（四）眼球外肌

眼球外肌（ocular muscles）为视器的运动装置。眼球外肌包括运动眼球的 4 块直肌、2 块斜肌和运动眼睑的上睑提肌，均属骨骼肌（图 7-8）。

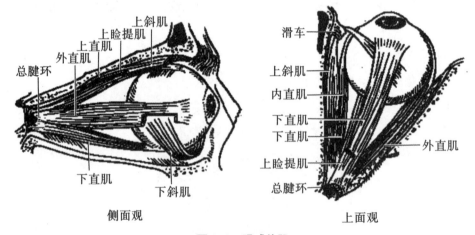

图 7-8　眼球外肌

1. **上睑提肌**（levator palpebrae superioris）　起自视神经管前上方的眶壁，在上直肌上方向前走行，止于上睑的皮肤和上睑板。该肌收缩提上睑，开大眼裂作用，受动眼神经支配，该肌瘫痪可导致上睑下垂。

2. **眼球直肌**　运动眼球的 4 块直肌为**上直肌**（superior rectus）、**下直肌**（inferior rectus）、**内直肌**（medial rectus）和**外直肌**（lateral rectus），分别位于眼球的上方、下方、内侧和外侧。各直肌共同起自视神经管周围和眶上裂内侧的总腱环，呈漏斗形，在赤道的前方，分别止于巩膜的上、下、内侧和外侧。收缩时分别使瞳孔转向上内、下内、内侧和外侧，除外直肌受展神经支配外，上、下直肌和内直肌均为动眼神经支配。

3. 上斜肌和下斜肌

（1）**上斜肌**（superior obliquus）　位于上直肌与内直肌之间，是眼球外肌中最长的一条，起于蝶骨体，向前行达眶内上缘附近，以细腱通过眶内侧壁前上方的滑车，经上直肌的下方转向后外，在上直肌和外直肌之间止于眼球后外侧赤道后方的巩膜。该肌受滑车神经支配。收缩使瞳孔转向下外方。

（2）**下斜肌**（inferior obliquus） 位于眶下壁与下直肌之间,起于眶下壁内侧近前缘处,在下直肌与眶下壁之间向外,向上后方,止于眼球外侧壁赤道后方的巩膜上,该肌收缩使瞳孔转向上外方。

眼球的正常运动,并非单一肌肉的收缩,而是两眼数条肌肉协同作用的结果。如俯视时,两眼的下直肌和上斜肌同时收缩;仰视时,两眼上直肌和下斜肌同时收缩;侧视时,一侧眼的外直肌和另一侧眼的内直肌共同作用;聚视中线时,则是两眼内直肌共同作用的结果。当某一眼肌麻痹时,可出现斜视和复视现象(图7-9)。

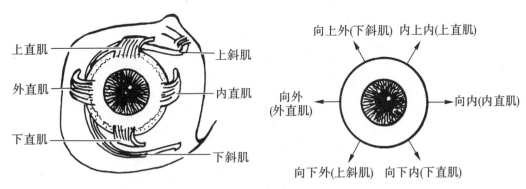

图7-9 眼球外肌作用

（五）眶脂体与眶筋膜

眼球并非完全充满眼眶,其余空间由眶筋膜和眶脂体等所填充。这些组织对眼球在眶内的固定和活动有重要意义。

1.眶脂体（adipose body of orbit） 为充填于眼球、眼肌与眶骨膜之间的脂肪组织,对眼球、视神经、血管、神经及泪器有保护作用。在眼球后方,视神经与眼球各肌之间脂肪组织较多,与眼球之间类似关节头与关节窝的关系,允许眼球做多轴的运动,还可减少外来震动对眼球的影响。

2.眶筋膜（orbital fasciae） 包括眶骨膜、眼球筋膜鞘、眼肌筋膜和眶隔。

（1）眶骨膜（periorbita） 衬于眶腔内面,一般疏松附于眶壁上,在面前部与周围骨膜相续连。在视神经管处,硬脑膜分两层,内层与硬脑膜相续包绕视神经,外层则被覆于眶骨壁上。在眶的后部,眶骨膜增厚形成总腱环,为眼球外肌提供附着处。

（2）眼球筋膜鞘（sheath of eyeball） 又称Tenon囊,是位于眶脂体与眼球之间的薄而致密的纤维组织,该鞘包绕眼球的大部,向前在角膜缘稍后方与巩膜融合在一起,向后与视神经硬膜鞘结合。眼球筋膜鞘的内面光滑,与眼球之间的间隙称为巩膜外隙,其内穿插十分纤细而疏松的纤维,故不妨碍眼球的自由活动。手术时可将麻醉药注入巩膜外隙内。

（3）眼肌筋膜（musular fascia） 呈鞘状包绕各眼球外肌。

（4）眶隔（orbital septum） 为上睑板上缘和下睑板下缘的一薄层结缔组织,分别连于眶上缘和眶下缘,与眶骨膜相连续。

三、眼的血管和神经

1. **眼动脉**(ophthalmic artery)　是眼球血供的主要动脉。眼动脉起自颈内动脉,在视神经的下方经视神经管入眶,先居视神经的下外侧,然后转至其上方在上直肌的下方越至眶内侧前行,沿上斜肌下面迂曲前行,终支出眶达鼻背。在行程中眼动脉发出分支供应眼球、眼球外肌、泪腺和眼睑(图7-10)。主要分支如下:

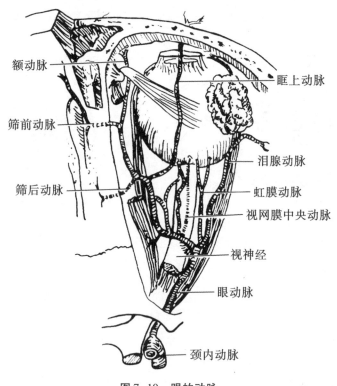

额动脉

眶上动脉

筛前动脉

泪腺动脉

筛后动脉

虹膜动脉

视网膜中央动脉

视神经

眼动脉

颈内动脉

图7-10　眼的动脉

（1）**视网膜中央动脉**(central artery of retina)　是供应视网膜内层的唯一动脉,口径仅0.28 mm。发自眼动脉,行于视神经的下方,在距眼球约10~15 mm处,穿入视神经鞘内,行走于视神经中央,经视神经盘穿出,先分成上、下两支,再复分成**视网膜鼻侧上、下和视网膜颞侧上、下四支小动脉**,它们分别供应视网膜鼻侧上、鼻侧下、颞侧上和颞侧下4个扇形区。临床上,用检眼镜可直接观察这些血管。黄斑中央凹中央部无血管分布。

视网膜中央动脉是终动脉,在视网膜内的分支之间无吻合,也不与脉络膜内的血管吻合。因此,该动脉轻微血液供应的紊乱,均将引起视力上的严重后果。

（2）睫后短动脉　又称脉络膜动脉,在视神经周围垂直穿入巩膜,分支较多,分布于脉络膜。

（3）睫后长动脉　又称虹膜动脉,有二支,在视神经的内、外两侧穿入巩膜,在巩膜与脉络膜间前行至睫状体。发出三支:①进入脉络膜与睫后短动脉吻合的回归动脉支;②至睫状肌的睫状肌支;③与睫前动脉吻合的虹膜动脉大环支。

（4）**睫前动脉**　由眼动脉的各肌支发出，共7支，在眼球前部穿入巩膜，在巩膜静脉窦的后面入睫状肌，发分支与虹膜动脉大环吻合，营养巩膜的前部、虹膜和睫状体。睫前动脉在进入巩膜前，分支至球结膜。

2. **眼的静脉**　眶内结构的血液主要通过眼静脉回流。有眼上、下静脉，收集包括眼球和眼副器的静脉血。**眼上静脉**由眶内上角的小静脉与内眦静脉及鼻额静脉等吻合，向后经眶上裂注入海绵窦，收集与眼动脉分支伴行的静脉血；**眼下静脉**起于眼眶前下部的小静脉，通常分成两支：一支注入眼上静脉，合成一干注入海绵窦；另一支行向外下方，经眶下裂，注入面深静脉及翼静脉丛。由于眼静脉无静脉瓣，面部感染处理不当时，有可能经此路侵入海绵窦引起颅内感染。

3. **眼的神经**　视器的神经支配来源较多。视神经起于眼球后极的内侧约 3 mm 处，行向后内，穿经视神经管入颅中窝，连于视交叉。眼球外肌由动眼神经、滑车神经、展神经支配。动眼神经支配上直肌、下直肌、内直肌、下斜肌和上睑提肌；滑车神经支配上斜肌；展神经支配外直肌。眼球内肌的瞳孔括约肌和睫状肌受动眼神经支配，瞳孔开大肌受交感神经支配。视器的一般感觉由三叉神经的眼神经支配，眼睑内的眼轮匝肌则受面神经支配，泪腺分泌由面神经副交感神经纤维支配。

（河南科技大学　胡伊乐）

第二节　前庭蜗器

　　前庭蜗器（vestibulocochlear organ）包括**前庭器**（vestibular apparatus）和**蜗器**（auditory apparatus）。它们的功能虽然不同，但在结构上关系密切。前庭蜗器又称耳，包括外耳、中耳和内耳三部分（图7-11）。其中外耳和中耳是收集声波和传导声波的装置，内耳是接受声波和位觉刺激的部位。

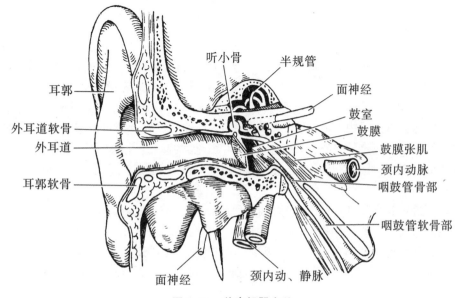

听小骨　　半规管
面神经
耳郭
鼓室
外耳道软骨
鼓膜
外耳道
鼓膜张肌
颈内动脉
耳郭软骨
咽鼓管骨部

咽鼓管软骨部

面神经　　颈内动、静脉

图 7-11　前庭蜗器全貌

一、外耳

外耳(external ear)包括耳郭、外耳道和鼓膜三部分。

1. **耳郭**(auricle)　位于头部的两侧有收集声波的作用。分前外和后内两面,前外面凹陷,有一大孔为外耳门(external acoustic pore)(图7-12)。耳郭的上方大部以弹性软骨为基础,外覆皮肤,皮下组织少,只有下方的小部分无软骨,由结缔组织与脂肪组成,称耳垂(auricular lobule),是临床采血的部位。由于耳郭皮肤较薄皮下组织少,血管位置表浅,且裸露体表,对寒冷的防御能力较差,故在寒冬易发生冻疮。

耳郭的前外面高低不平,卷曲的游离缘称耳轮。以耳轮脚起于外耳门的上方,其下端连于耳垂。耳轮前方有一与其平行的弓状隆起,称对耳轮。对耳轮的上端分叉形成对耳轮上、下脚。两脚之间正对的三角形浅窝称三角窝。在耳轮与对耳轮之间有条弧形浅沟,称耳舟。在对耳轮的前方有一深凹,称耳甲。耳甲的前方有一突起称耳屏,后方的对耳轮下部有一突起,称对耳屏。耳屏与对耳屏之间有一凹陷,称为耳屏间切迹。耳郭外部形态可作为耳针治疗时取穴定位的标志。

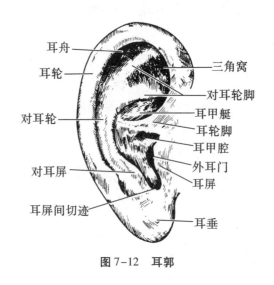

图7-12　耳郭

2. **外耳道**(external acoustic meatus)　是从外耳门至鼓膜之间的弯曲管道。成人长2.0~2.5 cm。由骨和软骨两部分组成,其中外1/3与耳郭的软骨相延续,为外耳道的软骨部,内2/3为骨性部,位于颞骨内的椭圆形短管。两部交界处较为狭窄。外耳道软骨性部指向后内上方,骨部弯向前内下,且外耳道软骨部可以牵动,检查鼓膜时需将耳郭向后上方牵拉,使外耳道变直,方可窥见鼓膜。婴儿的外耳道骨部和软骨部尚未发育完全,其外耳道几乎全由软骨支持,且短而直,鼓膜近乎水平位,检查时须将耳郭拉向后下方。

外耳道皮肤是耳郭皮肤的延续。在软骨部含有毛囊、皮脂腺及耵聍腺。耵聍腺分泌黏稠液体为耵聍有保护作用,如耵聍量多且凝结成块阻塞外耳道,则为耵聍栓塞,影响听力。外耳道皮肤薄且皮下组织很少,皮肤几乎与软骨膜及骨膜紧密相贴,皮下含有丰富的神经末梢,在外耳道发生皮肤疖肿时在张口、咀嚼、打哈欠时由于下颌关节运动,可引起剧烈疼痛。

3. 鼓膜（tympanic membrane） 是位于外耳道与中耳之间的一椭圆形半透明薄膜，直径约 1 cm。向前外下倾斜，与外耳道形成约 45°～50° 的倾斜角。小儿的鼓膜更为倾斜，几乎呈水平位（图 7-13）。鼓膜边缘的大部分附着于颞骨上，中心以浅漏斗状向内凹陷，称**鼓膜脐**（umbo of tympanic membrane），为锤骨柄末端附着处。由鼓膜脐沿锤骨柄向上，可见鼓膜分别向前、向后形成两个皱襞，分别为锤骨前襞和锤骨后襞。在两个皱襞之间，鼓膜上 1/4 的三角形区为**松弛部**，薄而松弛。下 3/4 坚实紧张，为**紧张部**。紧张部前下方有一三角形的反光区，称**光锥**（cone of light），是外来光线被鼓膜的凹面集中反射形成。中耳的一些疾患可引起光锥改变或消失，严重时可使鼓膜穿孔，影响听力。

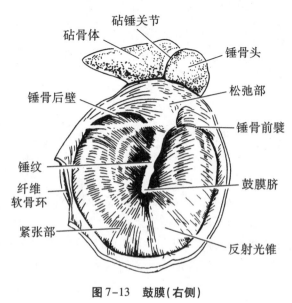

图 7-13　鼓膜（右侧）

二、中耳

中耳（middle ear）为一含气的不规则腔道，由鼓室、咽鼓管、乳突窦和乳突小房组成，大部分位于颞骨岩部内。是声波传导的主要部分。

（一）鼓室

鼓室（tympanic cavity）是颞骨岩部内含气的不规则小腔。位于鼓膜与内耳外侧壁之间，借鼓膜与外耳道分隔，通过前庭窗和蜗窗与内耳相连，经乳突窦与乳突小房相通，并经咽鼓管通鼻咽部。鼓室有 6 个壁，内有听小骨、韧带、肌、血管和神经等。

1. 上壁 又称**鼓室盖壁**，由颞骨岩部前外侧面的鼓室盖构成，厚约 3～4 mm，是与颅中窝相隔的薄骨板，中耳疾病可能经此侵入颅腔（图 7-14）。

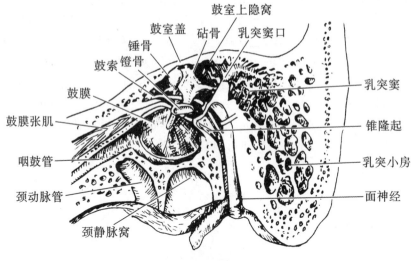

图 7-14　鼓室外侧壁

2.下壁　亦称**颈静脉壁**,借一薄骨板与颈内静脉起始部分隔。部分人的鼓室下壁未骨化出现先天性缺损,在施行鼓膜或鼓室手术时,易伤及颈静脉球而发生严重出血。

3.前壁　也称**颈动脉壁**,此壁甚薄,上宽下窄相当于颈动脉管后壁,下部借骨板分隔鼓室与颈内动脉。此壁上部有两个小管,上为鼓膜张肌半管的开口,内有鼓膜张肌;下为咽鼓管半管,其向鼓室的开口称咽鼓管鼓室口。

4.内侧壁　又称**迷路壁**,与内耳相隔。表面凹凸不平,其中部有圆形的隆起,称岬(promontory)。岬的后上方有一卵圆形的前庭窗(fenestra vestibular)又称卵圆窗,与前庭相通。该孔被镫骨底及环状韧带所封闭。岬的后下方有一圆形小孔,称蜗窗(fenestra cochleae)又称圆窗,被第二鼓膜封闭。前庭窗的后上方有一弓形隆起,称面神经管凸,内走行面神经的水平段。面神经管壁骨质甚薄,中耳炎或手术时易伤及面神经(图 7-15)。

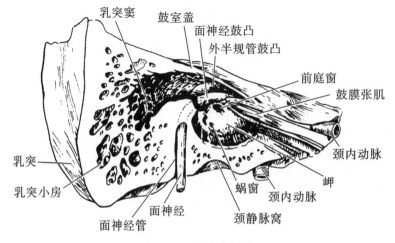

图 7-15　鼓室内侧壁

5. 后壁　为**乳突壁**,上部有大而不规则的乳突窦入口,鼓室借此连通乳突内的乳突小房。中耳炎可经此途径延侵入乳突小房而引起乳突炎。乳突窦入口的下方有一锥状突起,称锥隆起。该隆起为面神经水平段与垂直段交界处的标志。

6. 外侧壁　为**鼓膜壁**,鼓膜构成了鼓室的外侧壁。

（二）鼓室内的结构

1. **听小骨**(auditory ossicles)　鼓室内含有3块听小骨,即**锤骨**、**砧骨**和**镫骨**(图7-16)。

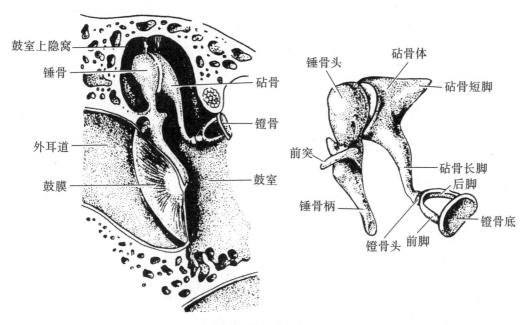

图7-16　听小骨

（1）锤骨(malleus)　位于鼓室上隐窝,形如鼓槌,由锤骨头、外侧突和前突与柄构成。锤骨头与砧骨体形成砧锤关节,并借韧带连于上壁。头下方稍细称颈,颈向下方延伸为锤骨柄附于鼓膜脐的内面,柄的上端有鼓膜张肌附着。锤骨前突有韧带连于鼓室前壁;外侧突为鼓膜松弛部和紧张部的分界标志。

（2）砧骨(incus)　形如砧,有体和长、短两脚。砧骨体与锤骨头形成砧锤关节,长脚与镫骨头形成砧镫关节,短脚以韧带连于鼓室后壁。

（3）镫骨(stapes)　形似马镫,可分为头、颈、前、后脚及底。头向外接砧骨长脚,构成砧镫关节,底借韧带连于前庭窗的周边,封闭前庭窗。

2. 听小骨链　3块听小骨在鼓膜与前庭窗之间借砧锤关节、砧镫关节以及韧带结成听小骨链,该链外侧借锤骨柄连于鼓膜,内侧通过镫骨底封闭前庭窗。当声波震动鼓膜时,听小骨链相继运动,将声波的振动转换成机械能传入内耳。此链任何一环节受到损害都有可能造成声波传送中断,使听力下降。

3. 运动听小骨的肌　有**鼓膜张肌**和**镫骨肌**。

（1）鼓膜张肌(tensor tympani)　位于咽鼓管上方的鼓膜张肌半管内,起于蝶骨大翼及咽鼓管软骨部,止于锤骨柄的上端。该肌受三叉神经的下颌神经支配,收缩时可使鼓膜紧张。

（2）镫骨肌（stapedius） 位于锥隆起内，受面神经支配，肌腱经锥隆起尖端穿出进入鼓室，止于镫骨颈，收缩时牵拉镫骨向后，可减低内耳迷路的内压，是鼓膜张肌的拮抗肌，收缩时解除鼓膜的紧张状态，镫骨肌瘫痪常引起听觉过敏。

（三）咽鼓管

咽鼓管（auditory tube）是中耳鼓室与鼻咽部相连的通道，长 3.5～4.0 cm，斜向前内下方，分骨部和软骨部两部分：骨部是连接鼓室的一段，约占咽鼓管全长的外 1/3，此部向后外侧开口于鼓室前壁的咽鼓管鼓室口（图 7-14）；软骨部是近鼻咽部的一段，约占咽鼓管全长的内 2/3，向前内侧开口于鼻咽部侧壁的咽鼓管咽口，此口平时关闭，当吞咽或呵欠时张开，空气进入鼓室，使鼓室的气压与外界的大气压相等，以保持鼓膜内、外压力平衡。两部交界处，称咽鼓管峡，是咽鼓管管腔的最窄处。

（四）乳突窦和乳突小房

乳突窦（mastoid antrum）和**乳突小房**（mastoid cells）是鼓室向后的延伸，乳突窦位于鼓室上隐窝的后方，向前开口于鼓室，向后与乳突小房相连通，为鼓室和乳突小房之间的通道（图 7-14）。乳突小房为颞骨乳突内许多含气小腔隙，大小不等，形态不一，互相通连，腔内覆盖黏膜，与乳突窦及鼓室的黏膜相连续。中耳炎症可经乳突窦侵入乳突小房而引起乳突炎。

三、内耳

内耳（internal ear）位于颞骨岩部的骨质内，在鼓室和内耳道底之间（图 7-17），是听觉和平衡（位置）觉感受器所在的部位。由构造复杂且形状不规则的管腔组成，故称**迷路**，按解剖结构可分为**骨迷路**和**膜迷路**两部分，两者的形状基本相似，膜迷路是套在骨迷路内的膜性囊管。骨迷路与膜迷路之间充满外淋巴，膜迷路内充满内淋巴，内、外淋巴互不相通。

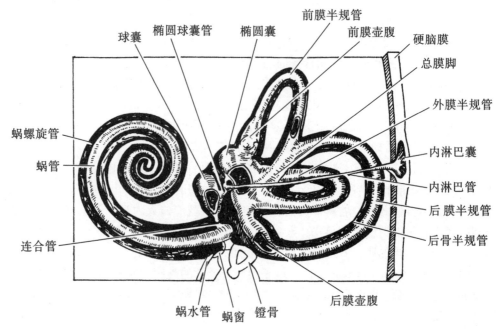

图 7-17 内耳

（一）骨迷路

骨迷路（bony labyrinth）是颞骨岩部由致密的骨质构成的不规则腔隙（图7-18），分为三部分：正对鼓室内侧壁处的中间部为前庭；靠后上的为骨半规管；位居前下呈蜗牛状的为耳蜗，它们互相通连，其长度约为18.6 mm。

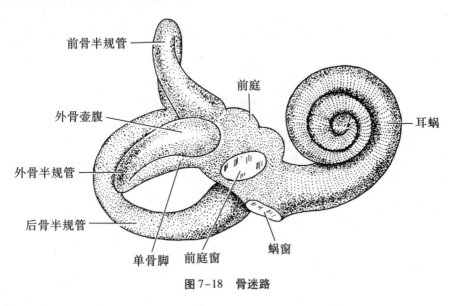

前骨半规管

外骨壶腹

外骨半规管

后骨半规管

单骨脚　前庭窗

前庭

耳蜗

蜗窗

图7-18　骨迷路

1. 前庭（vestibule）　位于骨迷路的中部，为一不规则的椭圆形腔隙，长约5 mm。向前连耳蜗，向后接3个骨半规管。前庭的外侧壁即鼓室的内侧壁，有前庭窗和蜗窗。前庭的内侧壁即内耳道底，有前庭蜗神经通过。

2. 骨半规管（bony semicircular canals）　为3个相互垂直排列的半环形的骨管。前骨半规管弓凸向上方，埋于颞骨岩部弓状隆起的深面，与颞骨岩部的长轴垂直。外骨半规管弓凸向外方，是3个半规管最短的1个，当头前倾30°角时，呈水平位。后骨半规管弓凸向后外方，与颞骨岩部的长轴平行，是3个半规管最长的1个。每个骨半规管皆有两个骨脚连于前庭，一个骨脚膨大称壶腹骨脚，壶腹骨脚上有膨大称骨壶腹；另一骨脚细小称单骨脚，前、后骨半规管的单骨脚合成一个总骨脚，故3个骨半规管共有5个口连于前庭的后上壁。

3. 耳蜗（cochlea）　位于前庭的前方，形如蜗牛壳，尖朝向前外侧，称蜗顶；底朝向内耳道底，称蜗底。耳蜗由蜗轴和蜗螺旋管构成。蜗轴是位于蜗底至蜗顶呈锥体形的骨松质结构，由蜗顶至蜗底，由蜗轴伸出骨螺旋板。骨螺旋板的基部有蜗轴螺旋管，内藏蜗神经节，蜗轴的骨松质内有蜗神经和血管穿过（图7-19）。

蜗螺旋管是由骨密质围成的骨管，围绕蜗轴盘曲约两圈半，管腔的底部较大，通向前庭，行向蜗顶的管腔逐渐细小，以盲端终于蜗顶。骨螺旋板由蜗轴突向蜗螺旋管内，此板不完全地把蜗螺旋管分隔为上、下两部，上方通至前庭窗称前庭阶（vestibular scale）；下方通至蜗窗叫鼓阶（tympanic scale）。前庭阶和鼓阶内均含外淋巴，在蜗顶处借蜗孔彼此相通。蜗孔由骨螺旋板和膜螺旋板与蜗轴围成，是前庭阶和鼓阶的唯一通道。螺旋板未达蜗螺旋管外侧壁的空缺处由膜迷路的蜗管填补封闭，蜗管内含内淋巴液（图7-19）。

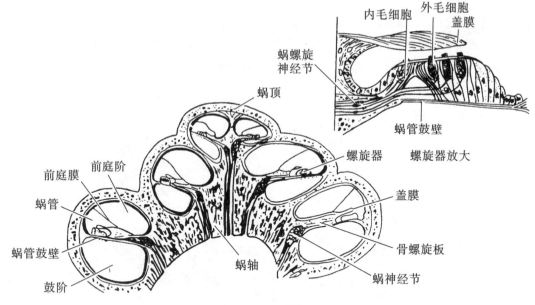

图 7-19 耳蜗纵切面

(二) 膜迷路

膜迷路(membranous labyrinth)是套在骨迷路内封闭的膜性管和囊,与骨迷路形状相似,借纤维束固定于骨迷路的壁上,但不完全充满骨迷路。由椭圆囊和球囊、膜半规管和蜗管三部分组成,它们内部充满内淋巴且相互连通。

1. **椭圆囊和球囊** 椭圆囊(utricle)和球囊(saccule)位于骨迷路的前庭部。椭圆囊呈椭圆形,位于前庭上方的椭圆囊隐窝内,囊的后壁上有 5 个开口,连通 3 个膜半规管。前壁借椭圆球囊管(utriculosaccular duct)与球囊和内淋巴导管相连,内淋巴导管穿前庭水管至颞骨岩部后面,在硬脑膜下扩大为内淋巴囊。球囊位于椭圆囊前下方,较椭圆囊小,下端借连合管连于蜗管。

在椭圆囊上端的底部和前壁上有感觉上皮,称**椭圆囊斑**(macula utriculi)。在球囊内的前上壁亦有感觉上皮,称**球囊斑**(saccular macula)。椭圆囊斑和球囊斑都属位觉感受器,二者均感受头部静止的位置及直线变速(加速或减速)运动引起的刺激,其神经冲动分别沿前庭神经的椭圆囊支和球囊支传入脑。

2. **膜半规管**(membranous semicircular duct) 膜半规管其形态与骨半规管相似,套于同名骨半规管内,管径约为骨半规管的 1/4～1/3,靠近外侧壁上。在骨壶腹内,膜半规管有相应的球形膨大部分称膜壶腹,壶腹壁上有隆起的壶腹嵴(ampullary crest),是位觉感受器,能感受头部旋转变速运动的刺激。3 个膜半规管内的壶腹嵴相互垂直,可感受人体三维空间中的运动变化,并转化为神经冲动,经前庭神经的壶腹支传入脑。

3. **蜗管**(cochlear duct) 位于耳蜗内,介于骨螺旋板与蜗螺旋管外侧壁之间。蜗管内充满内淋巴,蜗管盘绕蜗轴两圈半,其前庭端借连合管与球囊相连通,顶端以盲端形式终于蜗顶。蜗管横切面呈三角形,有上壁、外侧壁和下壁:①上壁是位于前庭阶与蜗管之间的一层很薄的膜又称蜗管前庭壁(前庭膜);②外侧壁为蜗螺旋管内表面骨膜增厚部分,其上皮内含有丰富的血管,称血管纹。一般认为与内淋巴的产生有关;③下壁由骨螺旋板和蜗管鼓壁(螺旋膜,又称基底膜)组成,与鼓阶相隔。在螺旋膜上有**螺旋器**(spiral organ),又称 Corti 器,是听觉感受器。

(三)声音的传导

声音的传导分空气传导和骨传导两条路径。正常情况下以空气传导为主。

1. 空气传导　声波经耳郭收集并传至外耳道引起鼓膜振动,因锤骨柄与鼓膜相连,振动的鼓膜使听小骨链随之运动,经镫骨底将振动传至前庭窗,引起前庭阶的外淋巴波动。外淋巴波动带动蜗管内的内淋巴波动,蜗管基底膜上的螺旋器将内淋巴的波动转化成神经冲动经蜗神经传入中枢,产生听觉。因前庭阶与鼓阶借蜗孔相通,前庭阶外淋巴的波动也引起鼓阶外淋巴的波动,当前庭阶外淋巴传至蜗窗时,将引起第二鼓膜外凸而缓冲波动。此通路是正常情况下最主要的听觉传导途径。此外在鼓膜穿孔时,声波引起鼓室内的空气振动,直接波及第二鼓膜,引起鼓阶的外淋巴波动,使基底膜振动以兴奋螺旋器,也能产生部分听觉。

2. 骨传导　指声波经颅骨传导的过程。声波经骨传导后直接引起耳蜗内的外淋巴和内淋巴波动,刺激基底膜上的螺旋器产生神经兴奋,因为引起的听觉较弱,正常情况下骨传导的功能意义不大。

但在外耳和中耳的疾患引起传导性耳聋时。此时骨传导尚可部分代偿其功能,故不会产生完全性耳聋。内耳、蜗神经及听觉中枢疾患引起的耳聋为神经性耳聋,此时空气传导和骨传导途径虽属正常,但均不能引起听觉。

(四)内耳的血管、淋巴和神经

1. 内耳的血管　内耳的血液供应来自迷路动脉和茎乳动脉。迷路动脉大多起自小脑下前动脉或基底动脉,还有少部分来自小脑下后动脉和椎动脉的颅内段。与前庭蜗神经伴行至内耳门后,分出供应蜗螺旋管的蜗支与供应椭圆囊、球囊和半规管的前庭支。茎乳动脉发自耳后动脉主要供应中耳的半规管。当颈椎病时椎动脉血供受阻,致基底动脉供血不足,可以影响内耳的血液供应,颈椎肥大、椎动脉血运受阻、基底动脉供血不足等均可影响内耳的血液供应,是产生眩晕的原因之一。内耳的静脉与动脉伴行。耳蜗的静脉先回流到蜗轴的基底,继而汇成迷路静脉回流至前庭静脉和蜗轴螺旋静脉,再通过蜗小管静脉,进入岩上窦。

2. 内耳的淋巴　内耳外淋巴所含的成分与脑脊液相似,其产生、吸收和循环的过程尚不清楚,是否有固定的淋巴管目前学术界尚有争论。通常认为前庭内的外淋巴与半规管和耳蜗前庭阶内的外淋巴相连通,经蜗孔进入鼓阶,前庭内的外淋巴通过蜗水管引流至蛛网膜下腔。

3. 内耳的神经　内耳的神经即前庭蜗神经由前庭神经和蜗神经组成,属特殊躯体感觉神经。但两者功能完全不同,前庭神经与位置觉有关,有 3 个分支:上支为分布于椭圆囊斑和上、外膜半规管的壶腹嵴的椭圆囊壶腹神经;下支为分布至球囊斑的球囊神经;后支穿内耳道底后下部的单孔,分布至后膜半规管的壶腹嵴,称后壶腹神经。蜗神经分布于螺旋器,经内耳道底筛状区的螺旋孔入颅。

4. 内耳道(internal acoustic meatus)　位于颞骨岩部的中部后面,自内耳门至内耳道底,长 7~12 mm。内耳道底邻接骨迷路的内侧壁,有很多孔,内有面神经、前庭蜗神经及迷路血管等穿行。内耳道底有一横位的骨嵴称横嵴,将内耳道底分隔为上、下两部。上部较小,前方有一圆形的孔,有面神经通过。下部较大,前面有蜗神经通过称为蜗区。上、下部的后面有前庭上区、前庭下区和单孔,有前庭神经的 3 个分支通过。

（河南科技大学　胡伊乐）

第三节　护理应用解剖学

一、感觉器疾病患者的护理与解剖的关系

感觉器是感受器及其附属结构的总称。其功能是感受机体内、外环境的相应刺激并将之转换为神经冲动。该神经冲动经过感觉神经和中枢神经系统的传导通路传到大脑皮质,从而产生相应的感觉。在正常状况下,感受器只对某一种适宜的刺激特别敏感,例如,视网膜的适宜刺激是一定波长的光。耳蜗的适宜刺激是一定频率的声波等。高等动物感受器的高度特化,是在长期进化过程中逐渐演化而来的,它使机体对外界各种不同的影响能做出更精确的分析和反应,从而更完善地适应其生存的环境。所以机体的各类感受器是产生感觉的媒介器官,是机体探索世界、认识世界的基础。感觉器相关疾病包括与视器相关的糖尿病视网膜病变、病理性近视、青光眼、老年黄斑变性和白内障五大疾病,其中白内障、青光眼和黄斑变性被世界卫生组织认定的三大致盲性眼病。与位听器相关的常见疾病包括耵聍栓塞、外耳道塌陷、鼓膜穿孔、中耳炎、传导性耳聋与中枢性耳聋等疾病。由于感觉器是机体感知内外界环境的工具,感觉器疾病的患者往往伴随精神焦虑等症状,要求我们在护理过程中不仅要做好常规的医疗护理,还需要时刻关注患者的心理变化,做好相关的健康教育与心理辅导。

二、白内障护理常规

白内障是全球第一位致盲性眼病。晶状体混浊并在一定程度上影响视力称为白内障。临床表现为视力下降,对比敏感度下降,屈光改变,单眼复视或多视,眩光,色觉改变,不同程度视野缺损。根据白内障的病因、发病时间、晶状体混浊形态、部位和程度不同而有不同的分类方法。白内障常见并发症有眼压升高、术后眼内出血、晶状体过敏性葡萄膜炎、眼内炎、人工晶状体脱位、角膜内皮细胞失代偿、晶状体破裂、玻璃体嵌顿、虹膜损伤、黄斑水肿等。

白内障的护理包括术前护理与术后护理,术前护理包括:①按内眼术前常规护理;②协助医生做好角膜内皮、视力、光定位、色觉、人工晶体度数计算等检查;③观察眼压的变化,如有眼压增高按医嘱应用降压药;④注意观察生命体征及全身情况,如有异常及时汇报医生进行处理等护理措施。术后护理包括:①平卧位,头部勿过度活动,勿揉眼睛或剧烈运动;②密切观察伤口出血及眼部情况,对前房积血应采取半卧位或高枕卧位,按医嘱配合药物止血、促吸收治疗;③指导患者尽量避免低头弯腰动作,以免发

生人工晶状体脱位;④观察有否眼压升高、眼内炎等并发症,注意术眼疼痛的情况,如出现持续的疼痛、分泌物增多、发热,应考虑眼压增高及感染的可能,报告医生及时处理;⑤术后滴抗生素眼液及散瞳药时注意无菌操作,动作轻柔,防止压迫眼球而致眼内出血并发症的发生。

三、青光眼手术护理常规

青光眼是一组以视神经凹陷性萎缩、视力损伤和视野缺损为共同特征的疾病,病理性眼压增高是其主要致病因素。根据房角形态、病因机制及年龄3个主要因素,分为原发性、继发性和先天性青光眼三大类。青光眼是最主要致盲眼病之一,有一定遗传倾向。若能及早诊治,大多数患者可避免失明。对青光眼治疗和护理的目的是降低眼压、保护视力和视野。青光眼的护理要点包括:①告知青光眼与情绪激动、精神紧张、思想顾虑等因素密切相关,做好细致心理护理,协助、疏导缓解其心理压力。②保持病室安静,光线不宜过暗,以免瞳孔扩大,影响房水排出使眼压增高。③适当限制水的摄入。④按医嘱使用缩瞳剂、碳酸酐酶抑制剂,观察用药效果与反应。禁用阿托品、肾上腺素、颠茄类药物,以免瞳孔扩大,房角关闭引起闭角性青光眼发作。⑤对头痛、眼部胀痛较剧烈伴高眼压者应遵医嘱给予脱水剂、降眼压药物治疗,年老体弱或合并心血管疾病者用药后起床宜慢,防体位性低血压。必要时使用镇静剂,观察用药效果与反应。除以上护理措施外还要对患者进行健康教育:①合理安排日常生活,自我放松,保持精神愉快。②避免长时间看电影、电视,勿在暗室久留。③近期不宜看书写字及长时间低头、弯腰、举重、倒立。④不吸烟、喝酒,不饮浓茶、咖啡。不暴饮暴食,每次饮水量不超过300 mL。保持大便通畅等。

四、咽鼓管导管吹张术

咽鼓管导管吹张术(eustachian catheterization)是把导管置于咽鼓管咽口,吹入适量空气至中耳,使鼓室内压力增高,鼓膜复位,以提高听力的技术操作。它既可判断咽鼓管是否狭窄或阻塞,又可治疗鼓膜内陷。咽鼓管是连通咽部与中耳鼓室的通道,由鼻咽部侧壁的咽鼓管咽口起始,斜向后、外、上力,达中耳鼓室的前下壁,长3.5~4.0 cm,咽鼓管分前内侧的软骨部和后外侧的骨性部,两部交界处管腔最狭窄,仅1~2 mm,称咽鼓管峡。

咽鼓管有两口,咽鼓管咽口位于下鼻甲后方的鼻咽部侧壁上,其开口处后上方的隆起,称咽鼓管圆枕。咽鼓管咽口和软骨部平时处于关闭状态,当张口、吞咽时张开,空气进入鼓室,调节鼓室内压力使之与外界平衡,以利于鼓膜震动。咽鼓管鼓室口位于鼓室前壁上部,该口高于鼓室底,故鼓室引流时,以俯卧位最佳。

护理操作中要注意清除鼻腔分泌物,鼻咽黏膜表面麻醉后,将听诊管一端塞入吹张耳的外耳道,另一端塞入检查者的外耳道。选用适宜的咽鼓管导管,前端弯曲向下沿鼻腔底缓慢送至鼻咽部后壁,然后将导管弯曲端向外侧旋转90°,使导管前端直抵鼻咽侧壁的咽鼓管咽口,轻轻插入,固定导管后轻捏导管后端的橡皮球进行吹张。如导管放置位置正确且咽鼓管正常者,吹气时检查者可以听到"嘘、嘘"的吹风声,受检查者耳内有吹风感或胀感。若鼓室有积液可听到水泡声。若声音尖锐、断续或无声,

笔记栏

表示不同程度的狭窄或阻塞,若听不到声音,可能为导管前端放置不当或咽鼓管完全阻塞,应调整导管位置再次测试。

(河南科技大学　胡伊乐)

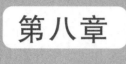

第八章

神经系统

第一节 总论

神经系统(nervous system)由位于颅腔内的脑与椎管内的脊髓以及与它们相连的周围神经组成,是人体中结构和功能最为复杂的系统。组成神经系统的各种细胞以特殊的方式连结起来,使神经系统本身成为具有高度整合功能的结构形式,同时把全身各器官组织联系在一起。人体内不同的器官和系统,在神经系统的统一调控下,互相影响、制约,共同完成生理功能。神经系统能使机体感受到内、外环境的变化并做出适当的反应,保证生命活动的正常进行。如天气寒冷时,通过神经系统的调节,周围小血管收缩,减少机体散热,使体温维持在正常水平。神经系统的基本活动方式是反射(reflex),反射的结构基础是反射弧(reflexarc)。反射弧由感受器、传入神经、中枢、传出神经和效应器构成。神经系统经感受器接受内、外环境的刺激,由传入神经传至中枢进行整合,再通过传出神经将冲动传至相应的效应器,产生效应。

一、神经系统的区分

神经系统(图8-1)分为中枢部和周围部。中枢部包括位于颅腔内的脑和椎管内的脊髓,也称**中枢神经系统**(central nervous system)。周围部是指与脑和脊髓相连的神经,即脑神经、脊神经和内脏神经,又称**周围神经系统**(peripheral nervous system)。脑神经与脑相连,脊神经与脊髓相连,内脏神经通过脑神经和脊神经附于脑和脊髓。根据周围神经在各器官、系统中所分布的对象不同,又可把周围神经系统分为**躯体神经**(somatic nerves)和**内脏神经**(visceral nerves)。躯体神经分布于体表、骨、关节和骨骼肌;内脏神经分布于内脏、心血管、平滑肌和腺体。在周围神经系统中,感觉神经的冲动是自感受器传向中枢,故又称**传入神经**;运动神经的冲动是自中枢传向周围,故又称**传出神经**。根据形态、功能和药理学特点,**内脏运动神经**又分**交感神经**和**副交感神经**。

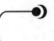

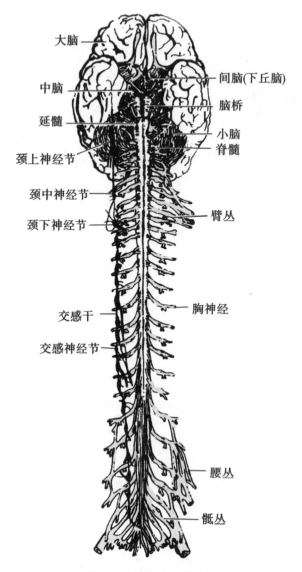

图 8-1　神经系统的区分

二、神经系统的基本结构

神经系统的基本组织是神经组织,神经组织由神经元和神经胶质构成。

(一)神经元

神经元(neuron)又称**神经细胞**(nerve cell)(图 8-2),是神经系统结构和功能的基本单位,具有感受刺激和传导神经冲动的功能。

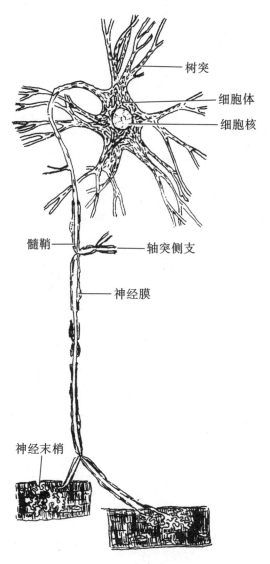

图 8-2　神经元模式

1. 神经元的构造　不同神经元的大小和形态差异较大,但每个神经元都可以分为胞体和突起两部分。胞体为神经元的代谢中心,有圆形、梭形和锥形等,胞体内的细微结构与其他细胞大致相似,有细胞核、细胞质、细胞器和细胞膜,此外,还含有神经细胞所特有的尼氏体和神经原纤维。尼氏体由核糖核酸和蛋白质构成,常称为核蛋白体,是合成蛋白质的场所。神经原纤维对神经细胞有支持作用,并与神经细胞内的物质运输密切相关。

神经元突起分为树突(dendrite)和轴突(axon)。树突为胞体本身向外伸出的树枝状突起,有一个或多个,一般较短,可反复分支,逐渐变细而终止,其结构大致与胞体相同。树突是接受信息的装置。轴突是由胞体发出的一条细长突起,通常只有一条,但可发出侧支。不同类型神经元的轴突粗细长短不一,直径 0.2~20 mm,长度可达 1 m以上 。轴突是神经元的主要传导装置,主要传导由胞体发出的冲动,将其传递给其他的神经元或细胞。轴突因缺乏核糖体而不能合成蛋白质,神经元合成生物大分子及组装成细胞器的过程都是在胞体内完成的,但这些细胞器可以在胞体与轴突之间进行单向或双向流动,这种现象称为轴浆运输,因此,如果神经元胞体受损,轴突就会变性甚至死亡。

2. 神经元的分类　根据神经元突起的数目可分为 3 类:①**假单极神经元**(pseudounipolar neuron),从神经元的胞体只发出一个突起,但很快呈"T"形分叉为两支,一支至周围的感受器称周围突,另一支入脑或脊髓称中枢突。部分脑神经节和脊神经节中的感觉神经元属于此类。②**双极神经元**(bipolar neuron),自胞体两端各发出一个突起,其中一个抵达感受器,称周围突;另一个进入中枢部,称中枢突。如位于视网膜内的双极细胞、内耳的前庭神经节和蜗神经节内的感觉神经元。③**多极神经元**(multipolar neuron),具有多个树突和一个轴突,中枢部内的神经元绝大部分属于此类(图 8-3)。

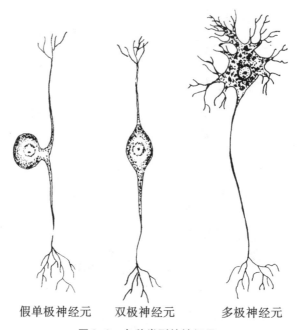

假单极神经元　　双极神经元　　多极神经元

图 8-3　各种类型的神经元

根据神经元的功能与传导方向将神经元分为 3 类:①**感觉神经元**(sensory neuron)(传入神经元),将内、外环境的各种刺激传向中枢部,假单极和双极神经元均属于此类。②**运动神经元**(motor neuron)(传出神经元),将冲动自中枢部传向身体各部,支配骨骼肌,管理心肌、平滑肌的活动以及腺体的分泌,多极神经元属于此类。③**联络神经元**(association neuron)(中间神经元),是在中枢部内位于感觉和运动神经元之间的多极神经元,此类神经元的数量很大,占神经元总数的 99%,在中枢内构成复杂的网络系统,以不同的方式对传入的信息进行储存、整合和分析并将其传至神经系统的其他部位。

根据神经元合成、分泌化学递质的不同,可将神经元分为 4 类:①胆碱能神经元,位于中枢神经系统和部分内脏神经中。②单胺能神经元,包括儿茶酚胺能(分泌去甲肾上腺素、多巴胺等)、5-羟色胺能和组胺能神经元,广泛分布于中枢和周围神经系统。③氨基酸能神经元,以 γ-氨基丁酸、谷氨酸等为神经递质,主要分布于中枢神经系统。④肽能神经元,以各种肽类物质(如生长抑素、P 物质、脑啡肽等)为神经递质,广泛分布于中枢和周围神经系统。

3. **神经纤维** 神经元较长的突起被起绝缘作用的髓鞘(myelin sheath)和神经膜所包裹,构成神经纤维(nerve fibers)。该突起若被髓鞘和神经膜共同包裹称有髓纤维,仅为神经膜所包裹则为无髓纤维。周围神经的髓鞘是由施万细胞(Schwann cell)环绕轴突所形成的多层同心圆板层;中枢神经内的髓鞘由少突胶质细胞(oligodendrocyte)的突起所形成(图8-4)。髓鞘呈分节状包绕在轴突外面,直至神经末梢以前,在相邻两节髓鞘之间的区域称郎飞结,该处的轴突裸露。神经冲动在有髓神经纤维中是以跳跃的方式传导。神经纤维的传导速度与神经纤维直径的大小和髓鞘的厚薄成正比,即神经纤维越粗、髓鞘越厚,其传导电信号的速度就越快。

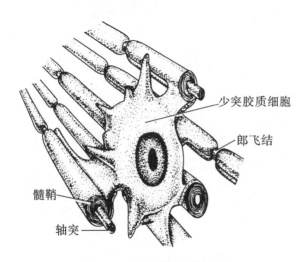

少突胶质细胞

郎飞结

髓鞘

轴突

图 8-4 有髓纤维和无髓纤维

4. **突触**(synapse) 是指神经元与神经元之间或神经元与效应器之间的传递信息的特化接触区域(图8-5),通过它可以实现细胞与细胞之间的信息通信。神经元可以通过突触把信息传递给另一个神经元或者效应器。大多数突触都是一个神经元的轴突与另一个神经元树突或胞体接触,称轴-树或轴-体突。但也存在轴-轴、树-树和体-体突触。人体神经系统内大部分突触是依靠化学物质即神经递质进行冲动的传递,称化学突触(chemical synapse)。化学突触包括三部分:**突触前部**(presynaptic element)、**突触间隙**(synaptic cleft)和**突触后部**(postsynaptic element)。此外,还存在电突触(electrical synapse),是以电位扩布的方式进行的传递。在低等的脊椎动物和某些无脊椎动物有丰富的电突触,在哺乳动物中也存在少量的电突触。

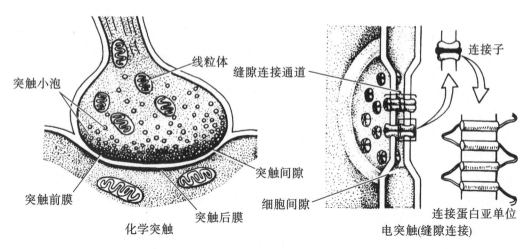

图 8-5　神经细胞突触

(二)神经胶质

神经胶质(neuroglia)或称**神经胶质细胞**(neuroglial cell),是中枢神经系统的间质或支持细胞,一般没有传递神经冲动的功能,其数量是神经细胞的 10～50 倍(图 8-6)。它是神经组织中的另一类主要细胞。神经胶质除了对神经元起着支持、营养、保护和修复等作用外,对调节神经系统活动也起着十分重要的作用。神经胶质还始终保持其分裂能力,在病理情况下,星形胶质细胞增殖可形成瘢痕。

神经胶质细胞可分为中枢神经系统和周围神经系统的胶质细胞,前者有星形胶质细胞、少突胶质细胞、小胶质细胞、室管膜细胞等,后者有施万细胞和卫星细胞等。

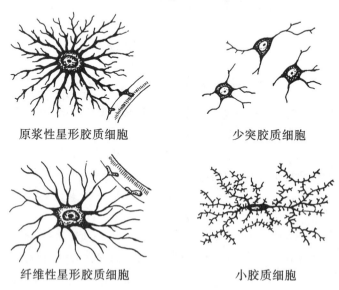

图 8-6　神经胶质

三、神经系统的活动方式

神经系统在调节机体的活动中,对内、外环境的各种刺激做出适宜的反应,称为**反射**(reflex),它是神经系统活动的基本方式。反射的结构基础是**反射弧**(reflex arc)(图8-7)。反射弧由感受器、传入神经、中枢、传出神经和效应器构成。反射弧的任何部分因病变或外伤受到破坏,都会导致相应的反射消失,并出现感觉或运动障碍。整个神经系统是由亿万个神经细胞构成的庞大而复杂的信息网络,它通过各种反射来维持机体内环境的稳定以及内环境和外环境的统一。

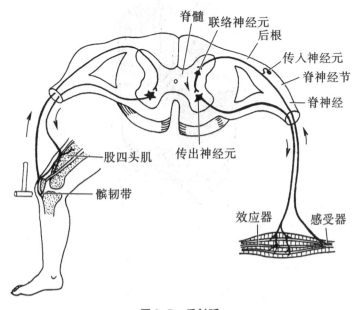

图8-7 反射弧

四、神经系统的常用术语

在中枢和周围神经系统中,神经元胞体和突起在不同部位有不同的组合编排方式,故用不同的术语表示。

在中枢神经系统中,**灰质**(gray matter)指神经元胞体及其树突的集聚部位,因富含血管,在新鲜标本中色泽灰暗,如脊髓灰质。位于大、小脑表面成层配布的灰质,称为**皮质**(cortex)。在中枢部皮质以外,形态和功能相似的神经元胞体聚集成团或柱,称为**神经核**(nucleus)。神经纤维在中枢部集聚的部位,称为**白质**(white matter),因髓鞘含类脂质而色泽白亮而得名,如脊髓白质。位于大脑和小脑的白质,因被皮质包绕而位于深部,称为**髓质**(medulla)。在白质中,凡起止、行程和功能基本相同的神经纤维集合在一起称为**纤维束**(fasciculus)。

在周围神经系统中,神经元胞体集聚处称**神经节**(ganglion)。由假单极或双极神经元等感觉神经元胞体集聚而成的为**感觉神经节**,由传出神经元胞体集聚而成的、与支配内脏活动有关的称**内脏运动神经节**。神经纤维在周围神经系统中集聚在一起称为**神经**(nerve)(图8-8),由结缔组织被膜包裹。包绕在每条神经外面的结缔组织称**神经外膜**,结缔组织伸入束内将神经分为若干小束,并包围之,称**神经束膜**,包在每根神经纤维外面的结缔组织称**神经内膜**。一条神经内的若干神经束,在神经全程中常反复编排、组合,了解一条神经内神经束的编排、组合,对神经损伤后的缝合具有重要意义。

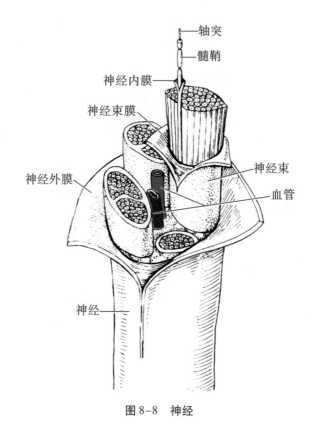

图8-8 神经

（郑州大学 刘 锦）

第二节 中枢神经系统

中枢神经系统(central nervous system)包括脊髓和脑,是反射活动的中心部位。脑又分为端脑、间脑、中脑、脑桥、延髓和小脑6个部分。

一、脊髓

脊髓(spinal cord)由胚胎时期神经管的尾部发育而来,是中枢神经的低级部分,在构造上仍保留着明显的节段性,与分布于躯干和四肢的31对脊神经相连。脊髓与脑的各部之间有着广泛的纤维联系,来自躯干、四肢的各种刺激通过脊髓传导到脑产生感觉,脑通过脊髓来完成复杂的功能。在正常状态下,脊髓的活动是在脑的调控下进行的,但脊髓本身也能完成许多反射活动,如膝跳反射等。

(一)脊髓的位置和外形

脊髓位于椎管内,上端平枕骨大孔处与延髓相连,下端在成人平第1腰椎体下缘(新生儿可达第3腰椎下缘平面),全长约42~45 cm,最宽处横径为1~1.2 cm。脊髓呈前、后稍扁的圆柱形,全长粗细不等,有两个梭形膨大,上方的称**颈膨大**(cervical enlargement),自第4颈节至第1胸节,下方的称**腰骶膨大**(lumbosacral enlargement),自第2腰节至第3骶节。两个膨大的形成是因为其内部的神经元数量相对较多,与四肢的出现有关。膨大的发展与四肢的发展相适应,人类的上肢需要完成精细动作,功能特别发达,所以颈膨大比腰骶膨大明显。脊髓末端变细呈圆锥状,称**脊髓圆锥**(conus medullaris)。自此处向下延为一条无神经组织的结缔组织细丝,称**终丝**(filum terminale)(图8-9),向下在第2骶椎水平以下由硬脊膜包裹,止于尾骨的背面。

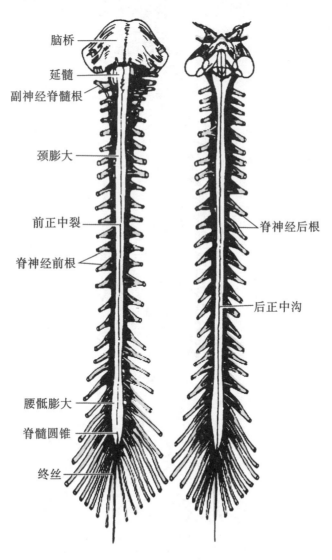

脑桥
延髓
副神经脊髓根
颈膨大
前正中裂
脊神经前根
腰骶膨大
脊髓圆锥
终丝

脊神经后根
后正中沟

图8-9 脊髓

脊髓表面可见6条纵行浅沟,前面正中较明显的沟称**前正中裂**(anterior median

fissure),后面正中较浅的沟为**后正中沟**(posterior median sulcus)。这两条纵沟将脊髓分为左右对称的两半。此外,脊髓的前外侧面有一对**前外侧沟**(anterolateral sulcus),有脊神经前根的根丝附着,脊髓的后外侧面有一对**后外侧沟**(posterolateral sulcus),有脊神经后根的根丝附着。后正中沟和后外侧沟之间,还有一条较浅的**后中间沟**(posterior intermediate sulcus),是薄束和楔束之间的分界标志。

脊髓在外形上没有明显的节段性,但每一对脊神经及其前、后根的根丝附着范围的脊髓即构成一个脊髓节段,因为有 31 对脊神经,故脊髓也可分为 31 个节段:即 8 个颈髓节($C_1 \sim C_8$)、12 个胸髓节($T_1 \sim T_{12}$)、5 个腰髓节($L_1 \sim L_5$)、5 个骶髓节($S_1 \sim S_5$)和 1 个尾髓节(Co)(图 8-10)。

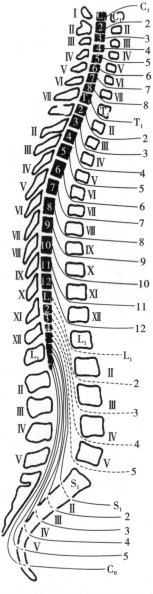

图 8-10 脊髓节段与椎骨的对应关系

胚胎早期,脊髓几乎与椎管等长。由于自胚胎第 4 个月起,脊柱的生长速度比脊髓快,致使脊髓的长度短于椎管。由于脊髓上端连于延髓,位置固定,导致 C_4 以下的脊髓节段位置高于相应的椎骨。人出生时脊髓的下端已平对第 3 腰椎,成人则达第 1 腰椎下缘。因此成人脊髓和脊柱的长度不等,脊柱的长度与脊髓的节段并不完全对应。了解脊髓节段与椎骨的对应关系,对病变和麻醉的定位具有重要意义。如在创伤中,可凭借受伤椎骨的位置来推测脊髓可能损伤的节段。成人这种对应关系的大致推算方法可见表 8-1。

表 8-1　脊髓节段与椎骨的对应关系

脊髓节段	对应椎骨	推算举例
上颈髓 $C_1 \sim C_4$	与同序数椎骨同高	如第 3 颈髓节对第 3 颈椎
下颈髓 $C_5 \sim C_8$	较同序数椎骨高 1 个椎骨	如第 5 颈髓节对第 4 颈椎
上胸髓 $T_1 \sim T_4$	较同序数椎骨高 1 个椎骨	如第 3 胸髓节对第 2 胸椎
中胸髓 $T_5 \sim T_8$	较同序数椎骨高 2 个椎骨	如第 6 胸髓节对第 4 胸椎
下胸髓 $T_9 \sim T_{12}$	较同序数椎骨高 3 个椎骨	如第 11 胸髓节对第 8 胸椎
腰　髓 $L_1 \sim L_5$	平对第 10 ~ 12 胸椎	
骶、尾髓 $S_1 \sim S_5$、Co	平对第 12 胸椎和第 1 腰椎	

　　与脊髓相连的脊神经前、后根汇合形成脊神经,经相应的椎间孔离开椎管。但由于脊髓比脊柱短,腰、骶、尾部的脊神经前后根要在椎管的硬膜囊内下行一段距离,才能到达各自相应的椎间孔,这些在脊髓末端平面以下下行的脊神经根称马尾(cauda equina)。临床上常选择第 3、4 或第 4、5 腰椎棘突之间进针行脊髓蛛网膜下隙穿刺或麻醉术,以避免损伤脊髓。

　　(二)脊髓的内部结构
　　脊髓由围绕中央管的灰质和分布在外周的白质两大部分组成。在脊髓的横切面上,可见中央有一细小的**中央管**(central canal),围绕中央管周围是"H"形的**灰质**,灰质的外围是白质(图 8-11)。
　　在纵切面上,灰质纵观成柱;在横切面上,灰质边缘呈现多个突起称为**角**(horn)。每侧的灰质,前部扩大为**前角**(anterior horn)或**前柱**(anterior column),后部狭细为**后角**(posterior horn)或**后柱**(posterior column),它由后向前又可分为头、颈和基底三部分;前、后角之间的区域为中间带(intermediate zone);在胸髓和上部腰髓($L_1 \sim L_3$),前、后角之间有向外伸出的**侧角**(lateral horn)或**侧柱**(lateral column);中央管前、后的灰质分别称为**灰质前连合**(anterior gray commissure)和**灰质后连合**(posterior gray commissure),连接两侧的灰质。因灰质前、后连合位于中央管周围,又称中央灰质。

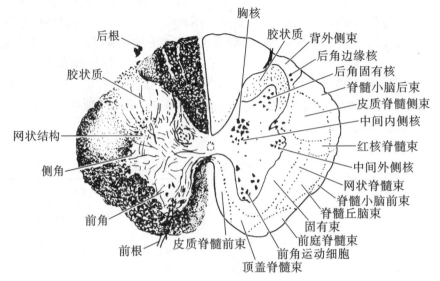

图 8-11　脊髓胸部横断切面

白质借脊髓的纵沟分为 3 个索,前正中裂与前外侧沟之间为**前索**(anterior funiculus);前、后外侧沟之间为**外侧索**(lateral funiculus);后外侧沟与后正中沟之间为**后索**(posterior funiculus)。在灰质前连合的前方有纤维横越,称**白质前连合**(anterior white commissure),在后角基部外侧与白质之间,灰、白质混合交织,称**网状结构**(reticular formation),在颈部比较明显。

脊髓各部分所含灰、白质的比例不同,所以,在脊髓的横切面上,灰、白质的形态和比例也不一样。与脊髓相连的神经根越粗,则该脊髓节段进出的神经纤维就越多,其节段相应的灰质量就增多,如颈膨大和腰骶膨大处。脊髓和脑之间有纤维束联系,自脊髓尾段逐渐向上,纤维束逐渐增多,因而白质的比例相应就增大。

中央管纵贯脊髓,管内含脑脊液,此管向上通第 4 脑室,向下在脊髓圆锥内扩大为一长 8 ~ 10 cm 的梭形终室,40 岁以上的人中央管常闭塞。

1. 灰质　脊髓灰质是神经元胞体和树突、神经胶质和血管等的复合体。脊髓灰质内有各种不同大小、形态和功能的神经元,其中大多数神经元的胞体往往集聚成群或成层,称为神经核或板层。

根据 Rexed(20 世纪 50 年代)对猫脊髓灰质细胞构筑的研究,Schoenen(1973 年)和 Schoenen 与 Faull(1990 年)提供了被普遍认可的人类脊髓灰质的板层模式,将脊髓灰质从后角到前脚分为 10 个板层,这些板层从后向前分别用罗马数字 I ~ X 命名(图 8-12)。Rexed 分层模式已被广泛用于对脊髓灰质构筑的描述。

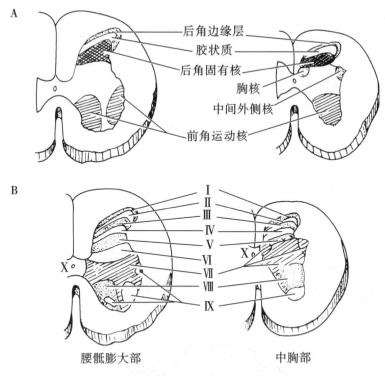

图 8-12　脊髓灰质主要核团及 Rexed 分层模式

　　传统的脊髓核团名称目前也还在使用,有必要了解它们与板层的对应关系(表 8-2)。

表 8-2　脊髓灰质板层与核团的对应关系

板层	对应的核团或部位
Ⅰ	后角边缘核
Ⅱ	胶状质
Ⅲ、Ⅳ	后角固有核
Ⅴ	后角颈、网状核
Ⅵ	后角基底部
Ⅶ	中间带:胸核、中间内侧核、中间外侧核、骶副交感核
Ⅷ	前角基底部,在颈、腰膨大处只占前角内侧部
Ⅸ	前角内侧核、前角外侧核
Ⅹ	中央灰质

　　2. 白质　脊髓白质主要由许多功能不同的纤维束组成:传入纤维、传出纤维、上行纤维、下行纤维和脊髓固有纤维。

　　由躯干和四肢传入的冲动都经脊神经后根传入脊髓,后根进入脊髓时分内、外侧两部分。内侧部纤维粗,沿后角内侧部进入后索,它们的升支组成薄束、楔束,降支进入脊髓灰质参与牵张反射。外侧部主要由细的无髓和有髓纤维组成,这些纤维进入脊髓上升或下降 1～2 节段,在胶状质背外侧聚成背外侧束(dorsolateral fasciculus)(Lissauer束),从此束发出侧支或终支进入后角。后根外侧部的细纤维主要传导痛觉、温度觉和内脏感觉信息。内侧部的粗纤维主要传导本体感觉和精细触觉。

(1)上行传导束(又称感觉传导束) 主要作用是将从后根传入的各种感觉信息向上传递到脑的不同部位。包括薄束与楔束,脊髓小脑束和脊髓丘脑束。

1)薄束(fasciculus gracilis)与楔束(fasciculus cuneatus):这两个束是脊神经后根内侧部的粗纤维在同侧后索的直接延续(图8-13)。薄束起自同侧第5胸节以下(包括第5胸节)的脊神经节细胞的中枢突,楔束起自同侧第4胸节以上(包括第4胸节)的脊神经节细胞的中枢突。这些脊神经节细胞的周围突分别至肌、腱、关节和皮肤的感受器,中枢突经后根内侧部进入脊髓,在脊髓后索上行,止于延髓的薄束核和楔束核。薄、楔束传导来自同侧躯干及上下肢的肌、腱、关节和皮肤的本体感觉(位置觉、运动觉和震动觉)和精细触觉(如通过触摸辨别物体纹理粗细和两点距离)信息。损伤后,本体感觉和精细触觉的信息不能向上传入大脑皮质。患者闭目时,不能确定自身的空间位置和辨别纹理粗细,运动时出现感觉性共济失调。

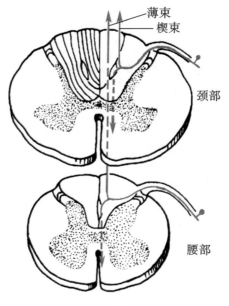

图8-13 薄束和楔束

2)脊髓小脑束:①脊髓小脑后束(posterior spinocerebellar tract),位于外侧索周边的后部,主要起自同侧板层Ⅶ的背核,上行经小脑下脚终于小脑皮质。②脊髓小脑前束(anterior spinocerebellar tract),位于脊髓小脑后束的前方,主要起自腰骶膨大节段板层Ⅴ～Ⅶ层的外侧部,大部分交叉至对侧上行,小部分在同侧上行,经小脑上脚进入小脑皮质。

此二束传递下肢和躯干下部的非意识性本体感觉和外感觉信息至小脑。后束传递的信息可能与肢体个别肌的精细运动和姿势的协调有关,前束所传递的信息则与整个肢体的运动和姿势有关。

3)**脊髓丘脑束**：可分为脊髓丘脑侧束(lateral spinothalamic tract)和脊髓丘脑前束(anterior spinothalamic tract)。脊髓丘脑束起自脊髓灰质Ⅰ和Ⅳ~Ⅶ层，经白质前连合交叉至对侧，当上行至脑干下部时，脊髓丘脑前束加入内侧丘系，而脊髓丘脑侧束纤维自成脊髓丘系继续上行，二者最终均止于背侧丘脑，传递躯干、四肢的痛温觉。当一侧脊髓丘脑束损伤时，损伤平面对侧1~2节以下的区域出现痛、温觉的减退或消失。

(2)下行传导束　又称运动传导束，起自脑的不同部位，直接或间接的止于脊髓前角或侧角，包括皮质脊髓束等。

1)**皮质脊髓束**(corticospinal tract)：起源于大脑皮质中央前回和其他一些皮质区域，下行至延髓锥体交叉(图8-14)，其中大部分(75%~90%)纤维交叉至对侧，称为皮质脊髓侧束(lateral corticospinal tract)；少量未交叉的纤维在同侧下行称为皮质脊髓前束(anterior corticospinal tract)。

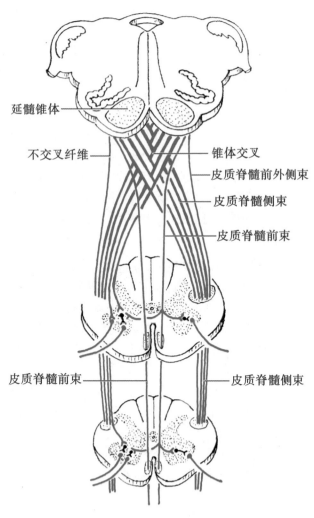

图8-14　皮质脊髓束

皮质脊髓侧束：在脊髓外侧索后部下行，此束纤维逐渐经各节段灰质中继后或直接终止于同侧前角运动神经元,主要是前角外侧核,一直向下直达骶髓(约 S_4)。

皮质脊髓前束:在前索最内侧下行,大多数纤维经白质前连合交叉终于对侧前角细胞,部分纤维始终不交叉而终止于同侧前角细胞。此束仅存在于脊髓中胸部以上。

皮质脊髓束传递的是大脑皮质发出的随意运动信息。当脊髓一侧的皮质脊髓束损伤后,出现同侧损伤平面以下的肢体骨骼肌痉挛性瘫痪(肌张力增高、腱反射亢进等,也称硬瘫),而躯干肌不瘫痪。

2)红核脊髓束(rubrospinal tract):起自中脑红核,纤维交叉至对侧,在脊髓外侧索内下行,至Ⅴ~Ⅶ层。此束对支配屈肌的运动神经元有较强兴奋作用,与皮质脊髓束一起影响肢体远端肌肉的运动。

3)前庭脊髓束(vestibulospinal tract):起于前庭神经外侧核,在同侧前索外侧部下行,止于Ⅷ层和Ⅶ层,主要兴奋躯干和肢体的伸肌,调节身体的平衡。

4)网状脊髓束(reticulospinal tract):起自脑桥和延髓的网状结构,大部分在同侧下行,行于白质前索和外侧索前内侧部,止于Ⅶ、Ⅷ层,主要参与对躯干和肢体近端肌运动的控制。

5)顶盖脊髓束(tectospinal tract):起自中脑上丘,向腹侧行,于中脑水管周围灰质腹侧经被盖背侧交叉越边,在前索内下行,终止于上段颈髓Ⅵ、Ⅷ层,兴奋对侧颈肌,抑制同侧颈肌。

6)内侧纵束(medial longitudinal fasciculus):位于前索,终于灰质Ⅶ、Ⅷ层,中继后再影响前角运动神经元。其作用主要是协调眼球的运动以及头部的姿势。

(3)脊髓固有束(propriospinal tract)   脊髓固有束纤维局限于脊髓内,其上行或下行纤维的起始神经元均位于脊髓灰质。脊髓固有束发挥着重要的功能,整合并调节脊髓节段内或节段间的信息。当脊髓横断后,此系统介导了几乎所有的内脏运动功能,如发汗、血管平滑肌的收缩和舒张、肠道和膀胱的功能等。

(三)脊髓的主要功能

脊髓是神经系统的低级中枢,是高级中枢的基础,高级中枢的一些功能要通过脊髓得以实现。脊髓的功能表现在两方面,即上下行传导通路的中继站和反射中枢。

1.传导功能   脊髓有许多上、下行传导束,它们联系脊髓和脑的不同部位,完成神经信息的传递。上行传导束将躯干和四肢浅的、深感觉及大部分内脏感觉通过脊髓传导到脑,下行传导束完成脑对躯干和四肢骨骼肌运动的调控。大部分内脏运动的调控也要通过脊髓来完成。

2.反射功能   脊髓反射是指脊髓固有的反射,反射中枢就位于脊髓。其反射弧为:感受器→脊神经节内感觉神经元及后根传入纤维→脊髓固有束神经元及固有束→脊髓运动神经元及前根传出纤维→效应器。脊髓反射有不同类型,反射弧只包括一个传入神经元和一个传出神经元(只经过一次突触)的称单突触反射,大多数反射弧是由两个以上的神经元组成的多突触反射。只涉及一个脊髓节段的反射称节段内反射,跨节段的反射为节段间的反射。

(1)牵张反射(stretch reflex)   是指有神经支配的骨骼肌,在受到外力牵拉伸长时,引起受牵拉的同一块肌肉收缩的反射。肌肉被牵拉,肌内感受器受到刺激而产生神经冲动,经脊神经后根进入脊髓,兴奋 α 运动神经元,反射性地引起被牵拉的肌肉收缩。

（2）**屈曲反射**（flexion reflex）　当肢体某处皮肤受到伤害性刺激时,该肢体出现屈曲反应的现象。屈曲反射是一种保护性反射,属于多突触反射。

（四）脊髓的常见损伤

1. 脊髓全横断　横断平面以下全部感觉和运动丧失,反射消失,处于无反射状态,称为脊髓休克。

2. 脊髓半横断　表现为:损伤平面以下,同侧肢体位置觉、震动觉和精细触觉丧失并出现痉挛性瘫痪,对侧身体痛、温觉丧失。临床上称布朗-塞卡尔综合征（Brown-Sequard syndrome）。

二、脑

脑（brain）位于颅腔内,由胚胎时期神经管的前部发育而成,是中枢神经系统的最高级部位。脑分为端脑、间脑、小脑、中脑、脑桥及延髓6个部分（图8-15）。中脑、脑桥和延髓三部分合称为脑干。

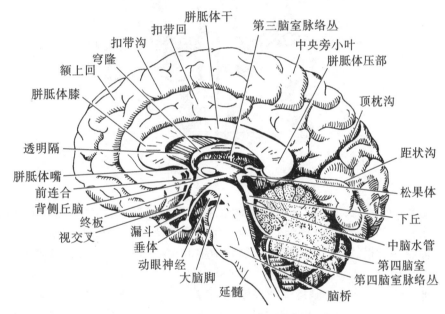

图8-15　脑的正中矢状切面

（一）脑干

脑干（brain stem）位于颅后窝前部,自下而上由延髓、脑桥和中脑三部分组成（表8-3）,上接间脑,下续脊髓。延髓和脑桥的背面与小脑相连,它们之间的腔为第四脑室。

1. 脑干的外形

（1）腹侧面

1）延髓（medulla oblongata）:形似倒置的圆锥体,是脑干的最下段,其前正中裂两侧的纵行隆起称锥体,主要由皮质脊髓束汇聚而成。在锥体下端,大部分皮质脊髓束纤维左右交叉,形成发辫状的锥体交叉（decussation of pyramid）。锥体上部背外侧的卵圆形隆起称橄榄,内含下橄榄核。橄榄和锥体之间的前外侧沟中有舌下神经(Ⅻ)出脑。在橄榄背侧的后外侧沟内,自上而下有舌咽神经(Ⅸ)、迷走神经(Ⅹ)和副神经(Ⅺ)的根丝附着(图8-16)。

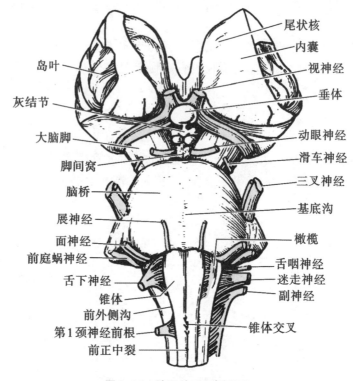

图8-16　脑干外形(腹侧面)

2)脑桥(pons):脑干的腹侧面宽阔膨隆,称脑桥基底部,其正中有纵行的基底沟,容纳基底动脉。基底部向外逐渐变窄,移行为小脑中脚,又称脑桥臂,两者的分界处连有三叉神经(Ⅴ)根。脑桥基底部的上缘与中脑的大脑脚相接,下缘借延髓脑桥沟与延髓分界,沟中有3对脑神经出入脑,自中线向外分别为展神经(Ⅵ)、面神经(Ⅶ)和前庭蜗神经(Ⅷ)。在延髓脑桥沟的外侧部,延髓、脑桥和小脑的结合处,临床上称为脑桥小脑三角,前庭蜗神经和面神经恰好位于此处,因此该部位的肿瘤可引起这些脑神经及小脑的损伤症状,产生相应的临床症状。

3)中脑(midbrain):上界为间脑的视束,下界为脑桥上缘。两侧各有一粗大的纵行柱状隆起,称大脑脚,其浅部主要由大量自大脑皮质发出的下行纤维组成。两侧大脑脚之间的凹陷为脚间窝,动眼神经(Ⅲ)由此穿出;窝底称后穿质,有许多血管出入的小孔。

(2)背侧面

1)延髓:延髓背侧面可分为上、下两部,上部形成菱形窝的下半部;下部背面形似脊髓,在后正中沟的两侧有隆起的薄束结节(gracile tubercle)和楔束结节(cuneate tubercle),其深面有薄束核和楔束核,它们分别是薄束和楔束的终止核团(图8-17)。

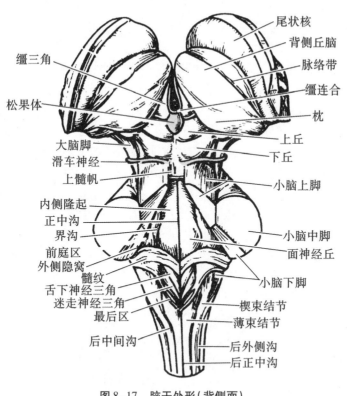

缰三角
松果体
大脑脚
滑车神经
上髓帆
内侧隆起
正中沟
界沟
前庭区
外侧隐窝
髓纹
舌下神经三角
迷走神经三角
最后区
后中间沟

尾状核
背侧丘脑
脉络带
缰连合
枕
上丘
下丘
小脑上脚
小脑中脚
面神经丘
小脑下脚
楔束结节
薄束结节
后外侧沟
后正中沟

图 8-17　脑干外形（背侧面）

2）脑桥：背侧面形成菱形窝的上半部，此处窝的外上界为左右小脑上脚，又称结合臂。两脚间夹有薄层白质层，称为上髓帆，参与构成第四脑室顶。

3）中脑：背侧面为四叠体，为两对圆形隆起，上方的一对称为上丘，其深面含有上丘核，与视觉反射有关；下方的一对称为下丘，其深面含有下丘核，与听觉反射有关。在上、下丘的外侧，各有一条向外上方的隆起，称为上丘臂和下丘臂，分别连于间脑的外侧膝状体和内侧膝状体。下丘下方有滑车神经（Ⅳ）出脑，它是唯一自脑干背面出脑的脑神经。上、下丘的深面，胚胎时期的神经管腔在中脑形成中脑水管，向下与第四脑室相通，向上与第三脑室相通。

表 8-3　脑干的外形和脑神经的连属关系

部位	腹侧面	背侧面	相连脑神经
中脑	大脑脚	上丘核	Ⅲ（腹）
	脚间窝	下丘核	Ⅳ（背）
脑桥	脑桥基底部（沟）	第四脑室上半部	腹面：Ⅴ、Ⅵ、Ⅶ、Ⅷ
	延髓脑桥沟		
延髓	锥体	第四脑室下半部	
	锥体交叉	小脑下脚	腹面：Ⅸ、Ⅹ、Ⅺ、Ⅻ
	橄榄	薄束结节和楔束结节	

4)菱形窝(rhomboid fossa):即第四脑室底,此窝正中有纵形的正中沟,外侧有纵行的界沟。界沟与正中沟之间称为内侧隆起。菱形窝的中部有横行的髓纹,是延髓和脑桥在背侧的分界标志。髓纹上方的内侧隆起上有一对圆形隆突,为面神经丘(facial colliculus),内含展神经核。髓纹下方的延髓部有两个小的三角形区域,其内上者为舌下神经三角,内含舌下神经核,其外下者为迷走神经三角,内含迷走神经背核。

第四脑室(fourth ventricle):位于延髓、脑桥和小脑之间,呈四棱锥形(图8-18),内含脑脊液。其底为菱形窝,前部由小脑上脚及上髓帆组成,后部由下髓帆和第四脑室脉络组织形成。第四脑室脉络组织组成第四脑室顶后下部的大部分,不含神经组织,由一层上皮性室管膜以及表面覆盖的软膜和血管共同构成。脉络组织的一部分血管反复分支缠绕成丛,夹带着软膜和室管膜上皮突入室腔,形成第四脑室脉络丛支(choroidal branch of fourth ventricle),呈"U"形分布,是产生脑脊液的结构。第四脑室通过第四脑室正中孔和第四脑室外侧孔与蛛网膜下隙相通,脑室系统内的脑脊液通过这些孔注入蛛网膜下隙的小脑延髓池。

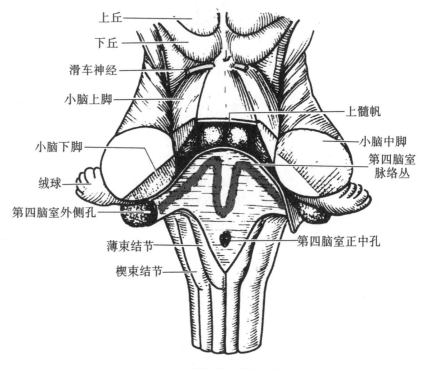

图8-18 第四脑室脉络组织

2.脑干的内部结构 脑干的内部结构较脊髓略复杂,由灰质、白质和灰白相间的网状结构组成。

(1)灰质 脊髓的灰质纵贯成连续的柱,脑干的灰质是功能相同的神经元胞体聚集成团状或柱状的神经核,断续的分布于白质之中。这些神经核可以分为两类:一类是脑神经核,直接与第Ⅲ~Ⅻ对脑神经相连,与脑神经相关;另一类是非脑神经核,包括与上、下行传导束相关的中继核和位于脑干网状结构中的网状核。

1)脑神经核:脑神经核是脑干诸神经核团中的重要部分,除嗅神经和视神经外,第Ⅲ~Ⅻ对脑神经均出入脑干。脑神经核可为两大类：一类是接受脑神经中感觉成分传入的核团，被称为脑神经感觉核；另一类是发出传出纤维经脑神经支配效应器活动的核团，被称脑神经运动核。

　　脑神经核根据功能可分为四类。自中线向两侧可为：躯体运动神经核8对，包括中脑的动眼神经核和滑车神经核，脑桥的三叉神经运动核、展神经核和面神经核，延髓的舌下神经核、疑核和副神经核；内脏运动神经核4对，包括中脑的动眼神经副核，脑桥的上泌涎核，延髓的下泌涎核和迷走神经背核；内脏感觉神经核1对，位于脑桥的孤束核；躯体感觉神经核5对，包括中脑的三叉神经中脑核，脑桥的三叉神经脑桥核，延髓的三叉神经脊束核、前庭神经核和蜗神经核(表8-4,图8-19,图8-20)。

表8-4　脑干的脑神经核

部位	躯体运动神经核	内脏运动神经核	内脏感觉神经核	躯体感觉神经核
中脑	动眼神经核 滑车神经核	动眼神经副核		三叉神经中脑核
脑桥	三叉神经运动核 展神经核 面神经核	上泌涎核	孤束核	三叉神经脑桥核
延髓	舌下神经核 疑核 副神经核	下泌涎核 迷走神经背核		三叉神经脊束核 前庭神经核 蜗神经核

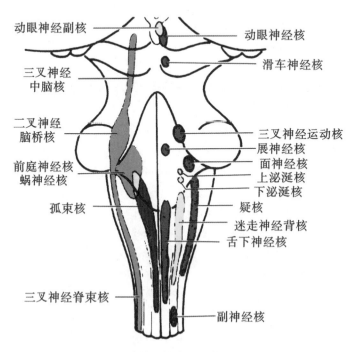

图8-19　脑神经核在脑干背侧面的投影

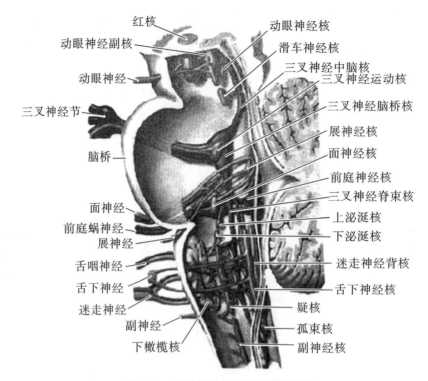

图 8-20　脑神经核在脑干腹侧面投影

2)非脑神经核:即传导束通路的中继核和位于脑干网状结构中的网状核,如薄束核和楔束核。

(2)白质　主要由长的上、下行纤维束和出入小脑的纤维组成,其中出入小脑的纤维束在脑干的背面集合成上、中、下三对小脑脚。

1)长上行纤维束

内侧丘系(medial lemniscus):来自脊髓的薄束和楔束终止在延髓背侧的薄束核及楔束核,由此二核发出的纤维在中央管腹侧交叉后上行,即称内侧丘系。内侧丘系传递来自对侧躯干和上、下肢的精细触觉、本体觉和震动觉。由薄束核发出的传递躯干下部和下肢感觉的纤维,在延髓行于该系的腹侧部,在脑桥和中脑则行于该系的内侧部;由楔束核发出的传递躯干上部和上肢感觉的纤维,在延髓行于该系的背侧部,在脑桥以上则行于该系的外侧部。

脊髓丘脑束(spinothalamic tract):脊髓丘脑束传导对侧躯干及四肢的痛、温、粗略触压觉。此束进入脑干后,与脊髓网状束等上行纤维束(功能与脊髓丘脑束相同)合在一起,称为脊髓丘系。脊髓丘系纤维进入间脑后,也止于背侧丘脑的腹后外侧核。

外侧丘系(lateral lemniscus):起于对侧蜗神经核和双侧上橄榄核的纤维上行组成外侧丘系,行于脑桥和中脑被盖的外侧边缘部分。一侧外侧丘系传导双侧耳的听觉冲动。

三叉丘系(trigeminal lemniscus):该束传导对侧牙齿、面部皮肤和口、鼻腔黏膜痛、温觉,也传导双侧同区域的触压觉。止于三叉神经脊束核和三叉神经脑桥核。由此二核发出上行纤维越边至对侧(也有少部分起于三叉神经脑桥核纤维的可行于同侧),

组成三叉丘系。该纤维束在脑干紧贴于内侧丘系的背外侧走行,止于背侧丘脑腹后内侧核。

2)长下行纤维束:主要是锥体束。锥体束(pyramidal tract):主要由大脑皮质中央前回及中央旁小叶前部的巨型锥体细胞(Betz 细胞)构成,该锥体束纤维经端脑内囊(见后)下行到达脑干,先行于中脑的大脑脚底中 3/5,然后穿越脑桥基底部且被横行纤维分隔成若干小束,它们在脑桥下端重新汇合一起,至延髓腹侧聚集为延髓锥体。锥体束包括皮质核束和皮质脊髓束。皮质核束终止于脑干的一般躯体运动核和特殊内脏运动核,皮质脊髓束中大部分纤维经锥体交叉越边到对侧下行,组成皮质脊髓侧束(lateral corticospinal tract),终止于同侧脊髓前角运动细胞;小部分的纤维不交叉,组成皮质脊髓前束,终止于双侧脊髓前角运动细胞。皮质脊髓束的功能主要与运动控制有关。

(3)脑干网状结构 脑干被盖的大部分区域,除了明显的脑神经核、中继核和长的纤维束外,尚有神经纤维纵横交织成网状,其间散在有大小不等的神经细胞核团的结构,称为网状结构。网状结构树突分枝多而长,可接受各种感觉传导通路的信息。网状结构在进化上比较古老,其功能除有一些古老的调控功能外,还参与睡眠、觉醒的周期节律调节,躯体和内脏各种感觉和运动功能的调节,并与脑的学习、记忆等高级功能有关。如脑干内存在上行网状激动系统,该系统广泛的投射到大脑皮质,使大脑皮质保持适度的意识和清醒,从而对各种传入信息有良好的感知能力,该系统损伤会导致不同程度的意识障碍。再如延髓的网状结构中有呼吸和心血管运动的基本中枢,一旦受到损伤就会出现呼吸和心跳的停止,导致患者死亡。由于大脑皮层功能严重损害,患者处于不可逆的深昏迷状态,丧失意识活动,但脑干网状结构内的生命基本中枢可维持自主呼吸运动和心跳,此种状态称"植物状态",处于此种状态的患者称"植物人"。

(二)小脑

小脑(cerebellum)位于颅后窝,延髓和脑桥的背侧,借其上、中、下 3 对小脑脚与脑干相连,其上方借大脑横裂和小脑幕与大脑分隔。小脑是机体重要的躯体运动调节中枢之一,其功能主要是维持身体平衡、调节肌张力和协调随意运动,在运动的学习和记忆过程中发挥重要作用。

1.小脑的外形 小脑上面平坦,其前后缘凹陷为小脑前后切迹,下面中部凹陷容纳延髓(图 8-21,图 8-22)。小脑中间缩窄的部分称小脑蚓,两侧膨大的部分称小脑半球。小脑下面膨隆,在小脑半球下面的前内侧,各有一突出部,称小脑扁桃体(tonsil of cerebellum)。小脑扁桃体紧邻延髓和枕骨大孔的两侧,当颅脑外伤、颅内肿瘤等病变引起颅内压增高时,小脑扁桃体可嵌入枕骨大孔,形成枕骨大孔疝(或称小脑扁桃体疝),压迫延髓内的呼吸中枢和心血管运动中枢危及生命。

2.小脑的分叶与结构

(1)小脑分叶 小脑表面有许多基本平行的横沟、裂,将小脑分成若干狭长的叶片;以原裂、后外侧裂将小脑分为绒球小结叶、小脑前叶和小脑后叶三部分(图 8-23)。前叶和后叶构成小脑的主体,故又称小脑体。

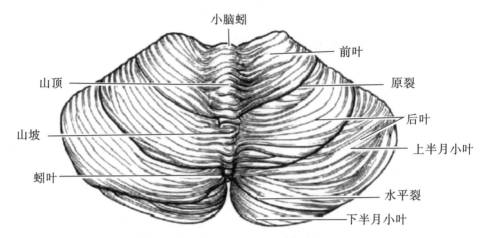

图 8-21　小脑的外形(上面)

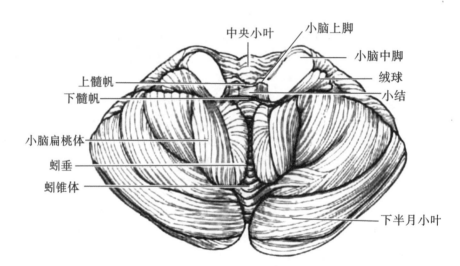

图 8-22　小脑的外形(下面)

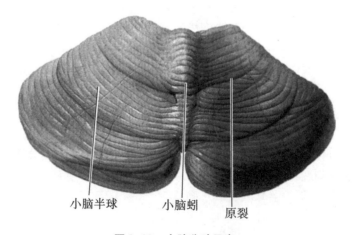

图 8-23　小脑分叶示意

（2）小脑结构　小脑包括表面的皮质、深部的髓质和小脑核。

1）小脑皮质：位于小脑表面的灰质。小脑皮质细胞构筑分为三层，由浅至深依次为分子层、梨状细胞层和颗粒层。

2）小脑核：位于小脑内部，埋于小脑髓质内，包括齿状核、顶核、栓状核和球状核（图8-24）。其中栓状核和球状核属于旧小脑，顶核属于原小脑，齿状核属于新小脑。小脑核主要接受相应小脑皮质的信息，其轴突构成小脑的主要传出纤维。

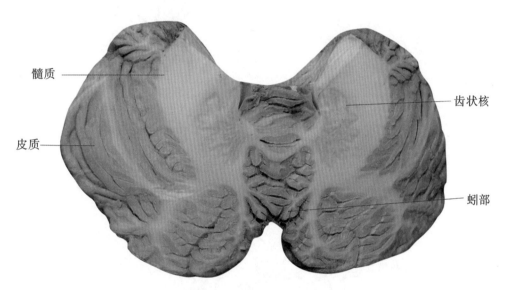

髓质

皮质

齿状核

蚓部

图8-24　小脑水平切面（示小脑核）

3）小脑髓质（白质）：位于小脑皮质的深层，并伸入叶片的中央，由小脑皮质与小脑核之间的双向纤维、相邻小脑叶片间或小脑各叶之间的联络纤维和小脑与小脑以外其他脑区之间的传入、传出纤维构成。这些纤维主要构成小脑上、中、下脚。小脑上脚又称结合臂，连于小脑和中脑之间；小脑中脚又称脑桥臂，最粗大，连于小脑和脑桥之间；小脑下脚又称绳状体，连于小脑和延髓之间。其内均有纤维出入。

（三）间脑

间脑（diencephalon）由胚胎早期的前脑尾侧发育而来，位于端脑与中脑之间，连接大脑半球和中脑。因大脑半球的高度发育，间脑大部分被大脑半球所掩盖，仅腹侧部的下丘脑露于脑底。间脑体积虽小，但结构和功能十分复杂，是仅次于端脑的中枢神经高级部位。间脑分为背侧丘脑、后丘脑、上丘脑、下丘脑和底丘脑五部分。两侧间脑之间的矢状位狭腔，称第三脑室（图8-25，图8-26），第三脑室借室间孔通侧脑室，借中脑水管通第四脑室。

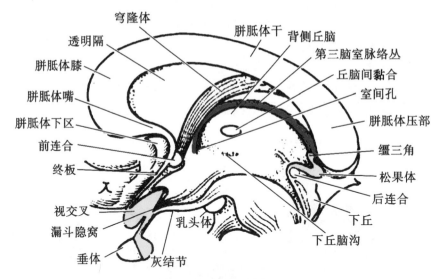

图 8-25　间脑（内侧面）

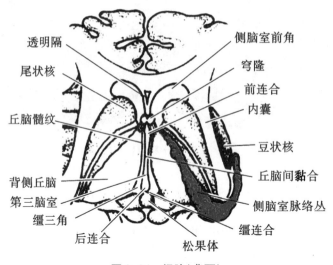

图 8-26　间脑（背面）

　　1. 背侧丘脑(dorsal thalamus)　又称丘脑(thalamus)，是间脑中最大的部分，为一对卵圆形的灰质团块，借丘脑间黏合相连。前端窄小向前方隆凸称丘脑前结节，后端膨大称丘脑枕。丘脑内部被一自外上斜向内下的"Y"形的白质板即内髓板，分为前核群、内侧核群和外侧核群三部分，分别位于内髓板前部分叉处前方和内髓板的内、外侧，各核群分别含有若干个核团。外侧核群分为背、腹层，背层核群由前向后分为背外侧核、后外侧核和丘脑枕；腹层核群自前向后分为腹前核、腹中间核和腹后核，腹后核又分为腹后内侧核和腹后外侧核（图 8-27）。腹后内、外侧核是躯体感觉的中继核团，腹后内侧核接受三叉丘系和味觉纤维，腹后外侧核接受内侧丘系和脊髓丘系的纤维，两者发出纤维组成丘脑中央辐射，投射至大脑皮质中央后回的躯体感觉中枢。内侧核群主要为背内侧核。前核群可分为前腹侧核、前背侧核和前内侧核。内侧核和前核群是联络性核团,传入纤维来源广泛,与大脑皮质联络区有往返的纤维联系。此外,在内髓板有若干板内核,主要接受脑干网状结构的传入纤维,与下丘脑和纹状体等结构有往返的纤维联系。脑干网状结构上行激动系统的纤维,经此类核团中继后,投射到大脑皮质广泛区域,维持机体的清醒状态。

背侧丘脑是皮质下感觉的最后中继站,并可能感知粗略的痛觉,受损时可引起感觉功能障碍和痛觉过敏、自发性疼痛等。此外,腹外侧核和腹前核将大脑皮质与小脑、纹状体、黑质连为一体,实现对躯体运动的调节。

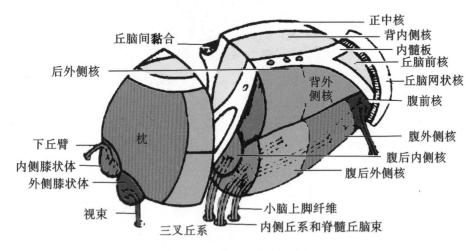

图 8-27　背侧丘脑核团模式

2. 后丘脑(metathalamus)　居于背侧丘脑后下方,中脑顶盖的上方,是内侧膝状体(medial geniculate body)和外侧膝状体(lateral geniculate body)的统称。内侧膝状体位于丘脑枕的下方,借下丘臂连接下丘,接受听觉纤维,发出的纤维构成听辐射投射至颞叶的听觉中枢;外侧膝状体位于内侧膝状体外侧,接受视束传导的视觉纤维,传出纤维主要构成视辐射,投射至枕叶的视觉中枢。

3. 上丘脑(epithalamus)　位于第三脑室顶部周围,是背侧丘脑与中脑顶盖前区相移行的部分。主要包括丘脑髓纹、缰三角、缰连合、松果体及后连合等。丘脑髓纹是一对前后方向的纤维束,丘脑髓纹后端的扩大部分,称缰三角,内有缰核,缰核是边缘系统与中脑间的中继站。松果体呈锥体形,位于中脑背侧两上丘间的沟内,借柄连于第三脑室顶的后部,属内分泌腺,其分泌呈昼夜周期性的节律变化,与机体的生物钟现象有关。

4. 下丘脑(hypothalamus)　位于背侧丘脑的下方,组成第三脑室侧壁的下半和底壁,上方借下丘脑沟与背侧丘脑分界,前端达室间孔,后端与中脑被盖相续。下面最前部是视交叉,视交叉的前上方连接终板,后方有微小隆起的薄层灰质为灰结节,向前下移行于漏斗,漏斗下端与垂体相接,灰结节后方有一对圆形隆起,称乳头体(图8-28)。

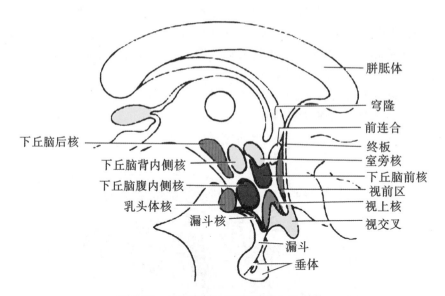

图 8-28 下丘脑(矢状切面)的主要核团

（1）下丘脑的分区及主要核团 下丘脑自前向后分为 4 区,为别视前区、视上区、结节区和乳头体区。由内到外分三带:室周带、内侧带、外侧带。视前区位于终板与前连合和视交叉前缘连线之间,内有视前核。视上区位于视交叉上方,内有视上核、室旁核和下丘脑前核等。结节区位于灰结节及上方,内有漏斗核、结节核、腹内侧核和背内侧核等。乳头体区位于乳头体及其上方,内有乳头体核和下丘脑后核。

（2）下丘脑的功能 ①神经内分泌中心:通过下丘脑与垂体间的联系,将神经调节与体液调节融为一体。②自主神经的调节:下丘脑是调节交感和副交感活动的主要皮质下中枢。③食物摄入调节:通过下丘脑饱食中枢和摄食中枢调节摄食等行为。④体温调节:下丘脑视前区和后区(乳头体区)具有中枢性体温感受器功能,分别感受体温的升高和降低,并可通过启动各自的散热和产热机制维持体温稳态。⑤昼夜节律调节:视交叉上核是很多机体活动、体温变化、血浆激素水平、觉醒和睡眠等活动昼夜节律的神经基础。⑥情绪活动的调节:下丘脑参与情绪、记忆、学习等高级功能活动的调节。

5. 底丘脑(subthalamus) 位于间脑和中脑被盖间的过渡区,其背侧界是背侧丘脑,内侧和嘴侧界是下丘脑,腹侧和外侧界是中脑的大脑脚和内囊,尾侧与中脑被盖接续。内含底丘脑核、黑质、红核的顶端,与黑质、红核、苍白球之间有纤维联系,属锥体外系结构。

6. 第三脑室(third ventricle) 位于两侧背侧丘脑和下丘脑之间的狭窄间隙,上壁是第三脑室脉络丛,底是视交叉、灰结节、漏斗和乳头体,前上方借室间孔连通左、右侧脑室,后下方经中脑水管与第四脑室相通。

（四）端脑

端脑(telencephalon)是脑的最高级部位,由左、右大脑半球和半球间联合及其内腔构成。端脑由胚胎时期的前脑泡发育而来。在端脑中,两侧大脑半球之间为大脑纵裂,底部借胼胝体相连。大脑半球表面的灰质层,称为大脑皮质;深部的白质又称髓质,其内深藏有灰质核团基底核以及其内的腔室侧脑室。

1.大脑的外形与分叶　大脑半球表面凹凸不平,有隆起的脑回和凹陷的脑沟,这是由于在发育时期,大脑半球中各部发育速度不同而致。大脑半球上外侧面借外侧沟、中央沟和两条虚拟的线段等分为额、顶、枕和颞叶等(图8-29)。外侧沟起于半球下面的前部,延伸至上外侧面,行向后上方,到上外侧,而后转向后上,分为前支、升支、后支,其中,后支较长。外侧沟是大脑中最显著及最深的沟。中央沟起于半球上缘中点的稍后方,斜向前下方,下端近外侧沟,上端延伸至半球内侧面。顶枕沟位于半球内侧面后部,自距状沟起走向后上方,转向上外侧面外侧沟以上的部分。中央沟以前、外侧沟以上为额叶(frontal lobe);中央沟后方至顶枕沟的区域为顶叶(parietal lobe);外侧沟以下的部分为颞叶(temporal lobe)。顶枕沟(端脑内侧面)至枕前切迹(成人在枕叶后极前方约4 cm处)间的连线为后方的枕叶(occipital lobe)。另外,在外侧沟深面,被额叶、顶叶和颞叶所掩盖的岛状皮质为岛叶(insular lobe)(图8-30)。以顶枕沟至枕前切迹为界,后为枕叶,又以顶枕线中点至外侧沟后为界分为顶、颞叶。

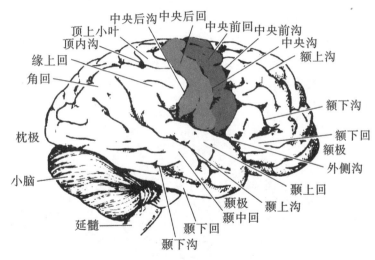

图8-29　大脑半球(外侧面)

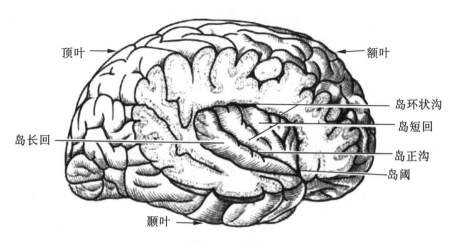

图8-30　岛叶

在额叶的中央沟前方,有与之平行的中央前沟,两沟之间为中央前回。中央前沟前方有平行走行的额上、下沟,将额叶的其余部分分为额上回、额中回和额下回。在顶叶的中央沟后方,有与之平行的中央后沟,两沟之间为中央后回;中央后沟后有一顶内沟,与大脑半球上缘平行,此沟可分为顶上、下小叶;在顶叶后下部,颞上沟末端的脑回为角回,外侧沟后端的脑回为缘上回。在颞叶上,有与外侧沟平行的颞上、下沟,将颞叶分为颞上沟上方的颞上回、两沟之间的颞中回和颞下沟下方的颞下回;颞上回的中部转入外侧沟处,有2~3条短横回称为颞横回。

在大脑半球内侧面,中央前、后回延伸形成中央旁小叶;中部有前后方向呈弓形的白质,称为胼胝体,其背面为胼胝体沟,此沟上方为与之平行的扣带沟,周围的脑回即此二沟之间为扣带回,扣带沟末至中央沟上后,而后弯向上后而成一边缘支。在胼胝体后方有伸向枕极的呈弓形的距状沟,此沟中部相连于顶枕沟,此二沟前、后方的脑回分别为楔叶和舌回。

在大脑半球下面、额叶内有一纵行的嗅束沟,此沟内外分别是直回和眶回,眶回又被一"H"形沟分为眶内、外侧回和眶前、后回四回。嗅束沟中有嗅束,其前膨大为嗅球,与嗅神经相连。另有枕颞沟,沟内侧有一平行的侧副沟,再向内为海马旁回(又称海马回)。海马回内侧有海马沟,沟上有锯齿状的皮质称齿状回。在齿状回外、侧脑室下有一弓形隆起的结构,称为海马(hippocampus),海马和齿状回共同构成了海马结构。端脑底面的结构见图8-31。

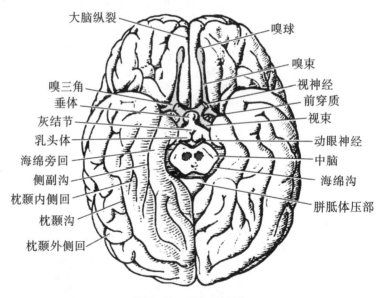

图8-31　端脑(底面)

边缘叶(limbic lobe)由隔区、扣带回、海马旁回、海马和齿状回等结构构成。边缘叶以及与其联系的皮质下结构(杏仁体、隔核、上丘脑、背侧丘脑前核群和中脑被盖等),统称边缘系统(limbic system)。

2.大脑的内部结构　大脑半球表面的灰质称大脑皮质,表层下的白质称髓质,埋在髓质深部的灰质核团称基底核。

(1)大脑皮质　是脑的最重要的部分,是高级神经活动的物质基础。皮质各部组织构筑不同、功能各异。皮质构筑的差异通常作为皮质分区的依据,通常采用的Brodmann 分区法,即以此为依据将大脑皮质分为 52 区。不同脑区具有不同的功能,作为机体特定功能活动的最高"中枢",在大脑皮质具有明确的功能定位(图 8-32)。除此之外,还存在着广泛的对各种信息进行加工和整合的脑区,它们不限于某种功能,而是完成高级的神经精神活动。

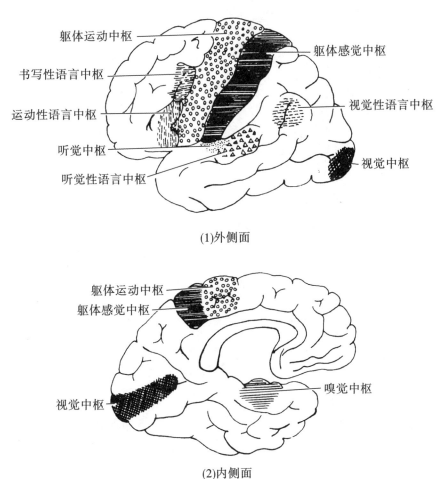

躯体运动中枢
书写性语言中枢
运动性语言中枢
听觉中枢
听觉性语言中枢

躯体感觉中枢
视觉性语言中枢
视觉中枢

(1)外侧面

躯体运动中枢
躯体感觉中枢

嗅觉中枢

视觉中枢

(2)内侧面

图 8-32　大脑皮质的主要中枢

1)第Ⅰ躯体运动区:位于中央前回和中央旁小叶的前部(4、6 区)(图 8-33)。该中枢对全身骨骼肌运动的管理具有一定的局部定位关系,其特点是:①上下颠倒,头部正位;②左右交叉,即一侧运动区支配对侧肢体运动;③投影区的大小与感觉的灵敏程度有关即与功能的重要性和复杂程度有关。该中枢接受中央后回,背侧丘脑腹前、外侧、后核三核的纤维,并发出纤维成锥体束到脑干一般躯体运动核、特殊内脏运动核、脊髓前角。

2)第Ⅰ躯体感觉区:位于中央后回和中央旁小叶后部(3、1、2 区)(图 8-34),接受背侧丘脑腹后核传来的对侧半身的痛、温、触、压觉以及位置觉和运动觉信息,身体各部位的感觉在此区的局部定位与第Ⅰ躯体运动区相似,该区的投影特点是:①上下颠倒,头部正位;②左右交叉;③投影区的大小也取决于感觉的灵敏程度。

笔记栏

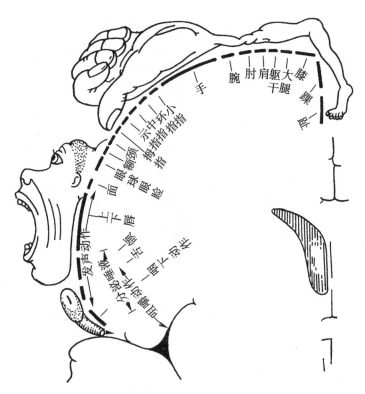

图 8-33　人体各部在第 I 躯体运动区的定位

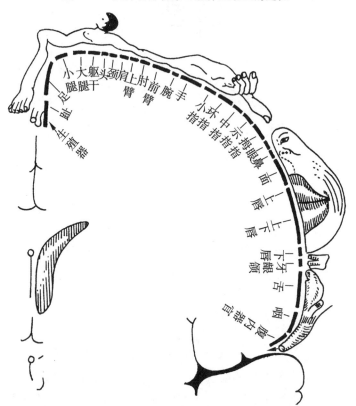

图 8-34　人体各部在第 I 躯体感觉区的定位

人体大脑中还有第Ⅱ躯体运动和感觉中枢,且它们均位于中央前、后回下的皮质,与对侧肢体运动及双侧躯体感觉有关。

3)视觉中枢:为距状沟上、下唇的枕叶皮质(17区),接受同侧外侧膝状体的视辐射,感知两眼同侧半视网膜(两眼对侧半视野)的信息。局部关系定位特点是其距状沟上下方的皮分别质接受上下部视网膜的视觉神经冲动,距状沟后1/3上下接受黄斑部的视觉神经冲动。一侧视区接受双眼同侧半视网膜传来的冲动,主司双眼对侧半视野的视觉,因此,一侧视区损伤引起双眼对侧视野偏盲,称同向性偏盲。

4)语言中枢:语言中枢位于左侧半球,故左侧半球有语言的"优势半球"之称。人类大脑皮质与动物的本质区别是能进行思维、意识等高级活动,并具有语言表达的能力,故依据不同部位功能的不同,可将语言区分为书写、说话、听讲、阅读4个中枢。

书写区(writing area):位于额中回后部(6、8区),紧靠中央前回上肢管理区,尤其是手肌的运动区。此中枢主管书写功能,若此区受损,虽然患者手的运动功能仍然保存,但写字、绘图等精细动作不能完成,称失写症。

运动性语言区(motor speech area):位于额下回后部(44、45区),即三角部的后部和岛盖部,又称Broca语言区,主司说话功能。如果此区受损,患者虽然能发音,却不能说出具有意义的语言,称运动性失语症。

听觉性语言区(auditory speech area):位于颞上回后部(22区),它能调整自己的语言和听到、理解别人的语言。如果此区受损,患者虽然能听到,但不理解别人的讲话,亦或是答非所问,称感觉性失语症。

视觉性语言区(visual speech area):又称阅读中枢,位于角回(39区),靠近视觉区,此区受损,虽无视觉障碍,但不能理解文字符号的意义,称失读症。

5)听觉区(auditory area):位于颞横回(41、42区),其一侧管理双侧听觉,故一侧受损不致引起全聋。

6)内脏活动中枢:位于边缘叶,通常被认为是内脏神经功能调节的高级中枢。

(2)基底核(basal nuclei) 位于白质内,位置靠近脑底,包括纹状体、屏状核和杏仁体(图8-35)。

尾状核(caudate nucleus):位于背侧丘脑外侧,呈弓形围绕豆状核。分为尾状核头、体、尾三部分,分别延伸于侧脑室前角、中央部和下角。

豆状核(lentiform nucleus):位于背侧丘脑外侧,岛叶深处,被分为三部,其中内侧两部称苍白球,外侧部称壳。豆状核与尾状核称为纹状体,其中苍白球称为旧纹状体,尾状核和壳称为新纹状体。纹状体是锥体外系的重要组成部分,可调节肌张力和协调随意运动,苍白球作为大脑重要部分具有学习记忆功能。

屏状核(claustrum):位于岛叶皮质与豆状核之间,呈薄层灰质板。功能尚不清楚。屏状核与豆状核之间的白质称外囊,屏状核与岛叶皮质之间的白质称最外囊。研究表明屏状核和大脑皮质有广泛的联系,可能与视、听觉功能有关,也有人认为与动物性活动有关。在人类屏状核功能尚不清楚。

杏仁体(amygdaloid body):位于侧脑室下端和豆状核腹侧。呈球状,与尾状核尾相连。其传入纤维主要有嗅球、新皮质、背侧丘脑、下丘脑和隔核。参与内分泌调节和情绪调控。

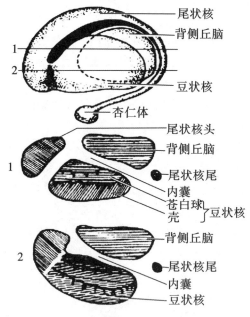

图8-35 基底核、背侧丘脑和内囊

（3）大脑髓质 联系皮质各部和皮质下结构的神经纤维,可分为三类:联络纤维、连合纤维和投射纤维。

1）联络纤维(association fiber):是指联系同侧大脑半球各部分皮质之间的纤维(图8-36)。短的纤维连接相邻的脑回之间,称弓状纤维。长的纤维联系同侧半球各叶皮质之间,主要有扣带、上纵束、下纵束和钩束4部:①扣带,连接边缘叶的各部分;②上纵束,连接额、顶、枕、颞4个叶;③下纵束,连接枕叶与颞叶;④钩束,连接额叶与颞叶。

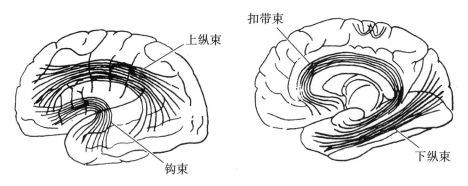

图8-36 大脑半球联络纤维

2）连合纤维(commissural fiber):为连接两侧大脑半球皮质之间的纤维。包括胼胝体、前连合和穹窿连合。胼胝体由连接两侧大脑半球对应皮质区的纤维在大脑半球内侧部聚集而成。在正中矢状切面上,胼胝体为前后方向、呈弓形的白质板,自前而后被分为嘴、膝、干、压部4部分。前连合主要与颞叶和嗅球有联系。穹窿连合是一侧穹窿联系对侧海马的纤维结构。

3）投射纤维（projection fiber）：由连接大脑皮质和皮质下中枢的上行和下行纤维组成，它们大部分经过内囊。

内囊（internal capsule）是位于背侧丘脑、尾状核和豆状核之间的宽厚白质板，在水平切面上呈向外开放的"V"，分为前肢、膝、后肢三部分（图8-37）：位于尾状核与豆状核之间的部分，称内囊前肢，主要有额桥束和丘脑前辐射通过；位于背侧丘脑与豆状核之间的部分，称内囊后肢，主要有皮质脊髓束、丘脑中央辐射、皮质红核束、顶枕颞桥束、视辐射和听辐射通过；前、后肢之间的结合部，称内囊膝，主要有皮质核束通过。内囊是投射纤维高度集中的区域，一侧内囊后肢和膝部损伤时，由于丘脑中央辐射受损，导致对侧半身（偏身）感觉丧失；因皮质脊髓束、皮质核束受损导致对侧半身痉挛性瘫痪（对侧上、下肢瘫；对侧面神经和舌下神经核上瘫）；因视辐射受损，导致伤侧眼的鼻侧视野偏盲和健侧眼颞侧视野偏盲，即所谓的临床"三偏综合征"。

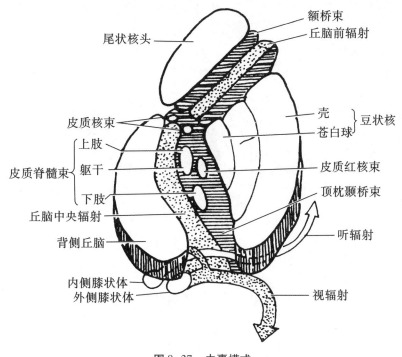

图8-37　内囊模式

（4）侧脑室（lateral ventricle）　为大脑半球内的腔隙（图8-38），左、右各一，延伸于半球的额、顶、枕、颞叶。侧脑室分为四部分：伸向额叶的部分，称前角；位于顶叶的部分，称中央部；伸入枕叶的部分，称后角；伸至颞叶的部分，称下角。前角与中央部移行处的内侧壁的孔，称室间孔（interventricular foramen），借此与第三脑室相通。中央部和下角内有脉络丛，经室间孔与第三脑室脉络丛相续。

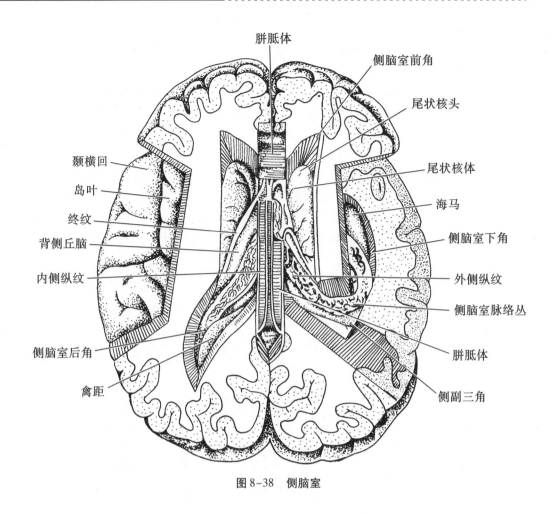

图 8-38　侧脑室

（郑州大学　刘　锦　陈雪梅）

第三节　周围神经系统

周围神经系统（peripheral nervous system）是指中枢神经系统以外的神经结构和神经组织，它们与脑和脊髓相连并分布于全身各处。根据周围神经起源和分布的不同，分为脊神经和脑神经。脊神经与脊髓相连，主要分布于躯干和四肢。脑神经与脑相连，主要分布于头颈部。周围神经也可按分布对象不同分为躯体神经和内脏神经。前者分布于皮肤和骨骼肌等部位，后者分布于内脏器官、心血管和腺体等部位。

一、脊神经

脊神经（spinal nerves）为连接于脊髓的周围神经部分，共 31 对。包括 8 对颈神经，12 对胸神经，5 对腰神经，5 对骶神经和 1 对尾神经。每对脊神经连于一个脊髓节段，由前根和后根组成。前根属运动性，后根属感觉性，二者于椎间孔处合成一条脊神经。后根在椎间孔处的膨大部分，称脊神经节（spinal ganglion），含有假单极感觉神经元。由前、后根合成的脊神经干均穿过椎间孔,因此该处的损伤和病变均有可能累及脊神经,导致感觉和运动障碍。

所有脊神经均经同序数椎体上方或下方的椎间孔穿出椎管或骶管,形成特定的位置关系。不同部位的脊神经前、后根在椎管内的走行方向和走形距离有显著的区别。颈神经根最短,走形近似水平;胸神经根较长,斜向外下走行;腰神经根最长,近于垂直下行,在椎管的下方无脊髓区形成马尾(cauda equina)。

脊神经是混合性神经,每对脊神经均含有4种纤维成分(图8-39):躯体感觉纤维分布于皮肤、骨骼肌、肌腱和关节;内脏感觉纤维分布于内脏、心血管和腺体;躯体运动纤维支配骨骼肌;内脏运动纤维支配平滑肌、心肌和腺体。

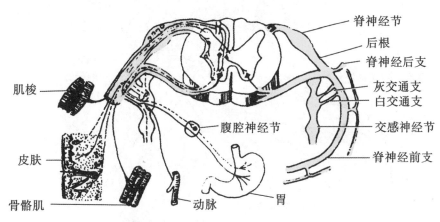

图8-39　脊神经的组成、分支和分布

脊神经干很短,出椎间孔后立即分为4支:前支、后支、脊膜支和交通支。脊神经前支最为粗大,为混合性神经支,分布于躯干前、外侧和四肢的皮肤与肌肉。除12对胸神经外,其余脊神经前支均相互交织成丛,分为颈丛、臂丛、腰丛和骶丛,由丛再分支分布于相应的区域。脊神经后支较前支细小,也是混合性神经支,由神经干发出向躯干背侧走行,分布于项部、背部和腰骶部的皮肤与肌肉,脊神经后支的分布具有明显的节段性。脊膜支极为细小,经椎间孔返回椎管,分布于脊髓被膜、血管壁和椎间盘等处。交通支属于交感神经系统,为连于脊神经与交感干之间的细支。

(一)颈丛

颈丛(cervical plexus)由第1～4颈神经的前支交织而成,该丛位于胸锁乳突肌上部的深面,中斜角肌和肩胛提肌起始部的前方。颈丛的分支有表浅的皮支、深层的肌支和膈神经等。

1. 皮支　颈丛的皮支均位于胸锁乳突肌深面,在胸锁乳突肌后缘中点附近浅出,再分散行向各方,临床上经此点可行颈部皮肤浸润麻醉(图8-40)。主要的皮支有:

(1)枕小神经(lesser occipital nerve)　沿胸锁乳突肌后缘上升,分布于枕部及耳郭背面上部的皮肤。

(2)耳大神经(great auricular nerve)　沿胸锁乳突肌的表面行向耳垂,分布于耳郭及附近皮肤。此神经位置表浅,附近没有重要结构,可作为神经干移植的取材部位。

(3)颈横神经(transverse nerve of neck)　横行向前越过胸锁乳突肌的表面,分布于颈前部的皮肤。

（4）锁骨上神经（supraclavicular nerve） 共有 2～4 条分支，呈放射状行向外下方，分布于颈侧部、胸壁上部和肩部的皮肤。

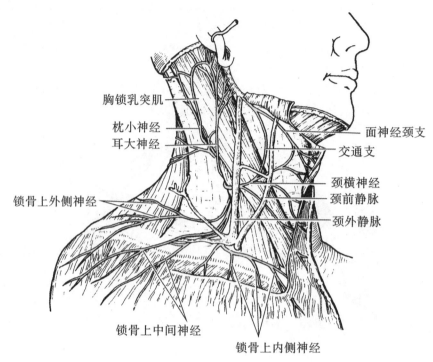

图 8-40 颈丛浅支

2. 深支 主要分布于颈深肌群、舌骨下肌群和膈。其中重要的分支为膈神经（phrenic nerve）。膈神经起于前斜角肌上部的外侧，越过该肌的前面行向内下，在锁骨下动、静脉之间经胸廓上口进入胸腔。在胸腔内，经肺根前方，心包和纵隔胸膜之间下行至膈（图 8-41）。膈神经是混合性神经，其运动纤维支配膈肌，而感觉纤维分布于胸膜、心包及膈下面部分腹膜。右膈神经的感觉纤维还可分布到肝、胆囊和肝外胆道的浆膜。膈神经损伤可导致同侧半膈肌瘫痪，腹式呼吸减弱或消失，严重者可有窒息感。膈神经受刺激时可发生呃逆。国人中约 48% 有副膈神经，常见于一侧。

（二）臂丛

臂丛（brachial plexus）由第 5～8 颈神经前支和第 1 胸神经前支的大部分组成，在锁骨下动脉后上方穿过斜角肌间隙，经锁骨后方进入腋窝。参与构成臂丛的神经根反复分支组合后，形成 3 个神经束。3 个神经束分别位于腋动脉中段的外侧、内侧和后方，称为臂丛外侧束、臂丛内侧束和臂丛后束，臂丛的主要分支多发自此三条神经束（图 8-42）。臂丛在锁骨中点的后方较为集中，且位置表浅并可触及，因此，在上肢手术时可选择此点行锁骨上臂丛阻滞麻醉。臂丛的主要分支有以下几种（图 8-43，图8-44）。

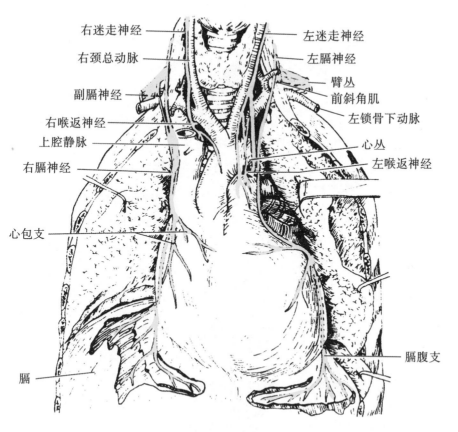

右迷走神经
右颈总动脉
副膈神经
右喉返神经
上腔静脉
右膈神经
心包支
膈

左迷走神经
左膈神经
臂丛
前斜角肌
左锁骨下动脉
心丛
左喉返神经
膈腹支

图 8-41　膈神经

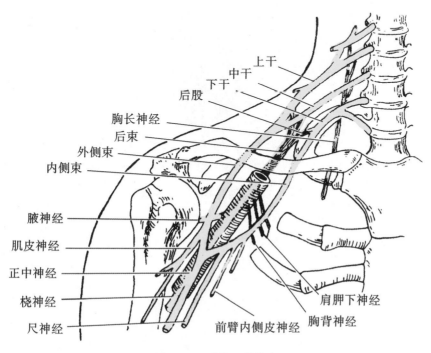

上干
中干
下干
后股
胸长神经
后束
外侧束
内侧束
腋神经
肌皮神经
正中神经
桡神经
尺神经
前臂内侧皮神经
胸背神经
肩胛下神经

图 8-42　臂丛组成模式

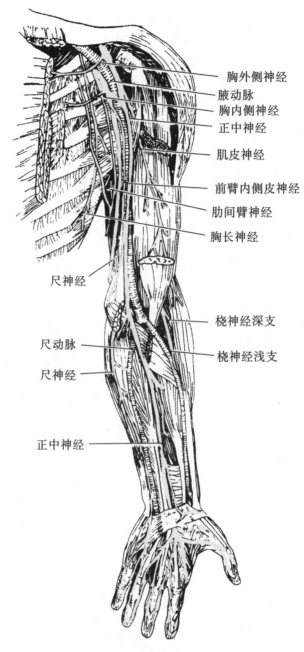

胸外侧神经

腋动脉

胸内侧神经

正中神经

肌皮神经

前臂内侧皮神经

肋间臂神经

胸长神经

尺神经

桡神经深支

尺动脉

桡神经浅支

尺神经

正中神经

图 8-43　上肢的神经（左侧前面）

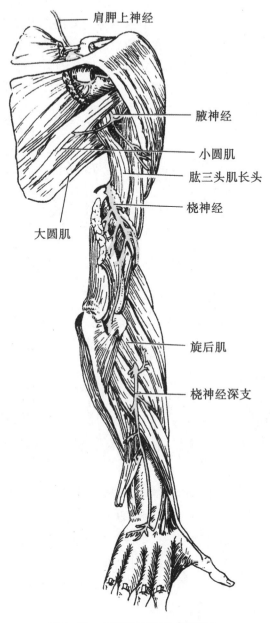

肩胛上神经

腋神经

小圆肌

肱三头肌长头

桡神经

大圆肌

旋后肌

桡神经深支

图 8-44 上肢的神经(右侧后面)

1. 胸长神经(long thoracic nerve) 起自相应神经根,沿前锯肌表面伴随胸外侧动脉下行,支配该肌。胸长神经受损可导致前锯肌瘫痪,出现"翼状肩"。

2. 胸背神经(thoracodorsal nerve) 发自臂丛后束,沿肩胛骨外侧缘伴随肩胛下血管下行,分支分布于背阔肌。乳腺癌根治术清扫淋巴结时,注意勿损伤该神经。

3. 肌皮神经(musculocutaneous nerve) 发自臂丛外侧束,向外下穿过喙肱肌,在肱肌与肱二头肌之间下降,沿途分支支配上述诸肌。其终支在肱二头肌下端外侧穿出深筋膜,称为前臂外侧皮神经,分布于前臂外侧的皮肤。

4. 正中神经(median nerve) 由臂丛内、外侧束分支共同组成。正中神经沿肱二头肌内侧沟伴肱动脉下行至肘窝,穿过旋前圆肌,在前臂正中于指浅、深屈肌之间下行至腕部。经腕管进入手掌。正中神经在臂部一般没有分支,在肘部及前臂发出许多肌支,支配除肱桡肌、尺侧腕屈肌和指深屈肌尺侧半以外的前臂所有屈肌。正中神经在手掌近侧部发出一返支,进入鱼际,支配除拇收肌以外的鱼际肌。在手掌发出3支指掌侧总神经,下行至掌骨头附近,每支又分为2支指掌侧固有神经,循手指相对两侧缘达指尖。正中神经在手掌分布为:运动纤维支配第1、2蚓状肌和除拇收肌以外的鱼际肌,感觉纤维分布于桡侧半手掌、桡侧3个半指的掌面及其中节和远节指背的皮肤(图8-45)。

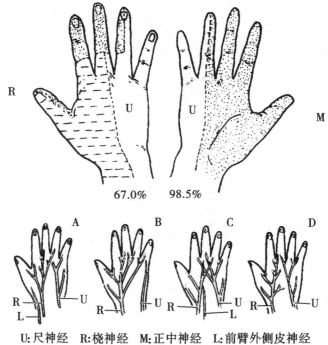

U:尺神经　R:桡神经　M:正中神经　L:前臂外侧皮神经

图8-45　手部皮肤的神经分布

正中神经在前臂和腕部易受损。正中神经主干损伤,运动障碍表现为前臂不能旋前,屈腕力减弱,拇指、示指不能屈曲,拇指不能对掌。鱼际肌萎缩,手掌变平呈"猿掌"。感觉障碍以拇指、示指和中指的远节为甚(图8-46)。

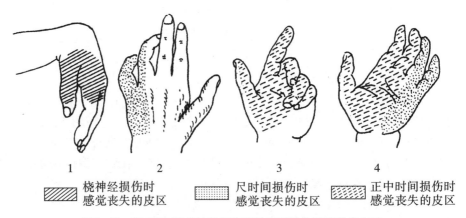

　　　1　　　　　2　　　　　3　　　　　4

▨ 桡神经损伤时　▦ 尺时间损伤时　▧ 正中时间损伤时
　感觉丧失的皮区　　感觉丧失的皮区　　感觉丧失的皮区

图8-46　桡、尺和正中神经损伤时的手型及皮肤感觉丧失区

5.尺神经(ulnar nerve)　发自臂丛内侧束,沿肱二头肌内侧沟伴肱动脉下行,在臂中部转向后下,经肱骨内上髁后方的尺神经沟至前臂内侧。在前臂行于尺侧腕屈肌和指深屈肌之间,伴尺动脉下行至腕部。尺神经在臂部无分支,在前臂上部发出肌支支配尺侧腕屈肌和指深屈肌尺侧半。在手掌,皮支分布于小鱼际的皮肤、小指掌面的皮肤和环指尺侧半掌面的皮肤。肌支支配小鱼际肌、拇收肌、骨间肌及第3、4蚓状肌。在手背,手背支分布于手背尺侧半、尺侧两个半手指的皮肤(图8-47)。

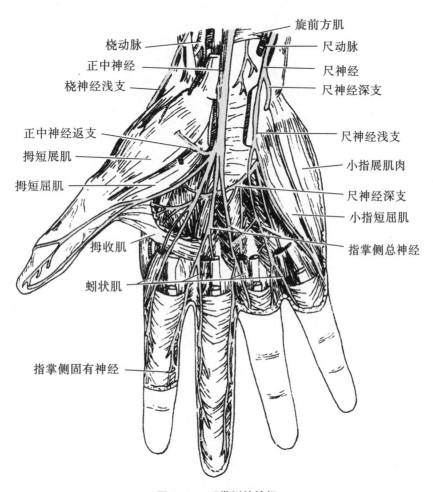

图8-47　手掌侧的神经

尺神经在尺神经沟处位置表浅、贴近骨面,容易损伤。尺神经受损时,运动障碍表现为屈腕力减弱,环指和小指的远节指骨不能屈曲。小鱼际肌萎缩变平坦,拇指不能内收。骨间肌和蚓状肌萎缩,各指不能互相靠拢,掌指关节过伸,呈"爪形手"。感觉障碍以手掌、手背内侧缘和小指最为明显(图8-46)。

6.桡神经(radial nerve)　发自臂丛后束。在腋窝内位于腋动脉的后方,继而与肱深动脉伴行入桡神经沟,沿此沟行向外下,至肱骨外上髁的上方,穿外侧肌间隔,行于肱桡肌与肱肌之间,下行至肱骨外上髁的前面分为浅支和深支。桡神经浅支为皮支,在肱桡肌深面与桡动脉伴行,至前臂下1/3处转向手背,分布于手背桡侧半和桡侧3个半手指近节背面的皮肤(图8-48)。桡神经深支主要为肌支,在桡骨颈外侧穿过旋后肌,在前臂背侧浅、深层伸肌之间下行至腕关节背面,分支支配前臂伸肌群和腕关节等。桡神经主干在臂部发出肌支支配肱三头肌、肱桡肌和桡侧腕长伸肌。皮支分布于臂和前臂后面等皮肤区域。

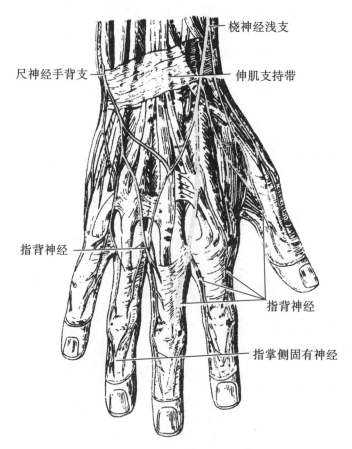

图 8-48　手背侧的神经

肱骨中段或中、下 1/3 交界处骨折,容易发生桡神经损伤。损伤后的主要运动障碍是前臂伸肌瘫痪,表现为抬前臂时呈"垂腕"状态(图 8-46)。感觉障碍以第 1、2 掌骨间背面"虎口区"皮肤最为明显。桡骨颈骨折时,也可损伤桡神经深支,其主要表现是伸腕力减弱和不能伸指。

7. 腋神经(axillary nerve)　发自臂丛后束。伴旋肱后血管穿四边孔,绕肱骨外科颈至三角肌深面。肌支支配三角肌和小圆肌。皮支自三角肌后缘穿出,分布于肩部和臂外侧区上部的皮肤。

肱骨外科颈骨折时,易损伤腋神经导致三角肌瘫痪、臂不能外展。由于三角肌萎缩,肩部失去圆隆外观,呈"方肩"。

(三)胸神经前支

胸神经前支共 12 对,除第 1 对的大部分参与臂丛和第 12 对的小部分参与腰丛外,其余均不成丛。第 1 ~ 11 对胸神经前支行于相应的肋间隙内,称肋间神经(intercostal nerve)。第 12 对胸神经前支位于第 12 肋的下方,称肋下神经(subcostal nerve)。肋间神经伴肋间血管在肋间内肌与肋间最内肌之间循肋沟前行,于腋前线附近,发出外侧皮支。主干继续前行,上 6 对肋间神经达胸骨外侧缘浅出,称前皮支。下

5 对肋间神经及肋下神经斜向内下,行于腹内斜肌与腹横肌之间,从腹直肌外侧缘进入腹直肌鞘,在腹白线外侧至皮下,称前皮支。肋间神经和肋下神经的肌支支配肋间肌和腹壁诸肌。皮支分布于胸、腹壁的皮肤和胸膜、腹膜的壁层。

胸神经前支在胸、腹壁皮肤的分布呈明显的节段性分布。每节区域略呈环带状,按神经序数依次排列(图8-49)。例如:T_2分布于胸骨角平面,T_4分布于乳头平面,T_6分布于剑突平面,T_8分布于肋弓平面,T_{10}分布于脐平面,T_{12}分布于耻骨联合与脐连线中点平面。临床诊查时,可根据感觉障碍平面的高低,判断脊髓损伤的节段以及受损伤的胸神经序数。另外,行椎管内麻醉时,依据痛觉丧失的平面,可确定麻醉平面的高低。

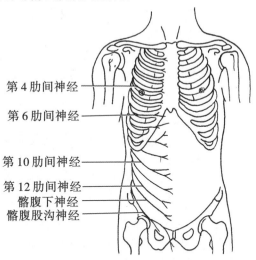

第4肋间神经
第6肋间神经
第10肋间神经
第12肋间神经
髂腹下神经
髂腹股沟神经

图8-49　肋间神经在胸腹壁的分布

(四)腰丛

腰丛(lumbar plexus)由第12胸神经前支的一部分、第1~3腰神经前支和第4腰神经前支的一部分组成。腰丛位于腰大肌深面,除发出肌支支配腰方肌和髂腰肌外,还发出许多分支分布于腹股沟区和大腿前部及内侧部(图8-50)。腰丛主要分支有:

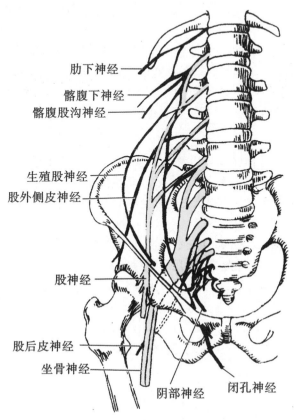

肋下神经
髂腹下神经
髂腹股沟神经
生殖股神经
股外侧皮神经
股神经
股后皮神经
坐骨神经
阴部神经
闭孔神经

图8-50　腰丛的分支

1.髂腹下神经（iliohypogastric nerve） 在肋下神经的下方出腰大肌外侧缘，沿腰方肌前面和肾后面行向外下，在髂嵴上方进入腹横肌与腹内斜肌之间，前行至髂前上棘内侧进入腹内斜肌与腹外斜肌之间，于腹股沟管浅环上方3 cm处浅出。其皮支分布于臀外侧、腹股沟区和下腹部皮肤，肌支支配腹壁诸肌。

2.髂腹股沟神经（ilioinguinal nerve） 较细小，在髂腹下神经的下方与之并行，其走行与前者略同。在腹股沟韧带中点附近进入腹股沟管，伴精索或子宫圆韧带前外侧下行并一起出腹股沟管浅环，分布于腹股沟区、阴囊或大阴唇的皮肤，肌支支配腹壁诸肌。

3.股外侧皮神经（lateral femoral cutaneous nerve） 由腰大肌外侧缘穿出，贴髂肌表面行向外下，在髂前上棘内侧经腹股沟韧带深面至股部，分布于股前外侧皮肤。

4.股神经（femoral nerve） 为腰丛中最大的分支，由腰大肌外侧缘穿出，在腰大肌与髂肌之间下行，于腹股沟韧带中点稍外侧的深面进入股三角区，随即分为数支（图8-51）。①肌支：支配髂肌、缝匠肌、股四头肌和耻骨肌。②皮支：有数条前皮支，分布于大腿和膝关节前面的皮肤。最长的皮支称隐神经（saphenous nerve），伴股动脉入收肌管下行，至膝关节内侧浅出至皮下后，伴大隐静脉沿小腿内侧下行达足内侧缘，分布于髌下、小腿内侧面和足内侧缘的皮肤。

股神经损伤后，屈髋无力，坐位时不能伸小腿，行走困难，股四头肌萎缩，膝跳反射消失，大腿前面、小腿内侧面及足内侧缘皮肤感觉障碍。

5.闭孔神经（obturator nerve） 出腰大肌内侧缘，贴小骨盆侧壁行向内下，与闭孔血管伴行穿闭膜管达股部，分为前后两支，分别位于短收肌的前、后面（图8-51）。肌支支配大腿内收肌群和闭孔外肌。皮支分布于大腿内侧皮肤。另有细小分支至髋关节、膝关节。

6.生殖股神经（genitofemoral nerve） 由腰大肌前面穿出，在腹股沟韧带上方分为生殖支和股支。生殖支在腹股沟管深环处进入此管，分布于提睾肌和阴囊（女性随子宫圆韧带分布于大阴唇）；股支分布于股三角的皮肤。在腹股沟疝修补术中，应注意保护髂腹下神经、髂腹股沟神经和生殖股神经。

（五）骶丛

骶丛（sacral plexus）由腰骶干以及全部骶神经和尾神经的前支组成，腰骶干由第4腰神经前支的余部和第5腰神经前支合成。骶丛位于骶骨及梨状肌的前面，髂血管的后方。骶丛除直接发出许多小的肌支支配梨状肌、闭孔内肌、股方肌等外，还发出以下分支（图8-52）：

1.臀上神经（superior gluteal nerve） 经梨状肌上孔伴臀上血管出盆腔，行于臀中肌、臀小肌之间，发分支支配此二肌和阔筋膜张肌。

2.臀下神经（inferior gluteal nerve） 由梨状肌下孔伴臀下血管出盆腔，行于臀大肌深面，支配该肌。还发出分支分布于髋关节。

3.股后皮神经（posterior femoral cutaneous nerve） 出梨状肌下孔，至臀大肌下缘浅出下行，分支分布于臀区、股后部及腘窝的皮肤。

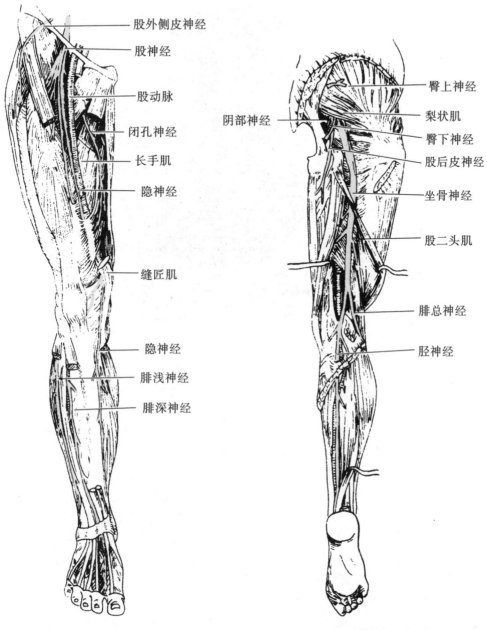

图 8-51 下肢的神经(前面)　　　图 8-52 下肢的神经(后面)

4. 阴部神经(pudendal nerve)　伴阴部内血管经梨状肌下孔出盆腔,经坐骨小孔入坐骨直肠窝。沿着此窝外侧壁前行。其分支有:①肛神经,分布于肛门外括约肌和肛门皮肤。②会阴神经,分布于会阴肌和阴囊(或大阴唇)皮肤。③阴茎(阴蒂)背神经,为阴部神经的终支,向前经耻骨联合下方达阴茎(或阴蒂)背侧,分布于阴茎(阴蒂)的皮肤。做包皮环切术或阴茎手术时,可在阴茎背面两侧,进行神经阻滞麻醉(图8-53)。

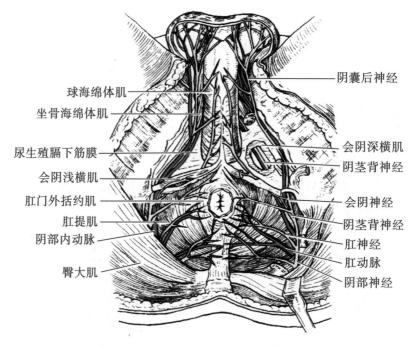

图 8-53　会阴部的神经(男性)

5. 坐骨神经（sciatic nerve）　为全身最长、最粗的神经。经梨状肌下孔出盆腔，在臀大肌深面，经股骨大转子与坐骨大结节连线中点稍内侧下行至股后，经股二头肌长头深面下行至腘窝。在腘窝上角附近分为胫神经和腓总神经两大终支。坐骨神经在股后部发出肌支支配大腿后群诸肌，并发分支到髋关节。

自坐骨结节与股骨大转子之间的中点向下至股骨内、外侧髁之间中点的连线，此线的上 2/3 段，为坐骨神经的体表投影。坐骨神经痛时常在此线上出现压痛。坐骨神经与梨状肌的位置关系存在多种变异，以单干出梨状肌下孔者居多（占 66.3%）。而以单干穿梨状肌，或分两支，其中一支穿梨状肌上孔或穿梨状肌，另一支穿梨状肌下孔等变异者占 33.7%，这些变异尤其以单干穿梨状肌，常使坐骨神经干受到该肌收缩的压迫而导致供血不足，形成"梨状肌综合征"。

（1）胫神经（tibial nerve）　为坐骨神经主干的延续。在腘窝内，与腘血管伴行。在小腿，于比目鱼肌的深面伴胫后血管下行，经内踝后方在屈肌支持带的深面分为足底内侧神经和足底外侧神经。胫神经分布于小腿后群肌和足底肌、小腿后面和足底的皮肤。胫神经在腘窝发出腓肠内侧皮神经，与小隐静脉伴行，至小腿后方中部与来自腓总神经的腓肠外侧皮神经的交通支汇合成腓肠神经，分布于小腿后面皮肤。足底内、外侧神经分布于足底诸肌和皮肤（图 8-54）。胫神经损伤的主要表现是小腿后群肌无力，足不能跖屈，不能以足尖站立，足内翻力弱。由于小腿前、外侧群肌的过度牵拉，致使足呈背屈和外翻位，呈"钩状足"畸形（图 8-55）。感觉障碍区主要位于足底。

（2）腓总神经（common peroneal nerve）　自坐骨神经在腘窝上部发出后，沿股二头肌内侧缘行向外下，绕腓骨颈向前穿腓骨长肌，分为腓浅神经和腓深神经。在腓骨颈外侧，腓总神经位置表浅，且贴近骨面，腓骨颈骨折时，易损伤该神经。

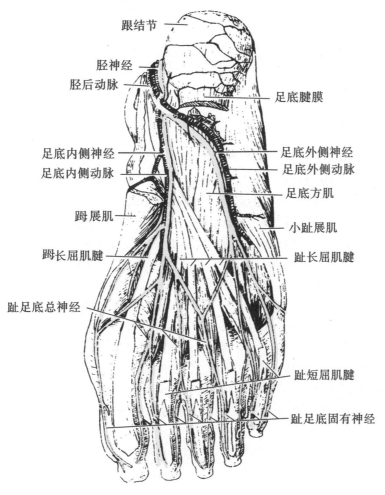

跟结节

胫神经

胫后动脉

足底腱膜

足底内侧神经

足底外侧神经

足底内侧动脉

足底外侧动脉

足底方肌

蹈展肌

小趾展肌

蹈长屈肌腱

趾长屈肌腱

趾足底总神经

趾短屈肌腱

趾足底固有神经

图 8-54 足底的神经

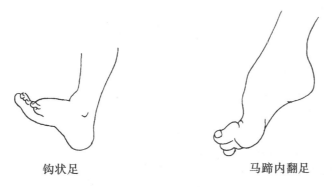

钩状足

马蹄内翻足

图 8-55 神经损伤足形

1)腓浅神经(superficial peroneal nerve):于腓骨长、短肌与趾长伸肌之间下行,在小腿中、下 1/3 交界处穿深筋膜至皮下,经踝关节前方至足背。肌支支配腓骨长、短肌,皮支分布于小腿外侧、足背和 2~5 趾背的皮肤。

2)腓深神经(deep peroneal nerve):斜向前下,进而与胫前血管伴行,在小腿前群肌之间下行,经踝关节前方至足背,分支分布于小腿前群肌、足背肌和第1、2趾相对缘的皮肤。

腓总神经损伤的主要表现是足不能背屈,趾不能伸,足下垂并且内翻,呈"马蹄内翻足"畸形(图8-55)。由于足尖下垂,患者走路呈"跨阈步态"。感觉障碍以小腿前外侧和足背较为明显。

二、脑神经

脑神经(cranial nerves)与脑相连,共12对,通常用罗马数字表示。前2对分别连于端脑和间脑,后10对皆连于脑干。脑神经的成分较脊神经复杂,共有7种纤维成分:①一般躯体感觉纤维,分布于皮肤、肌、肌腱、关节和口、鼻腔大部分黏膜。②一般躯体运动纤维,分布于眼球外肌、舌肌等横纹肌。③一般内脏感觉纤维,分布于头、颈、胸、腹腔的器官。④一般内脏运动纤维,分布于心肌、平滑肌和腺体。⑤特殊躯体感觉纤维,分布于视器和前庭蜗器。⑥特殊内脏感觉纤维,分布于味蕾和嗅器。⑦特殊内脏运动纤维,分布于胚胎时期鳃弓衍化来的咀嚼肌、表情肌、咽喉肌等。

每一对脑神经所包含的纤维成分不同,有感觉性、运动性和混合性3种(Ⅰ、Ⅱ、Ⅷ对属感觉性神经,Ⅲ、Ⅳ、Ⅵ、Ⅺ、Ⅻ对属运动性神经,Ⅴ、Ⅶ、Ⅸ、Ⅹ对属混合性神经);脑神经中所含的内脏运动纤维都属于副交感神经纤维,只存在于Ⅲ、Ⅶ、Ⅸ、Ⅹ对脑神经中。以上4对脑神经的副交感神经纤维由脑干相应的核团发出后,到相应的副交感神经节换元,发出的节后纤维分布于心肌、平滑肌、腺体。

12对脑神经的排列顺序、名称、性质、连脑及出入颅的部位见表8-5。

表8-5 12对脑神经的性质及连脑与出入颅的部位

顺序及名称	性质	连脑的部位	出入颅的部位
Ⅰ 嗅神经	感觉性	端脑	筛孔
Ⅱ 视神经	感觉性	间脑	视神经管
Ⅲ 动眼神经	运动性	中脑	眶上裂
Ⅳ 滑车神经	运动性	中脑	眶上裂
Ⅴ 三叉神经	混合性	脑桥	眶上裂、圆孔、卵圆孔
Ⅵ 展神经	运动性	脑桥	眶上裂
Ⅶ 面神经	混合性	脑桥	内耳门、茎乳孔
Ⅷ 前庭蜗神经	感觉性	脑桥	内耳门
Ⅸ 舌咽神经	混合性	延髓	颈静脉孔
Ⅹ 迷走神经	混合性	延髓	颈静脉孔
Ⅺ 副神经	运动性	延髓	颈静脉孔
Ⅻ 舌下神经	运动性	延髓	舌下神经管

（一）嗅神经

嗅神经（olfactory nerve）为感觉性神经，传导嗅觉。起自鼻腔嗅区黏膜中的嗅细胞。嗅细胞为双极神经元，其周围突分布于嗅黏膜上皮，中枢突聚集成 20 多条嗅丝，穿筛孔入颅前窝，连于嗅球。

颅前窝骨折时，由于筛板、眶顶的骨折造成嗅丝损伤和脑膜撕脱，出现嗅觉障碍和脑脊液外漏，脑脊液可沿嗅丝周围间隙流入鼻腔。

（二）视神经

视神经（optic nerve）为感觉性神经，传导视觉。视网膜节细胞的轴突汇集至视神经盘，再穿过巩膜形成视神经。视神经行向后内，经视神经管入颅中窝，延续为视交叉、视束，连于间脑的外侧膝状体（图 8-56）。

视神经外面包有 3 层被膜，分别与相应的 3 层脑膜相延续，因此，当颅内压增高时，脑脊液等压迫视神经，常伴有视神经盘水肿。

（三）动眼神经

动眼神经（oculomotor nerve）为运动性神经。含一般躯体运动纤维和一般内脏运动（副交感）纤维，分别起自中脑的动眼神经核和动眼神经副核。动眼神经自中脑腹侧脚间窝出脑，向前穿经海绵窦的外侧壁，经眶上裂入眶分为上、下两支。上支细小，支配上直肌和上睑提肌；下支粗大，支配下直肌、内直肌和下斜肌（图 8-56）。副交感纤维随下支走行，并由下斜肌支以小支分出，进入睫状神经节交换神经元，节后纤维分布于瞳孔括约肌和睫状肌，参与瞳孔对光反射和眼的调节反射。

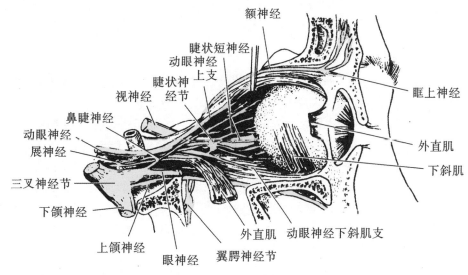

图 8-56　眶内的神经（外侧面观）

一侧动眼神经损伤，可累及除外直肌、上斜肌外所有同侧眼外肌以及瞳孔括约肌，可出现上睑下垂、瞳孔斜向外下、瞳孔扩大及对光反射消失等症状。

（四）滑车神经

滑车神经（trochlear nerve）为运动性神经，起于中脑的滑车神经核。该神经于中脑背侧下丘下方出脑,绕大脑脚外侧向前穿入海绵窦外侧壁,经眶上裂入眶,越过上睑提肌行向前内侧,支配上斜肌(图8-57)。

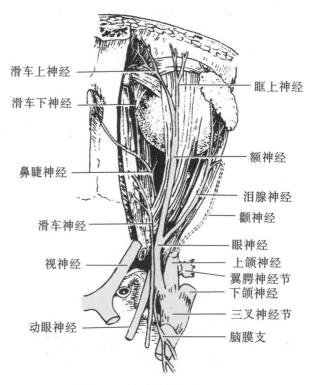

图8-57　眶内的神经(上面观)

图中标注:滑车上神经、滑车下神经、鼻睫神经、滑车神经、视神经、动眼神经;眶上神经、额神经、泪腺神经、颧神经、眼神经、上颌神经、翼腭神经节、下颌神经、三叉神经节、脑膜支

(五)三叉神经

三叉神经(trigeminal nerve)为最粗大的混合性脑神经。含一般躯体感觉纤维和特殊内脏运动纤维两种纤维。特殊内脏运动纤维起于脑桥的三叉神经运动核,自脑桥基底部与小脑中脚交界处出脑,纤维随下颌神经走行,经过卵圆孔,分布于咀嚼肌。三叉神经内一般躯体感觉纤维的胞体位于三叉神经节内,该节位于颞骨岩部尖端前面的三叉神经压迹处。三叉神经节由假单极神经元构成,其中枢突经感觉根经脑桥基底部与小脑中脚交界处入脑,止于三叉感觉核。其中,传导痛温觉的神经纤维主要终止于三叉神经脊束核,传导触觉的神经纤维主要终止于三叉神经脑桥核。三叉神经节细胞的周围突组成三叉神经的三大分支(眼神经、上颌神经和下颌神经),进而发出许多分支传导头面部的一般感觉(图8-58,图8-59)。

1. 眼神经(ophthalmic nerve)　为感觉性神经。自三叉神经节发出后,伴动眼神经、滑车神经穿眶上裂入眶,发出额神经、鼻睫神经和泪腺神经,分布于眶内、眼球、结膜、泪器、部分鼻和鼻旁窦黏膜、额顶部及上睑和鼻背的皮肤。其分支额神经发出眶上神经,经眶上切迹伴眶上血管穿出,分布于额顶部及上睑的皮肤。

2. 上颌神经(maxillary nerve)　为感觉性神经。经海绵窦,穿圆孔入翼腭窝上部,在翼腭窝内发出上牙槽神经、颧神经等,分布于上颌牙齿、牙龈等处。再向前经眶下裂入眶延续为眶下神经,在眶内经眶下沟、眶下管,最终穿过眶下孔进入面部。穿出眶下孔后分支分布于下睑及睑裂与口裂之间的皮肤。

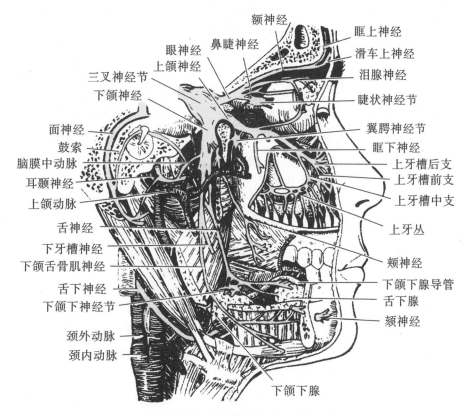

图 8-58　三叉神经的分支分布

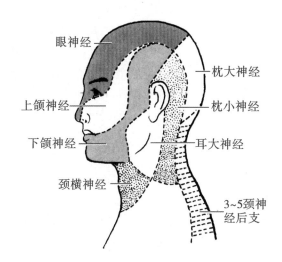

图 8-59　头面部皮神经分布示意

3.下颌神经(mandibular nerve)　为混合性神经,经卵圆孔出颅,在翼外肌深面分为前后两干,进而分为数支。主要分支有:

(1)耳颞神经(auriculotemporal nerve)　常以两根起始,夹持着脑膜中动脉后合成一干,在颞下颌关节后方折转向上,穿腮腺实质,伴颞浅血管上升,分布于颞部的皮肤。来自舌咽神经的副交感纤维,经耳神经节换元后随耳颞神经到达腮腺,控制腮腺分泌。

（2）颊神经（buccal nerve）　沿颊肌外面行向前下,分布于颊部的皮肤和黏膜。

（3）舌神经（lingual nerve）　较粗,于下颌支的内侧呈弓形下降至口腔底,分布于口腔底和舌前 2/3 的黏膜。

（4）下牙槽神经（inferior alveolar nerve）　在舌神经的后方下行,经下颌孔入下颌管,在管内分支分布于下颌牙齿及牙龈,其终末支自颏孔浅出称颏神经,分布于下唇以下的皮肤。下牙槽神经在未入下颌管之前,还发出下颌舌骨肌神经,支配下颌舌骨肌和二腹肌前腹。

（5）咀嚼肌神经（masticatory nerve）　为运动性神经,自下颌神经主干分出数支,支配所有咀嚼肌。

一侧三叉神经损伤,可导致同侧面部皮肤及眼、口及鼻腔黏膜感觉障碍,角膜反射消失,咀嚼肌瘫痪。

（六）展神经

展神经（abducent nerve）为运动性神经,起自脑桥的展神经核,从延髓脑桥沟中线两侧出脑,前行入海绵窦,再经眶上裂入眶,支配外直肌。

展神经在颅内的行程较长,且爬越一段枕骨斜坡,因此,当颅内压增高、脑干移位、海绵窦及眶上裂病变时,均可导致该神经损伤,引起外直肌瘫痪,出现眼内斜视。

（七）面神经

面神经（facial nerve）为混合性神经。面神经由两个根组成,较大的运动根从延髓脑桥沟外侧部出脑;较小的混合根从运动根的外侧出脑。两根经内耳门合成一干,穿内耳道底进入与鼓室相邻的面神经管,面神经管起始部有膨大的膝神经节。面神经先水平走行,再垂直下行自茎乳孔出颅后,其主干向前进入腮腺实质并在腮腺内交织成丛,自该腺的前缘呈放射状发出 5 组分支,即颞支、颧支、颊支、下颌缘支和颈支,支配面部诸表情肌和颈阔肌（图 8-60,图 8-61）。面神经在面神经管内还发出以下分支:

1. 岩大神经（greater petrosal nerve）　含一般内脏运动（副交感）纤维,于面神经管起始部自面神经发出,向前至翼腭窝,在翼腭神经节交换神经元,节后纤维分布于泪腺、腭及鼻黏膜的腺体,支配其分泌。

2. 镫骨肌神经（stapedial nerve）　由面神经在面神经管下降段发出,分支进入锥隆起,支配镫骨肌。

3. 鼓索（chorda tympani）　面神经出茎乳孔之前发出,含有味觉传入和一般内脏运动（副交感）两种纤维。该神经行向前下加入三叉神经的分支舌神经。味觉纤维随舌神经分布于舌前 2/3 的味蕾,副交感神经纤维至舌神经下面的下颌下神经节交换神经元,节后纤维分布于下颌下腺和舌下腺,支配腺体分泌。

临床上常见周围性面神经损伤,多是由于面神经行经一段较长的骨性管道,炎症、创伤等造成组织肿胀时管内无扩张的余地,面神经受压所致。主要临床表现有患侧额纹消失、不能闭眼、鼻唇沟变平、不能鼓腮、口角偏向健侧、角膜反射消失等。损伤部位若在发出鼓索之前,可伴有舌前 2/3 味觉丧失和舌下腺、下颌下腺分泌障碍。若损伤在膝神经节以前,还可有泪腺分泌障碍及听觉过敏等症状。

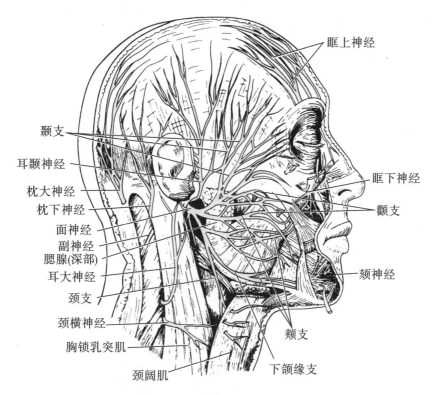

眶上神经

颞支
耳颞神经
枕大神经
枕下神经
面神经
副神经
腮腺(深部)
耳大神经
颈支
颈横神经
胸锁乳突肌
颈阔肌

眶下神经
颧支
颏神经
颊支
下颌缘支

图 8-60　面神经在面部的分支

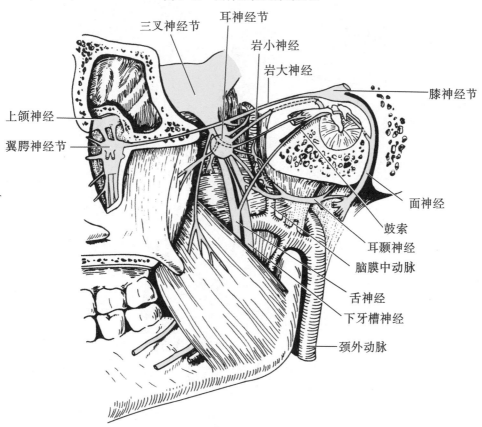

三叉神经节
耳神经节
岩小神经
岩大神经

上颌神经
翼腭神经节

膝神经节

面神经
鼓索
耳颞神经
脑膜中动脉
舌神经
下牙槽神经
颈外动脉

图 8-61　鼓索、翼腭神经节与耳神经节

（八）前庭蜗神经

前庭蜗神经（vestibulocochlear nerve）为感觉性神经，由前庭神经和蜗神经两部分组成。传导平衡觉和听觉，又称位听神经。

1. 前庭神经（vestibular nerve）　传导平衡觉的双极神经元的胞体，在内耳道底聚集成前庭神经节，其周围突分布于内耳球囊斑、椭圆囊斑和壶腹嵴中的毛细胞，中枢突形成前庭神经，经内耳门入颅，在延髓脑桥沟外侧入脑，终于前庭神经核群和小脑。

2. 蜗神经（cochlear nerve）　传导听觉的双极神经元的胞体，在耳蜗的蜗轴内聚集成蜗神经节，其周围突分布于内耳螺旋器上的毛细胞，中枢突形成蜗神经，经内耳门入颅，在延髓脑桥沟外侧入脑，终于蜗神经核。

（九）舌咽神经

舌咽神经（glossopharyngeal nerve）为混合性神经。舌咽神经的根丝在延髓橄榄后沟的上部连于脑；与迷走神经、副神经一起自颈静脉孔出颅（图8-62）。在颈静脉孔内神经干上有膨大的上神经节，出孔时有稍膨大的下神经节。舌咽神经出颅后，先沿颈内动、静脉之间下降，然后呈弓形向前，经舌骨舌肌的深面抵达舌根。其主要分支有：

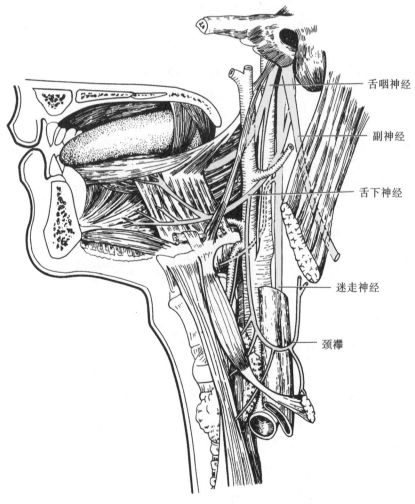

图8-62　舌咽神经、副神经和舌下神经

1.鼓室神经(tympanic nerve) 自舌咽神经下神经节处发出,返行穿入鼓室与交感神经组成鼓室丛,分布于鼓室、乳突小房和咽鼓管的黏膜。该神经中的副交感纤维,出鼓室形成岩小神经,至卵圆孔下方的耳神经节交换神经元。节后纤维随耳颞神经至腮腺,支配腮腺的分泌。

2.颈动脉窦支(carotid sinus branch) 在颈静脉孔下方发出,通常有1~2支。沿颈内动、静脉间下行,分布于颈动脉窦和颈动脉小球。把颈动脉窦的压力变化和颈动脉小球接受的化学刺激冲动传入中枢,反射性地调节血压和呼吸运动。

3.舌支(lingual branches) 为舌咽神经的终支。分布于舌后1/3的黏膜和味蕾,传导一般内脏感觉和味觉。

除以上分支外,舌咽神经还发出咽支、扁桃体支和茎突咽肌支等。

(十)迷走神经

迷走神经(vagus nerve)为混合性神经,是行程最长、分布最广的脑神经(图8-63)。迷走神经以多条根丝在橄榄后沟的中部、舌咽神经的下方连于延髓,经颈静脉孔出颅,此处有膨大的上、下神经节。迷走神经出颅后,在颈部,迷走神经位于颈动脉鞘内,经胸廓上口入胸腔。在胸部,左、右迷走神经的行程有所不同。左迷走神经越过主动脉弓的前方,经左肺根后方至食管前面分成许多细支形成左肺丛、食管前丛,在食管下端又汇合为迷走神经前干;右迷走神经则跨过右锁骨下动脉前方,经右肺根后方达食管后面,分支形成右肺丛、食管后丛,在食管下端汇合为迷走神经后干。迷走神经前、后两干同食管一起穿膈的食管裂孔进入腹腔,至胃的贲门附近,前干分为胃前支和肝支,后干分为胃后支和腹腔支。在腹腔分支分布于自胃至横结肠的消化管以及肝、胰、脾、肾等实质性脏器。迷走神经主要分支有:

1.喉上神经(superior laryngeal nerve) 自迷走神经下神经节处发出,是迷走神经在颈部最大的分支。在颈内动脉内侧下行,于舌骨大角处分为内、外支。内支与喉上动脉伴行,穿甲状舌骨膜入喉,分布于咽、会厌、舌根及声门裂以上的喉黏膜。外支细小,伴甲状腺上动脉下行,支配环甲肌。

2.颈心支 有上、下两支,沿喉和气管两侧下行,于心底部与交感神经的心支共同形成心丛,调控心脏活动。上支有分支分布于主动脉弓壁内,感受主动脉血压变化和化学刺激,称主动脉神经或减压神经。

3.喉返神经(recurrent laryngeal nerve) 为迷走神经在胸腔内的分支。左喉返神经由左迷走神经干在主动脉弓前方发出,向后钩绕主动脉弓;右喉返神经由右迷走神经干在右锁骨下动脉前方发出,向后钩绕右锁骨下动脉。左、右喉返神经分别于两侧气管与食管之间的沟内向上返行,至环甲关节后方入喉,终支称为喉下神经。其中运动纤维支配除环甲肌以外的所有喉肌;感觉纤维分布于声门裂以下的喉黏膜。喉返神经在行程中还发出心支、气管支和食管支,分别加入心丛、肺丛和食管丛。

在甲状腺肿瘤或腺叶切除术中,钳夹或结扎甲状腺下动脉时,应注意避免损伤喉返神经,若两侧喉返神经同时受损,可致失音、呼吸困难,甚至窒息。

4.支气管支 迷走神经在胸部的一些细小分支,与交感神经的分支共同构成肺丛,分支分布于气管、支气管和肺。

5.胃前支和肝支 由迷走神经前干在贲门附近发出。胃前支沿胃小弯右行,沿途发出4~6条小支,分布于胃的前壁,其末梢以"鸦爪"状分支分布于幽门部前壁。肝

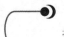

支有 1~3 支,行于小网膜内,与交感神经节后纤维形成肝丛,随肝固有动脉分支分布于肝、胆囊等处。

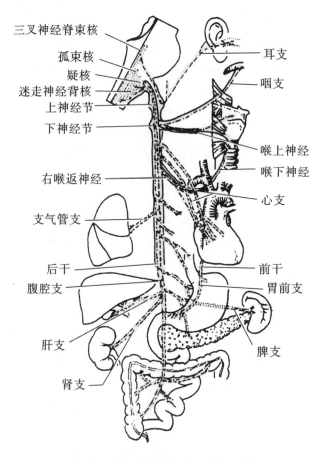

图 8-63　迷走神经纤维成分及分布示意

6. 胃后支和腹腔支　由迷走神经后干在贲门附近发出。胃后支沿胃小弯右行,沿途除发出数小支至胃后壁外,也以"鸦爪"状分支分布于幽门窦及幽门管后壁。腹腔支与交感神经一起形成腹腔丛,伴腹腔干、肠系膜上动脉和肾动脉的分支分布于肝、胆、胰、脾、肾以及结肠左曲以上的腹腔消化管。

(十一)副神经

副神经(accessory nerve)为运动性神经,由颅根和脊髓根两部分组成。颅根起自延髓的疑核,自橄榄后沟的下部、迷走神经根丝下方出延髓。脊髓根起自脊髓颈部节段的副神经核,在脊髓前、后根之间出脊髓,并合并上行,经枕骨大孔入颅腔,与颅根汇合成副神经干,然后与舌咽、迷走神经一起从颈静脉孔出颅。出颅后两根分开,颅根加入迷走神经,支配咽喉肌。脊髓根组成副神经的颅外段,绕颈内静脉行向外下,经胸锁乳突肌深面,发出分支入该肌后,自胸锁乳突肌后缘中、上 1/3 交点处穿出该肌,继续向外下后走行,在斜方肌前缘中、上 1/3 交点处入斜方肌深面,分支支配以上两肌(图 8-64)。

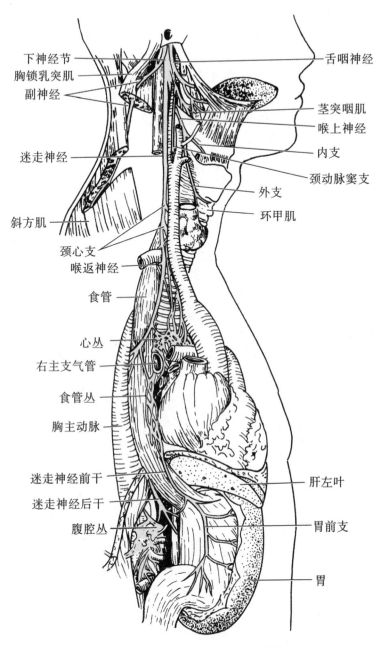

图 8-64 舌咽神经、迷走神经及副神经

左侧标注（从上到下）：
下神经节
胸锁乳突肌
副神经
迷走神经
斜方肌
颈心支
喉返神经
食管
心丛
右主支气管
食管丛
胸主动脉
迷走神经前干
迷走神经后干
腹腔丛

右侧标注（从上到下）：
舌咽神经
茎突咽肌
喉上神经
内支
颈动脉窦支
外支
环甲肌
肝左叶
胃前支
胃

（十二）舌下神经

舌下神经（hypoglossal nerve）为运动性神经，由延髓的舌下神经核发出，以若干根丝自延髓的锥体和橄榄之间出脑并合成一干，经舌下神经管出颅，在颈内动、静脉之间弓形向前下走行达舌骨舌肌浅面，在下颌下腺管下方前行穿颏舌肌入舌，支配全部舌内肌和大部分舌外肌（图 8-62）。

一侧舌下神经损伤，同侧半舌肌瘫痪，伸舌时，舌尖偏向患侧。如舌肌瘫痪时间过久，则会造成舌肌萎缩。

三、内脏神经

内脏神经(visceral nerve)主要分布于内脏器官、心血管和腺体。根据部位的不同,分为中枢部和周围部。根据纤维成分不同,分为内脏运动神经和内脏感觉神经。内脏运动神经支配内脏、心血管和腺体的分泌,通常不受人的意志控制,故又称自主神经(autonomic nerve);而且,内脏运动神经主要是控制和调节动、植物共有的物质代谢活动,不支配动物所特有的骨骼肌的运动,所以也可称为自主神经(vegetative nerve)。

(一)内脏运动神经

内脏运动神经和躯体运动神经,都受大脑皮质和皮质下各级中枢的控制与调节,内脏运动神经和躯体运动神经在形态结构和功能上有较大区别。①支配的器官不同:躯体运动神经支配骨骼肌;内脏运动神经支配平滑肌、心肌和腺体。②神经元数目不同:躯体运动神经自低级中枢发出后至骨骼肌只有一个神经元;内脏运动神经自低级中枢发出后,在周围部的内脏运动神经节交换神经元,再由此节内神经元胞体发出纤维到达效应器。因此,内脏运动神经从低级中枢到达所支配的器官一般都要经过两级神经元,第一级神经元称节前神经元(preganglionic neuron),其胞体位于脑干和脊髓内,它发出的轴突称为节前纤维;第二级神经元称节后神经元(postganglionic neuron),其胞体在周围部的内脏神经节内,它发出的轴突称节后纤维。节后神经元的数目较多,一个节前神经元的轴突可以和多个节后神经元形成突触联系(图8-65)。③纤维成分不同:躯体运动神经只有一种纤维成分;内脏运动神经则有交感和副交感两种纤维成分,而且多数器官同时接受两种神经纤维的支配。④纤维的粗细不同:躯体运动神经一般都是比较粗的有髓纤维;内脏运动神经则是薄髓纤维(节前纤维)和无髓纤维(节后纤维),纤维较细,因此传导速度较慢。⑤神经纤维分布形式不同:躯体运动神经以神经干的形式分布,而内脏运动神经的节后纤维,常攀附脏器或血管的表面形成丛,由该丛再发出分支至相应器官。

根据形态、功能和药理学的特点,内脏运动神经可分为交感神经和副交感神经两部分。

1. 交感神经(sympathetic nerve)　分为中枢部和周围部。①中枢部:交感神经的低级中枢位于脊髓 $T_1 \sim L_3$ 节段的灰质侧柱的中间外侧核。②周围部:由交感干、交感神经节和交感神经丛等组成。

(1)交感神经节(sympathetic ganglion)　因位置不同,又可分为椎旁神经节和椎前神经节。

1)椎旁神经节(paravertebral ganglion):位于脊柱两旁,成人每侧总数大约19~24个。颈部有3~4个,胸部10~12个,腰部3~5个节,骶部2~3个,尾部两侧合为1个奇神经节。

2)椎前神经节(prevertebral ganglion):位于脊柱前方。包括腹腔神经节、主动脉肾节、肠系膜上神经节和肠系膜下神经节等,分别位于同名动脉根部附近。

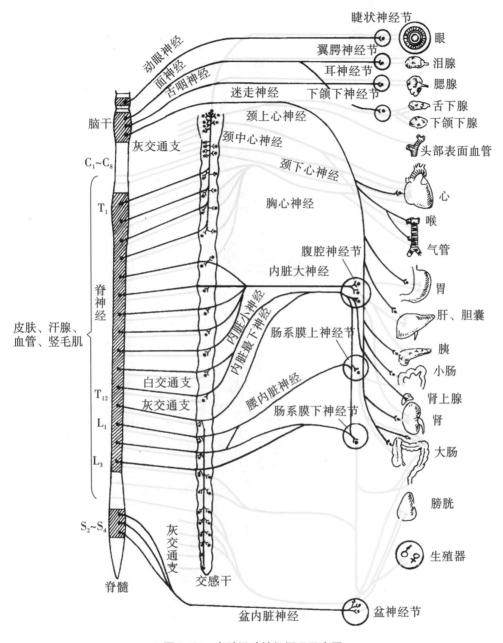

图 8-65　内脏运动神经概况示意图

（2）交感干（sympathetic trunk）　位于脊柱两旁，由椎旁神经节借节间支互相连接构成，所以椎旁神经节又称交感干神经节（ganglia of sympathetic trunk）。交感干上自颅底，下至尾骨，两侧下端在尾骨前面合并。交感干借交通支与相应的脊神经相连。可分为白交通支和灰交通支（图 8-66）。

1）白交通支（white communicating branches）：由脊髓灰质侧柱的中间外侧核发出的节前纤维组成。因纤维具有髓鞘，呈白色。节前纤维经脊神经前根、脊神经、白交通支进入椎旁神经节。因节前神经元的细胞仅存在于脊髓 $T_1 \sim L_3$ 节段，故白交通支只

见于脊髓 $T_1 \sim L_3$ 节段脊神经前支处,共 15 对。

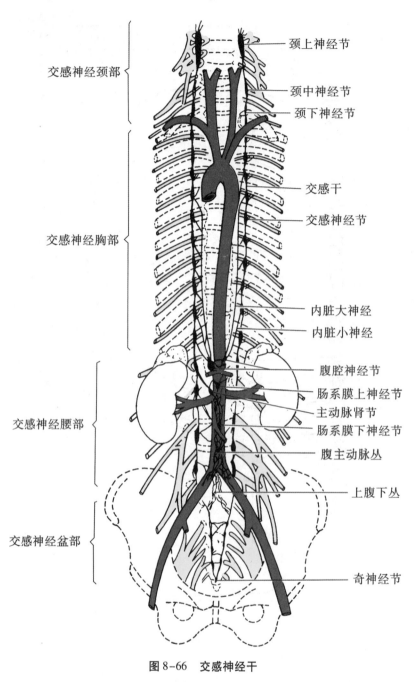

图 8-66 交感神经干

交感神经节前纤维有 3 种去向:①终止于相应的椎旁神经节换元;②在交感干内上升或下降,然后终止于上方或下方的椎旁神经节。一般来自脊髓上胸段($T_1 \sim T_6$),中间外侧核的节前纤维在交感干内上升至颈部,在颈部的椎旁神经节内换元;中胸段者($T_6 \sim T_{10}$)在交感干内上升或下降,在胸部的椎旁神经节内换元;下胸段和腰段者($T_{11} \sim L_3$)在交感干内下降,在腰骶部的椎旁神经节内换元;③穿椎旁神经节,至椎前神经节换元。

2）灰交通支（gray communicating branches）：由交感干神经节细胞发出的交感神经节后纤维组成，纤维多无髓鞘，颜色灰白。

交感神经节后纤维也有3种去向：①经灰交通支返回脊神经，随脊神经分布至躯干和四肢的血管、汗腺和立毛肌等。31对脊神经与交感干之间都有灰交通支联系，故在脊神经分支内，一般都含有交感神经的节后纤维。②在动脉周围形成神经丛，攀附动脉走行，并随动脉分布到所营养的器官，如颈内动脉丛、腹腔丛等。③由椎旁神经节直接分支到所支配的脏器。

交感神经的节前、节后纤维分布均有一定规律。来自脊髓上胸节段（$T_1 \sim T_5$）中间外侧核的交感神经节前纤维，更换神经元后，发出节后纤维至头颈部、胸腔脏器和上肢；来自脊髓中、下胸节段（$T_5 \sim T_{12}$）中间外侧核的交感神经节前纤维，更换神经元后，发出节后纤维支配腹腔内肝、脾、肾等腹腔实质性器官和结肠左曲以上消化管；来自脊髓上腰段（$L_1 \sim L_3$）中间外侧核的交感神经节前纤维，更换神经元后，发出节后纤维分布于结肠左曲以下消化管、盆腔脏器和下肢。

2. 副交感神经（parasympathetic nerve） 也分为中枢部和周围部。①中枢部：副交感神经低级中枢位于脑干的4对内脏运动核（副交感神经核）和脊髓 $S_2 \sim S_4$ 段的骶副交感核。②周围部：包括副交感神经节和进出此节的节前纤维和节后纤维。副交感神经节多位于器官附近或器官壁内，故称器官旁节或器官内节。器官旁节和器官内节一般较小，只有在显微镜下才能看到，但在颅部的器官旁节较大，肉眼可见，分别是睫状神经节、下颌下神经节、翼腭神经节和耳神经节。

（1）颅部副交感神经 其节前纤维行于第Ⅲ、Ⅶ、Ⅸ、Ⅹ对脑神经内（图8-67）。

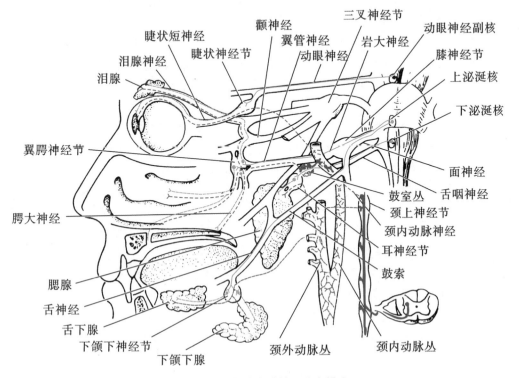

图8-67 头部的内脏神经分布模式

1)随动眼神经走行的颅部副交感神经节前纤维:起自中脑的动眼神经副核,进入眶腔后,在睫状神经节内交换神经元,发出节后纤维分布于睫状肌和瞳孔括约肌。

2)随面神经走行的副交感神经节前纤维:起自脑桥的上泌涎核,一部分节前纤维随岩大神经至翼腭窝内的翼腭神经节交换神经元,发出节后纤维分布于泪腺、鼻腔、口腔和腭黏膜的腺体。另一部分节前纤维经鼓索加入舌神经,在下颌下神经节交换神经元,发出节后纤维分布于下颌下腺和舌下腺。

3)随舌咽神经走行的副交感神经节前纤维:起自延髓的下泌涎核,经鼓室神经参与形成鼓室丛,随该丛发出的岩小神经至卵圆孔下方的耳神经节交换神经元,发出节后纤维经耳颞神经分布于腮腺。

4)随迷走神经走行的副交感神经节前纤维:起自延髓的迷走神经背核,随迷走神经及其分支,至胸、腹腔脏器旁或壁内的副交感神经节内交换神经元,发出节后纤维分布于胸、腹腔脏器(不包括结肠左曲以下的消化管及盆腔脏器)。

(2)骶部副交感神经　节前纤维起自脊髓 $S_2 \sim S_4$ 节段内的骶副交感核,经骶神经前支出骶前孔至盆腔,从骶神经分出组成盆内脏神经(pelvic splanchnic nerve)加入盆丛,随盆丛分支至所支配的盆腔脏器,在脏器旁或壁内的副交感神经节交换神经元,发出节后纤维支配结肠左曲以下的消化管和盆腔脏器。

3.交感神经与副交感神经的主要区别　交感神经和副交感神经都是内脏运动神经,它们常共同支配一个器官,形成对内脏器官的双重神经支配,但在形态结构和功能上,交感神经和副交感神经又各有其特点。

(1)低级中枢部位不同　交感神经的低级中枢位于脊髓胸腰部($T_1 \sim L_3$)灰质的中间外侧核;副交感神经的低级中枢则位于脑干的一般内脏运动核和脊髓骶部($S_2 \sim S_4$)的骶副交感核。

(2)周围神经节的位置不同　交感神经节位于脊柱两旁(椎旁神经节)和脊柱前方(椎前神经节);副交感神经节位于所支配器官的附近(器官旁节)或器官壁内(器官内节)。因此,副交感神经的节前纤维比交感神经的节前纤维长,而其节后纤维则较短。

(3)节前神经元与节后神经元的比例不同　一个交感神经节前神经元的轴突可与许多节后神经元形成突触,而一个副交感节前神经元的轴突则与较少的节后神经元形成突触。所以,交感神经的影响范围较广,而副交感神经作用较局限。

(4)分布范围不同　交感神经周围部的分布范围,除至头颈部、胸、腹腔脏器外,还遍及全身的血管、腺体和竖毛肌等;副交感神经在周围的分布,则不如交感神经广泛,一般认为大部分的血管、汗腺、竖毛肌及肾上腺髓质,均无副交感神经支配。

(5)释放的神经递质不同　交感神经节前纤维释放的神经递质主要是乙酰胆碱,节后纤维释放的主要是肾上腺素和去甲肾上腺素;副交感神经节前纤维和节后纤维释放的神经递质均为乙酰胆碱。

(6)对同一器官所起的作用不同　交感与副交感神经对同一器官的作用,既相互拮抗,又相互统一。例如,当机体运动加强时,为适应机体代谢的需要,交感神经的活动加强,而副交感神经的活动则减弱,于是出现心跳加快、血压升高、支气管扩张、消化活动受到抑制等现象。上述现象表明,交感神经兴奋时,机体的代谢加强,能量消耗加快,以适应环境的剧烈变化。但当机体处于安静或睡眠状态时,副交感神经的活动转

笔记栏

而加强,而交感神经的活动却受到抑制,从而出现心跳减慢、血压下降、支气管收缩、消化活动增强等现象,有利于体力的恢复和能量的储存。通过交感神经和副交感神经对立统一的活动,保持机体内部各器官活动的动态平衡,从而使机体对内、外环境的变化得以更好地适应。

4.内脏神经丛　交感神经、副交感神经和内脏传入神经在分布于脏器的过程中,常互相交织在一起,共同构成内脏神经丛。这些神经丛常攀附于头、颈部和胸、腹腔的动脉的周围或位于器官旁和器官内。除颈内、外动脉丛,锁骨下动脉丛和椎动脉丛等没有副交感神经参与外,其余一些神经丛由交感和副交感纤维共同组成,如心丛、肺丛、腹腔丛等。由这些神经丛再发出分支到心、肺及腹盆腔脏器等。

(二)内脏感觉神经

人体内脏器官除有交感和副交感神经支配外,还有感觉神经分布。内脏感觉神经由内感受器接受来自内脏的刺激,并将内脏感觉性冲动传到中枢,中枢通过内脏运动神经或体液调节各内脏器官的活动。

内脏感觉神经元的胞体位于脑神经节和脊神经节内,均是假单极神经元,其周围突是粗细不等的有髓或无髓纤维。传导内脏感觉的脑神经节,包括膝神经节、舌咽神经下节、迷走神经下节,神经节细胞的周围突随面神经、舌咽神经、迷走神经分布于内脏器官,中枢突随面神经、舌咽神经和迷走神经进入脑干,终于孤束核下部。脊神经节细胞的周围突,随同交感神经和骶部副交感神经分布于内脏器官,中枢突随同交感神经和盆内脏神经进入脊髓,终于灰质后角。

内脏感觉神经虽在形态结构上与躯体感觉神经大致相同,但仍有某些不同之处。①痛阈较高:内脏感觉纤维的数目较少,且多为细纤维,故痛阈较高,对一般强度的刺激不产生主观感觉。例如:在外科手术时,切割或烧灼内脏,患者并不感觉疼痛。但在病理条件下或在强烈刺激下则可产生痛觉,例如:缺血和代谢产物积聚,内脏器官过度膨胀,平滑肌发生痉挛等均可产生内脏痛。②弥散的内脏痛:内脏感觉的传入途径较分散,即一个脏器的感觉纤维可经几个节段的脊神经进入中枢,而一条脊神经又可包含几个脏器的感觉纤维。因此,内脏痛往往是弥散性的,而且定位不准确。

当某些内脏器官发生病变时,常在体表的一定区域产生感觉过敏或痛觉,这种现象为牵涉性痛(referred pain)(图8-68)。临床将内脏器官病变时产生感觉过敏以及骨骼肌反射性僵硬和血管运动、汗腺分泌障碍的部位称为海德带(Head zones)。例如:心绞痛时,常在胸前区及左臂内侧皮肤感觉疼痛。肝胆疾患时,常在右肩部感到疼痛等。

关于发生牵涉性痛的机制,一般认为,病变器官与牵涉性痛的体表区域通常受同一节段脊神经的支配,两者的感觉神经进入同一个脊髓节段,在脊髓后角发生联系。因此,从患病内脏器官传来的冲动,可以影响邻近的躯体感觉神经元,从而产生牵涉性痛。

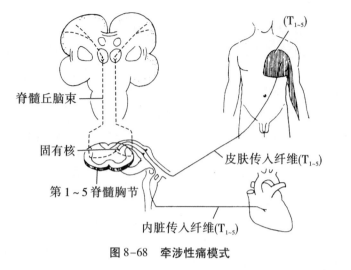

图 8-68　牵涉性痛模式

（郑州大学　赵青赞）

第四节　神经系统的传导通路

机体感受器接受内、外环境的适宜刺激，将刺激转换为神经冲动，经传入神经至中枢，再经中间神经元中继，最后传达大脑皮质而产生感觉；大脑皮质对感觉信息整合后发出传出纤维，经脑干和脊髓的运动神经元换元，再发出纤维到达躯体、四肢和内脏的效应器，引起适当反应。位于感受器与大脑皮质间的神经元链为感觉传导通路（sensory pathway），使机体产生各种感觉，即反射弧中的传入部；大脑皮质与效应器之间的神经元链为运动传导通路（motor pathway），使机体产生运动效应，即反射弧中的传出部。不经过大脑皮质的上、下行传导通路称为反射通路。

一、感觉传导通路

（一）本体感觉和精细触觉传导路

本体感觉又称深感觉，是指肌、腱、关节和骨膜等运动器官在运动或静止时产生的感觉，包括位置觉、运动觉和震动觉。精细触觉是辨别两点距离和感受物体实体感、纹理粗细等的感觉。躯干、四肢的本体感觉有两条传导通路，一条传至大脑皮质，为意识性本体感觉；另一条传至小脑，为非意识性本体感觉。精细触觉随意识性本体感觉传导。

1. 躯干和四肢意识性本体感觉传导通路　由 3 级神经元组成（图 8-69，表 8-6），传导位置觉和运动觉至大脑皮质。

第 1 级神经元为脊神经节中的假单极神经元，其周围突分布于肌、腱、关节和骨膜等处的本体感受器和皮肤的精细触觉感受器，中枢突进入脊髓后索，分为升支和降支。来自 T_5 节以下的升支传导躯干下部和下肢的本体感觉及精细触觉，在后索内侧部形成薄束；T_4 节以上的升支传导躯干上部和上肢的本体感觉及精细触觉，在后索的外侧部形成楔束。两束上行至延髓,分别止于薄束核和楔束核。降支至脊髓前角和后角,完成脊髓牵张反射。

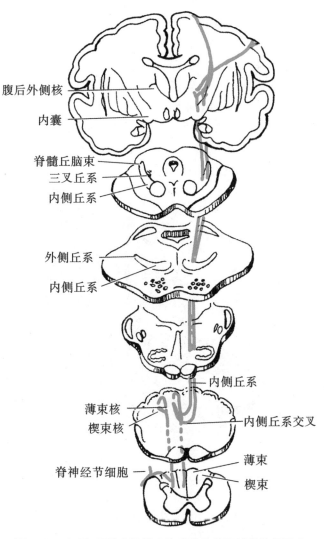

图8-69 躯干、四肢意识性本体感觉和精细触觉传导通路

表8-6 躯干和四肢本体感觉和精细触觉传导通路

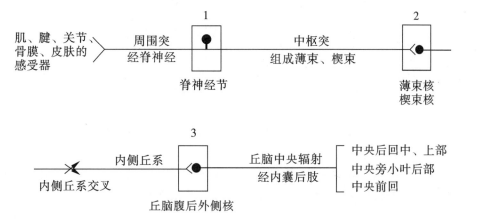

第2级神经元位于薄束核和楔束核,此两核发出纤维向前绕经延髓中央灰质腹侧,在中线左右交叉,是为内侧丘系交叉;交叉后的纤维排列于延髓中线的两侧,后转折上行称内侧丘系。内侧丘系在脑桥呈横位居被盖部的前缘,在中脑居于红核的后外上升,纤维上升止于丘脑腹后外侧核。

第3级神经元位于丘脑腹后外侧核,发出纤维参与丘脑中央辐射,经内囊后肢投射至中央后回中、上部和中央旁小叶后部,小部分纤维投射至中央前回。

该传导路受损,患者闭眼时不能确定关节的位置、运动方向以及两点之间的距离,身体倾斜、摇晃,甚至跌倒,精细触觉障碍,通过视觉的协助可以较正。内侧丘系交叉以下损伤时,感觉障碍表现在同侧;内侧丘系交叉以上损伤,感觉障碍表现在对侧。

2.躯干和四肢非意识性本体感觉传导路(反射性深部感觉)　由2级神经元组成(图8-70),传导肌和肌腱的信息至小脑皮质。

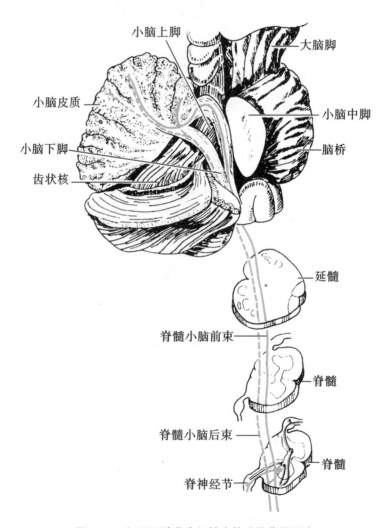

图8-70　躯干四肢非意识性本体感觉传导通路

第1级神经元为脊神经节中的假单极神经元,其周围突分布于肌、腱、关节等处的本体感受器,中枢突进入脊髓,终于 $C_8 \sim L_2$ 脊髓节段胸核和腰骶膨大第 V ～ Ⅶ 层外侧部。

胸核发出第 2 级纤维组成同侧脊髓小脑后束,上行经小脑下脚入小脑旧皮质;由腰骶膨大第 V ~ Ⅶ 层发出的纤维形成双侧的脊髓小脑前束,上行经小脑上脚至小脑旧皮质,传导躯干和下肢的本体感觉。上肢和颈部本体感觉的第 2 级神经元位于颈膨大第 Ⅵ、Ⅶ 层和延髓的楔束副核,发出纤维经小脑下脚进入小脑旧皮质。

(二)痛觉、温度觉和粗触觉传导路

痛觉、温度觉和粗触觉的传导通路又称浅感觉传导通路,传导皮肤、黏膜的痛温觉和粗略触觉,由 3 级神经元组成(图 8-71,表 8-7)。

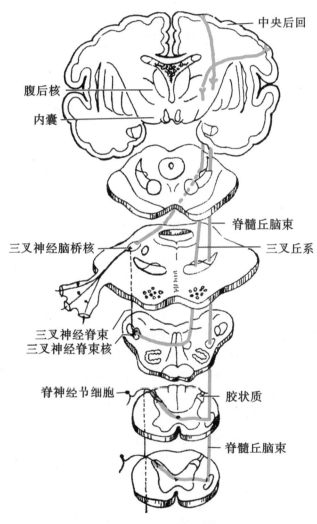

图 8-71 浅感觉传导通路

1.躯干和四肢的浅感觉传导路 第 1 级神经元为脊神经节内的假单极神经元,周围突分布于躯干、四肢皮肤感受器,中枢突经后根进入脊髓。传导痛温觉的纤维在后根的外侧部组成背外侧束(Lissauer 束),上升 1 ~ 2 个脊髓节段,终止于脊髓后角第 2 级神经元;传导粗触觉的纤维,经后根的内侧部进入脊髓后索,终止于第 2 级神经元。

第2级神经元的胞体主要位于脊髓后角固有核(第Ⅰ、Ⅳ、Ⅴ层),它们发出纤维经白质前连合交叉至对侧,组成脊髓丘脑侧束(痛觉和温度觉)和脊髓丘脑前束(粗略触觉),两束合称脊髓丘脑束。经下橄榄核的背外侧,内侧丘系的外侧上行,止于丘脑腹后外侧核。

第3级神经元位于丘脑腹后外侧核,发出纤维参与丘脑中央辐射,经内囊后肢投射到中央后回中、上部和中央旁小叶的后部。

在脊髓内,脊髓丘脑束自外向内依次排列着来自骶、腰、胸和颈部的纤维。脊髓内肿瘤压迫脊髓丘脑束时,痛、温觉障碍首先出现在身体对侧上半部,然后逐渐波及下半部;脊髓外肿瘤压迫脊髓,发生感觉障碍的次序相反。

表 8-7 躯干和四肢浅感觉传导通路

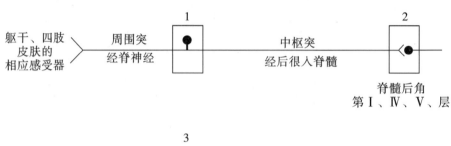

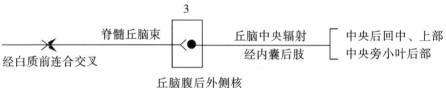

2. 头面部的浅感觉传导通路　第1级神经元位于三叉神经节(Ⅴ)的假单极神经元、膝神经节(Ⅶ)和上神经节(Ⅸ)内,其周围突经分布于头面部皮肤及口、鼻、眶等处的感受器,中枢突经三叉神经根、舌咽神经和迷走神经入脑干;在脑干内分为升支和降支,降支传导痛温觉,形成三叉神经脊束,止于三叉神经脊束核;上升支传导触压觉,止于三叉神经脑桥核(表8-8)。

表 8-8 头面部浅感觉传导通路

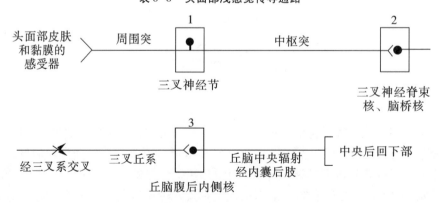

第2级神经元位于三叉神经脊束核和三叉神经脑桥核,发出纤维交叉至对侧组成三叉丘系,沿内侧丘系的背侧上行,止于背侧丘脑腹后内侧核。

第3级神经元位于背侧丘脑腹后内侧核,其发出纤维加入丘脑中央辐射,经内囊后肢投射到中央后回下部头面部代表区。

三叉丘系交叉以上受损,对侧头面部浅感觉障碍;三叉丘系交叉以下受损,同侧头面部浅感觉障碍。

(三)视觉传导通路和瞳孔对光反射通路

当双眼向前平视时,所能看到的空间范围称为**视野**。视野分为颞侧半区和鼻侧半区。由于瞳孔的小孔成像原理和眼球屈光系统对光的折射作用,颞侧半视野的物像成像在视网膜的鼻侧半区,鼻侧半视野的物像则成像在视网膜的颞侧半区。

1. 视觉传导通路 此传导通路由3级神经元组成(图8-72,表8-9)。

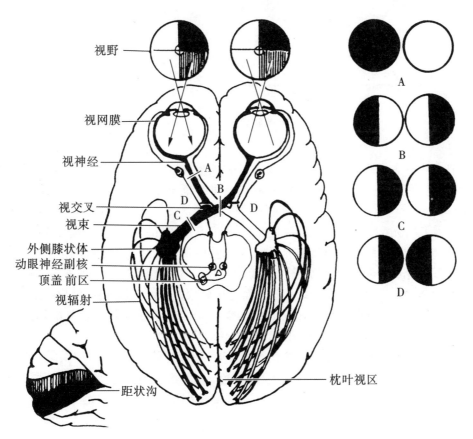

图8-72 视觉和瞳孔对光反射传导通路

第1级神经元为视网膜的双极神经元,接受视锥细胞和视杆细胞的视觉冲动。

第2级神经元为视网膜的节细胞,其轴突在视神经盘处汇聚成视神经,经视神经管入颅形成视交叉,后延续成视束。视交叉中,来自双眼视网膜鼻侧半的纤维交叉,加入对侧的视束;来自双眼视网膜颞侧半的纤维不交叉形成同侧视束。故左侧视束由来自双眼视网膜左侧半的纤维组成,右侧视束由来自双眼视网膜右侧半的纤维组成。视束向后绕大脑脚,终止于外侧膝状体。

第3级神经元位于外侧膝状体内,发出纤维组成**视辐射**(optic radiation),经内囊后肢投射至枕叶距状沟周围的视皮质。

视觉传导通路受损可致视野缺损:①一侧视神经受损可致患侧视野全盲;②视交叉中央部的交叉纤维受损,双眼颞侧半视野偏盲;③视交叉外侧部的不交叉纤维受损,患侧鼻侧半视野偏盲;④一侧视束及其以后部位受损,双眼对侧半视野同向性偏盲。

表8-9　视觉传导通路

视束中有少量纤维经上丘臂止于上丘和顶盖前区,上丘发出纤维形成顶盖脊髓束,下行至脊髓,完成视觉发射;顶盖前区发出纤维至动眼神经副核,参与瞳孔对光发射。

2.瞳孔对光反射通路　光照一侧瞳孔,引起双眼瞳孔缩小的反应称为**瞳孔对光反射**。光照侧的瞳孔缩小称直接对光反射,未接受光照侧的瞳孔缩小称间接对光反射。

瞳孔对光反射的传导通路(图8-72):视网膜产生的视觉冲动经视神经、视交叉及两侧视束传导。视束中少量纤维经上丘臂至中脑顶盖前区,顶盖前区发出纤维到达双侧动眼神经副核。动眼神经副核发出纤维参与动眼神经,至睫状神经节换元,节后纤维将冲动传至瞳孔括约肌,引起两侧瞳孔缩小。

瞳孔对光反射传导通路不同部位受损,均可引起瞳孔对光反射变化:①一侧视神经受损,光传入中断,光照患侧瞳孔,双眼对光反射均消失;光照健侧瞳孔,双眼对光反射均存在。②一侧动眼神经受损,信息传出中断,患侧直接、间接对光反射均消失。健侧直接、间接对光反射均存在。

(四)听觉传导通路

听觉传导通路主要由4级神经元构成(图8-73)。

第1级神经元为蜗神经节内的双极细胞,其周围突分布于内耳基底膜的螺旋器,中枢突组成蜗神经,经内耳道入颅,在延髓脑桥沟处入脑干,止于蜗神经核。

第2级神经元胞体为蜗神经核,发出纤维大部分交叉至对侧,至上橄榄核外侧折行向上形成外侧丘系;少量纤维不交叉,直接参与同侧外侧丘系;另有少数纤维在上橄榄核换元,也加入同侧或对侧的外侧丘系。外侧丘系纤维经中脑被盖的背外侧部上行,多数纤维止于下丘;少数纤维直接止于内侧膝状体。

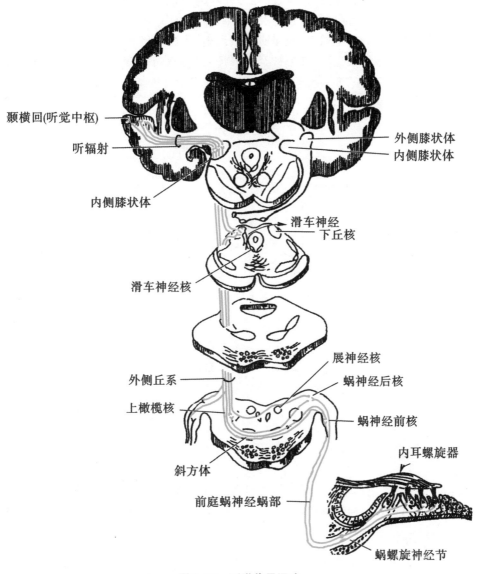

图8-73　听觉传导通路

第3级神经元胞体位于下丘,其纤维经下丘臂至内侧膝状体。

第4级神经元的胞体位于内侧膝状体,其发出的纤维组成听辐射,行经内囊后肢至大脑皮质颞横回(听区)。

听觉冲动由双侧外侧丘系传导。一侧外侧丘系及以上结构损伤,不会产生明显的听觉障碍;损伤蜗神经核、蜗神经、内耳,则会导致听觉障碍。

听觉反射中枢位于下丘。下丘发出纤维到达上丘,上丘发出纤维参与顶盖脊髓束,顶盖脊髓束下降至脊髓前角运动神经元完成听觉反射。

听皮质发出下行纤维,经听觉传导路上各级神经元中继,对螺旋器的形成起负反馈调节。

(五)平衡觉传导通路

第1级神经元为前庭神经节的双级神经元,周围突分布于前庭器的椭圆囊斑、球囊斑和半规管的壶腹嵴,中枢突形成前庭神经入脑,到达前庭神经核。

第2级神经元位于前庭神经核,发出纤维组成内侧纵束,上升纤维到达动眼神经核、滑车神经核和外展神经核,完成眼肌前庭反射;下降纤维到达副神经核、上段颈髓前角运动细胞,完成转头运动;前庭神经核群还发出前庭脊髓束纤维到达脊髓前角运动细胞,完成躯干四肢的姿势反射;前庭神经核还发出纤维与前庭神经一起进入小脑,参与平衡的调节(表8-10)。

表8-10　平衡觉传导通路

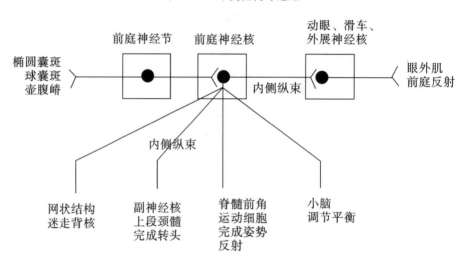

二、运动传导通路

运动传导通路包括躯体运动传导通路和内脏运动传导通路,躯体运动传导通路管理骨骼肌的随意运动,包括锥体系和锥体外系。内脏运动传导通路见内脏神经系统。

(一)锥体系

锥体系(pyramidal system)由大脑皮质中央前回和中央旁小叶前部的巨型锥体细胞和其他部位的锥体细胞及与之相联系的皮质下结构共同组成。锥体细胞发出纤维经内囊膝部和后肢下降,穿经大脑脚底、脑桥基底部和延髓的锥体,止于脑干躯体运动核和脊髓前角运动细胞。

锥体系由上运动神经元和下运动神经元组成:①上运动神经元(upper motor neuron),为大脑皮质运动神经元,其轴突形成锥体束,下行止于脊髓前角运动细胞的纤维束称皮质脊髓束;止于脑干躯体运动核的纤维束称皮质核束,又称皮质脑干束。②下运动神经元(lower motor neuron),包括脑干躯体运动核和脊髓前角运动细胞,它们的轴突分别参与形成脑神经和脊神经,构成传导运动信息的最后公路。

1. 皮质脊髓束(corticospinal tract)　由中央前回中、上部和中央旁小叶前部皮质的锥体细胞轴突集中而成,下行经内囊后肢的前部、大脑脚底中3/5的外侧部和脑桥基底部至延髓锥体(图8-74,表8-11)。在锥体下部,约75%~90%的纤维交叉至对侧,形成锥体交叉,交叉后的纤维经对侧脊髓外侧索下行,称皮质脊髓侧束。少部分纤维不交叉,在同侧脊髓前索内下行,称皮质脊髓前束。

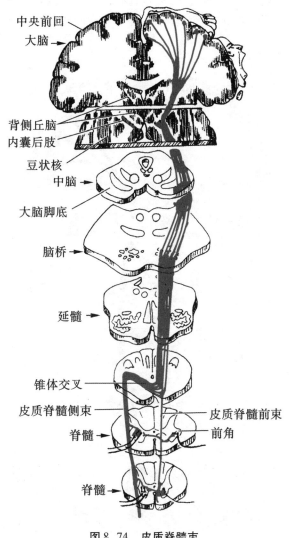

图 8-74 皮质脊髓束

（1）皮质脊髓侧束（lateral corticospinal tract） 在脊髓外侧索内下行,沿途发出分支,逐节终止于前角运动细胞,支配四肢肌。

（2）皮质脊髓前束（anterior corticospinal tract） 在脊髓前索内下行至脊髓胸段,多数纤维经白质前连合逐节交叉至对侧,终于前角运动细胞;部分纤维不交叉,止于同侧脊髓前角运动细胞,支配双侧躯干肌。故一侧皮质脊髓束受损,引起对侧肢体瘫痪,躯干肌运动无明显障碍。

近年的研究证实,皮质脊髓束中只有10%~20%的纤维直接止于前角运动细胞,这些前角运动细胞主要支配肢体远端肌,大部分纤维经中间神经元与前角运动细胞联系,引起原动肌兴奋,拮抗肌抑制,协调完成运动。

2. 皮质核束（corticonuclear tract） 由中央前回下部锥体细胞的轴突汇聚而成,下行经内囊膝至大脑脚底内侧部,陆续分出纤维,大部分终止于双侧动眼神经核、滑车神经核、展神经核、三叉神经运动核、面神经核上部、疑核和副神经核,这些核团发出纤维支配眼外肌、咀嚼肌、睑裂以上面肌、咽喉肌、胸锁乳突肌和斜方肌的随意运动;小部分纤维交叉至对侧,止于面神经核下部和舌下神经核,支配眼裂以下面肌和舌肌的随意运动(图 8-75,表 8-11)。

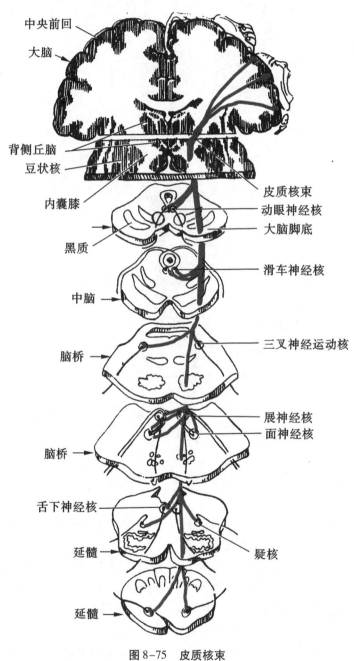

图 8-75　皮质核束

表8-11　锥体系

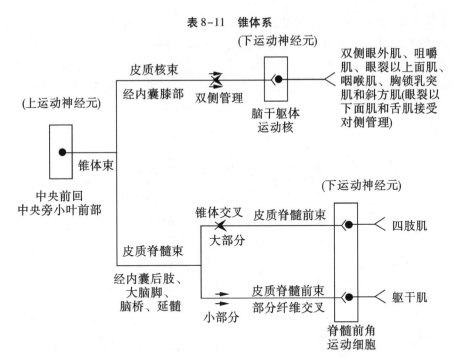

　　一侧皮质核束损伤,对侧眼裂以下面肌和舌肌瘫痪,对侧鼻唇沟变浅或消失,口角低垂,流涎,不能鼓腮和示齿;伸舌时舌尖偏向对侧。一侧面神经损伤,同侧面肌瘫痪,表现为额纹消失、不能闭眼、口角下垂和鼻唇沟消失等;一侧舌下神经损伤,同侧舌肌瘫痪,伸舌时舌尖偏向同侧(图8-76,图8-77)。

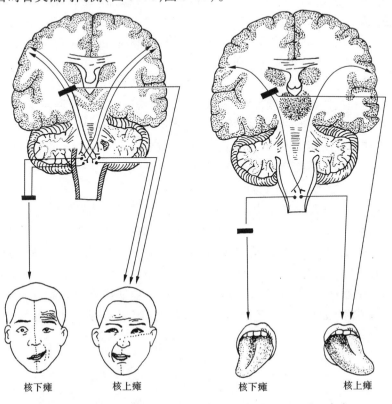

图8-76　面肌瘫痪　　　　　图8-77　舌肌瘫痪

锥体系受损,其支配区域骨骼肌的随意运动障碍,即瘫痪,可分为两类(表8-12)。①上运动神经元损伤,大脑皮质锥体细胞及其轴突损伤,又称核上瘫。主要表现为:肌张力增高,呈痉挛状态;深反射亢进,浅反射减弱或消失;无明显肌萎缩;病理反射阳性,如 Babinski 征阳性;②下运动神经元损伤,即脊髓前角运动细胞和脑干躯体运动核损伤,又称核下瘫。主要表现为:肌张力降低,呈弛缓瘫痪,深、浅反射均明显减弱或消失;肌萎缩;病理反射阴性。

表8-12　上、下运动神经元损伤比较

表现	上运动神经元损伤	下运动神经元损伤
瘫痪特点	痉挛性瘫(硬瘫)	弛缓性瘫(软瘫)
肌张力	增高	降低
深反射	亢进	消失
浅反射	减弱或消失	消失
病理反射	阳性	阴性
早期肌萎缩	无	有

(二)锥体外系

锥体外系(extrapyramidal system)是指锥体系以外影响和控制骨骼肌运动的传导路。锥体外系结构复杂,包括大脑皮质、纹状体、背侧丘脑、底丘脑、红核、黑质、脑桥核、前庭神经核、小脑以及脑干网状结构等。它们之间纤维联系复杂,形成环路,并对皮质运动区有负反馈作用。锥体外系纤维经红核脊髓束、前庭脊髓束和网状脊髓束中继,止于脑干躯体运动核和脊髓前角细胞。

在种系发生上,锥体外系较为古老,是低等动物控制机体运动的主要结构。由于人类大脑皮质和锥体系的高度发育,锥体外系退居从属地位。人类锥体外系的主要功能是调节肌张力、协调随意肌运动、维持体态姿势和完成习惯性、自律性动作。锥体系和锥体外系在运动功能上不可分割,相互依赖。锥体系发出动作,锥体外系维持习惯性动作。只有锥体外系维持肌张力协调稳定时,锥体系才能更好地完成精准的随意运动,如刺绣、写字、绘画、演奏乐器等。

锥体外系损伤表现为肌张力异常及不自主运动增多。锥体外系通路如下:

1.纹状体-黑质-纹状体环路　尾状核和豆状核⟷黑质。黑质产生多巴胺(dopamine,DA),纹状体产生乙酰胆碱(acetylcholine,Ach)。黑质变性后产生的 DA 减少,与震颤麻痹的发生有关。

2.皮质-纹状体-背侧丘脑-皮质环路　由中央前回以外的大脑皮质运动区发出纤维,经多次中继后回到大脑皮质,对中央前回皮质活动有反馈和调节作用(表8-13)。

表8-13　皮质–纹状体–背侧丘脑–皮质环路

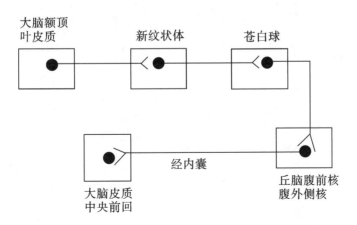

3. 皮质–脑桥–小脑–皮质环路　大脑皮质额叶、顶叶、枕叶和颞叶发出额桥、顶枕颞桥束(图8-78),纤维达到脑桥核换元,脑桥核发出纤维交叉到对侧,止于小脑新皮质,新皮质再发出纤维到达齿状核,齿状核发纤维交叉到达对侧红核,红核发出红核脊髓束下行至脊髓前角运动细胞(表8-14)。

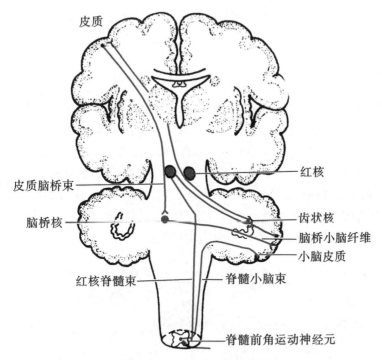

图8-78　皮质–脑桥–小脑–皮质环路

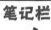

表 8-14　皮质-脑桥-小脑-皮质环路

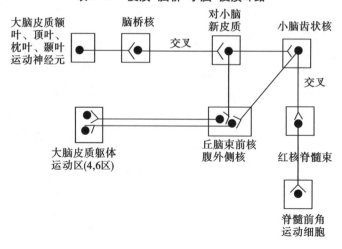

（新乡医学院　王　省）

第五节　脑和脊髓的被膜、血管及脑脊液循环

在脑和脊髓表面均覆盖 3 层被膜,由浅入深分别为硬膜(dura mater)、蛛网膜(arachnoid mater)和软膜(pia mater)。对脑和脊髓具有营养、支持和保护作用。

一、脊髓的被膜

1. 硬脊膜(spinal dura mater)　由致密结缔组织组成,厚且坚韧,呈鞘状包被脊髓和脊神经,于椎间孔、骶前孔和骶后孔处,移行于脊神经的外膜(图 8-79)。硬脊膜上端附着于枕骨大孔周缘,与硬脑膜相续;下部于第 2 骶椎水平逐渐变窄,呈锥状包裹终丝,末端附于尾骨。硬脊膜与椎管内壁结构间的间隙为硬膜外隙(extradural space),内有脊神经根、椎内静脉、疏松结缔组织和淋巴管。硬脊膜在枕骨大孔处与骨膜紧密愈合,故硬膜外隙与颅腔不相通。硬膜外隙呈负压,临床上多于此行硬膜外麻醉,以阻滞脊神经传导。硬脊膜上血管和神经分布均较少。

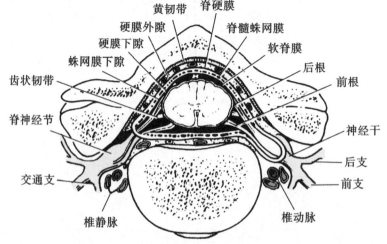

图 8-79　脊髓的被膜

2.脊髓蛛网膜(spinal arachnoid mater) 位于硬脊膜深方,有光泽、半透明,缺乏血管和神经,跨越脊髓表面的沟和裂;向上与脑蛛网膜移行。脊髓蛛网膜与软脊膜间的腔隙为蛛网膜下隙(subarachnoid space),充满无色透明的脑脊液,两层膜间有结缔组织小梁相连。脊髓蛛网膜下隙与脑蛛网膜下隙相通,下部自脊髓末端至第2骶椎平面此间隙扩大为终池(terminal cistern),内有马尾与终丝。临床上常在第3、4 或 4、5 腰椎间隙进行穿刺,以抽取脑脊液或注入药物。硬脊膜与脊髓蛛网膜间的间隙为硬膜下隙(subdural space)。

3.软脊膜(spinal pia mater) 薄而富有血管(图8-79),紧贴于脊髓表面,并伸入脊髓的沟和裂内,至脊髓下端形成终丝(filum terminale);软脊膜在脊神经前、后根之间形成齿状韧带(denticulate ligament),约有18~24 对,与蛛网膜共同附着于硬脊膜内面,对脊髓起固定作用。临床上,齿状韧带可作为椎管内手术区分脊神经前、后根的标志结构。

蛛网膜小梁、齿状韧带、终丝和脊神经根对脊髓均有固定作用,保护脊髓免受震荡损伤。软脊膜的血管分支进入脊髓,对脊髓起营养作用。

二、脑的被膜

1.硬脑膜(cerebral dura mater) 厚而坚韧,有光泽,由两层组成,血管、神经行于两层之间。外层为颅骨的内骨膜,内层为真正的硬脑膜。在某些部位,硬脑膜内、外两层分开,内衬内皮细胞形成硬脑膜窦(sinus of dura mater),收纳脑的静脉血。在另一些部位,硬脑膜内、外两层折叠突起,形成若干硬脑膜隔(septum of dura),伸入各脑部之间防止脑组织移位(图8-80)。硬脑膜形成以下结构:

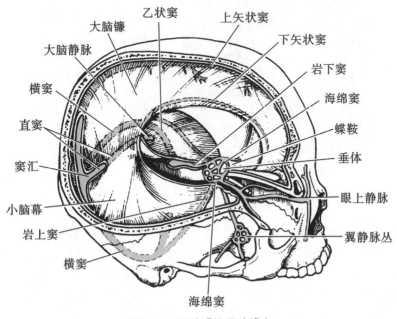

图 8-80 硬脑膜及硬脑膜窦

(1)大脑镰(cerebral falx) 形似镰刀,伸入大脑纵裂。

（2）小脑幕（tentorium of cerebellum） 伸入大脑与小脑之间，附于枕骨横沟和颞骨岩部，前缘游离凹陷，为幕切迹（tentorial incisure）。幕切迹上方紧邻海马旁回和钩，颅内压增高时，海马旁回和钩可被挤入此切迹，压迫大脑脚和动眼神经，称为小脑幕切迹疝或海马旁回疝。封闭垂体窝的硬脑膜为鞍膈（diaphragma sellae），覆盖垂体窝内的脑垂体；鞍膈中央有孔，漏斗或垂体柄由此通过。

（3）小脑镰（cerebellar falx） 伸入小脑左、右半球之间。

（4）硬脑膜窦（sinus of dura mater） 两层硬脑膜分开，内衬内皮细胞形成，窦壁无平滑肌，不能收缩，故损伤出血后难以止血，易形成颅内血肿。主要的硬脑膜窦有：①上矢状窦（superior sagittal sinus），位于大脑镰的上缘，向后注入窦汇。②下矢状窦（inferior sagittal sinus），位于大脑镰的下缘，向后注入直窦。③横窦（transverse sinus）和乙状窦（sigmoid sinus），位于横窦沟和乙状窦沟内，并相互延续。④岩上窦（superior petrosal sinus）和岩下窦（inferior petrosal sinus），分别位于颞骨岩部的上缘和后缘处。⑤直窦（straight sinus）位于大脑镰和小脑幕的交汇处；窦汇（confluence of sinus）位于枕内隆凸前方，为上矢状窦、直窦、左右横窦交汇处。⑥海绵窦（cavernous sinus）位于垂体窝的周围，窦内有纤维结缔组织小梁，形似海绵而得名（图8-81）。两侧海绵窦借横窦相交通。海绵窦内壁有颈内动脉和展神经通过，外侧壁自上而下有动眼神经、滑车神经、眼神经和上颌神经通过。

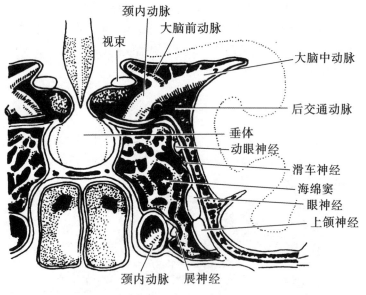

图8-81 海绵窦

硬脑膜窦为特殊静脉，管壁无平滑肌层，管腔内无瓣膜。硬脑膜窦通过导静脉（emissary vein）与颅外静脉交通。海绵窦向前经眼静脉与面部的静脉相交通，向下经卵圆孔等处的导静脉和翼静脉丛相交通，因此面部的感染可经上述途径蔓延至颅内；向后海绵窦与椎静脉丛相通，椎静脉与腔静脉系相交通，故腹盆腔的感染也可经此途径蔓延至颅内（表8-15）。此外，海绵窦与蝶窦之间，仅隔一层薄的骨壁，在严重的蝶窦感染时，也可波及海绵窦；在发生海绵窦的疾患时，也会累及通过窦内和窦壁的上述神经和血管。

表 8-15　海绵窦的交通

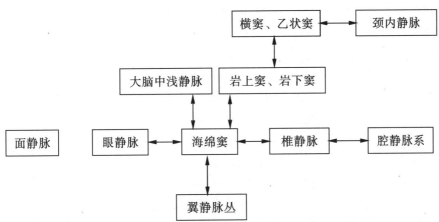

硬脑膜与颅顶骨结合较疏松,与颅底骨结合紧密。颅顶骨折时易形成硬膜外血肿;颅底处骨折易将硬脑膜和脑蛛网膜同时撕裂,引起脑脊液外漏。若眶板骨折,脑脊液进入眼眶,出现"熊猫眼";筛板处骨折,形成脑脊液鼻漏;鼓室盖骨折,引起脑脊液耳漏。

2.脑蛛网膜(cerebral arachnoid mater)　位于硬脑膜深面,薄而透明,无神经和血管。脑蛛网膜与硬脑膜间有潜在的硬膜下隙;与软脑膜间有蛛网膜下隙,内含脑脊液和血管。脑蛛网膜伸入大脑纵裂和大脑横裂内,其他部位均跨过脑的沟和裂。较大的蛛网膜下隙称蛛网膜下池(subarachnoid cistern),位于小脑和延髓间的蛛网膜下池称小脑延髓池(cerebellomedullary cistern)。临床上可经小脑延髓池穿刺抽取脑脊液。还有位于视交叉前方的交叉池(chiasmatic cistern)、两侧大脑脚之间的脚间池(interpeduncular cistern)和脑桥腹侧的桥池(pontine cistern)等。

脑蛛网膜下隙与脊髓蛛网膜下隙相通,故可通过腰椎穿刺抽检脑脊液或注入药物,协助诊断和治疗。

脑蛛网膜在上矢状窦附近形成蛛网膜颗粒(arachnoid granules)突入窦内,将脑脊液引流入上矢状窦(图8-82),后回流入静脉。

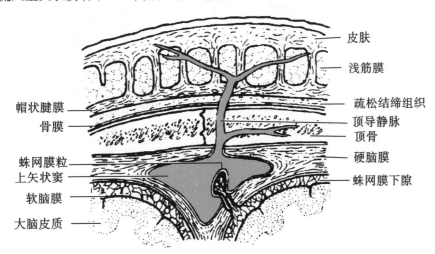

图 8-82　蛛网膜粒和上矢状窦

3. 软脑膜(cerebral pia mater) 富含血管和神经,紧贴于脑的表面,并伸入脑的沟裂,对脑组织起营养作用。在脑室系统,软脑膜、血管与室管膜共同形成脉络组织(tela choroidea),产生脑脊液。

三、脑脊液及其循环

脑脊液(cerebrospinal fluid)相当于外周组织中的淋巴,无色透明,充满于脑室系统、脊髓中央管和蛛网膜下隙。脑脊液含无机离子、葡萄糖、微量蛋白、多种单胺类和多肽物质,有少量单核细胞和淋巴细胞,pH 值为 7.4。对中枢神经系统起缓冲、保护、营养、运输、细胞间通信及维持颅内压等作用。

脑脊液主要由脑室系统脉络丛产生(图8-83),少量由室管膜上皮产生,成人总量约 150 mL。侧脑室产生脑脊液经室间孔流入第三脑室,汇入第三脑产生的脑脊液,向下经中脑水管至第四脑室,后经第四脑室正中孔和两外侧孔流入蛛网膜下隙,通过蛛网膜颗粒或绒毛渗透入上矢状窦,回流入静脉(图8-84)。

脑脊液代谢异常或循环通路障碍,脑脊液总量增加导致脑积水(hydrocephalus),引起颅内压升高,可使脑组织受压移位,出现脑疝危及生命。

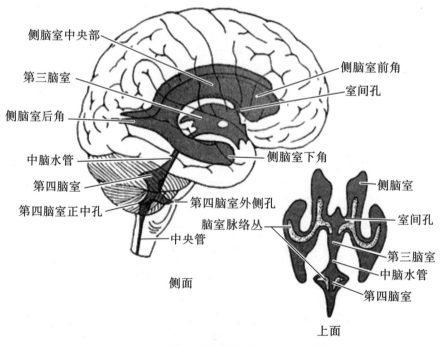

图 8-83 脑室系统

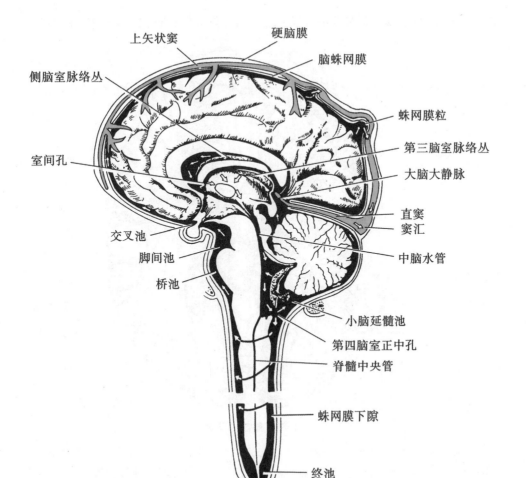

上矢状窦　　　　硬脑膜

脑蛛网膜

侧脑室脉络丛

蛛网膜粒

第三脑室脉络丛

大脑大静脉

室间孔

直窦
窦汇

交叉池

中脑水管

脚间池

桥池

小脑延髓池

第四脑室正中孔

脊髓中央管

蛛网膜下隙

终池

图 8-84　脑脊液循环

四、脑和脊髓的血管

中枢神经系统代谢旺盛,血供丰富。安静状态下,人脑占体重的 2%,耗氧量占全身总耗氧量的 20%。脑血流的减少或中断可致脑神经细胞的缺血缺氧和坏死。

(一)脑的血管

1.脑的动脉　脑的动脉由颈内动脉和椎-基底动脉系共同供应(图 8-85)。颈内动脉供应顶枕沟之前大脑半球前 2/3 和部分间脑的血液;椎-基底动脉系供应大脑半球的后 1/3、部分间脑、脑干和小脑的血液。两动脉均发出皮质支和中央支,皮质支供应端脑和小脑的皮质,中央支营养基底核、内囊和间脑等。

(1)颈内动脉(internal carotid artery)　起自颈总动脉,上行经颈动脉管入颅,后穿海绵窦至视交叉外侧,分出大脑前动脉和大脑中动脉。颈内动脉依据行程分为颈部、岩部、海绵窦部和大脑部,颈部较直,其他三部弯曲。海绵窦部和大脑部常呈"U"形或"V"形,临床上称为虹吸部,是动脉硬化的好发部位。颈内动脉的主要分支均发自大脑部。

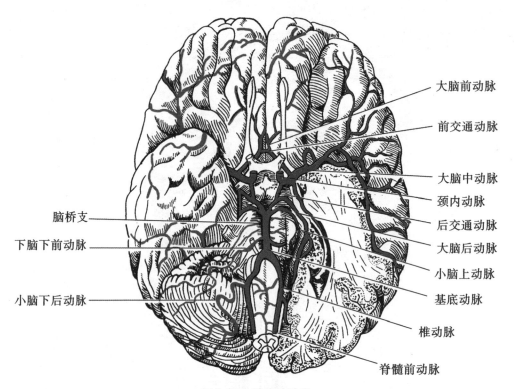

大脑前动脉
前交通动脉
大脑中动脉
颈内动脉
后交通动脉
大脑后动脉
小脑上动脉
基底动脉
椎动脉
脊髓前动脉

脑桥支
下脑下前动脉
小脑下后动脉

图 8-85　脑底的动脉

1)大脑前动脉(anterior cerebral artery):发自颈内动脉,行向前方进入大脑纵裂,沿胼胝体沟后行,皮质支分布于顶枕沟之前大脑半球内侧面、额叶、顶叶上外侧面及额叶底面皮质(图 8-86);中央支从近侧段发出,经前穿质进入脑实质,供应尾状核、豆状核前部和内囊前肢。两侧大脑前动脉借前交通动脉(anterior communicating artery)相连通。

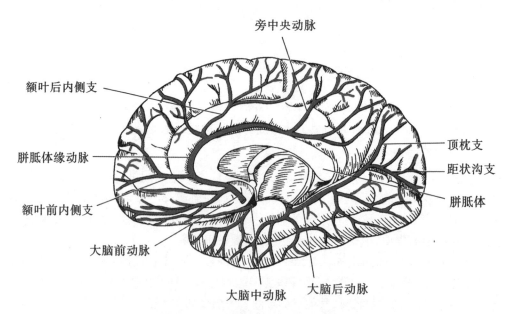

旁中央动脉
额叶后内侧支
胼胝体缘动脉
额叶前内侧支
大脑前动脉
顶枕支
距状沟支
胼胝体
大脑中动脉
大脑后动脉

图 8-86　大脑半球的动脉(内侧面)

2）大脑中动脉（middle cerebral artery）：为颈内动脉的直接延续，入外侧沟后行，皮质支分布于岛叶和大脑半球背外侧面，躯体运动区、躯体感觉区和语言中枢均由大脑中动脉供血（图8-87）。皮质支阻塞机体出现运动、感觉和语言功能障碍。中央支发出豆纹动脉分布于尾状核、豆状核、内囊膝和后肢的上部（图8-88）。此动脉阻塞或破裂，压迫穿经内囊的上下行纤维，导致"三偏综合征"（见内囊）。

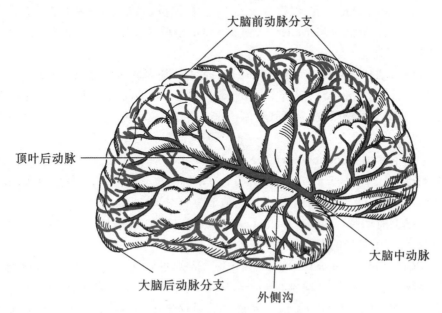

图8-87　大脑半球的动脉（外侧面）

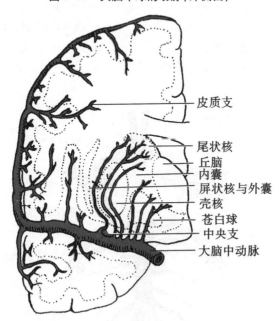

图8-88　大脑中动脉的皮质支和中央支

3）后交通动脉（posterior communicating artery）：在视束的后下方，连通大脑中动脉与大脑后动脉，是颈内动脉与椎-基底动脉系的吻合支。该动脉变异较多，多见两侧粗细不等或一侧缺如。

颈内动脉还发出眼动脉（ophthalmic artery），经视神经管入眶，营养眼球；于后交通动脉外侧发出脉络丛前动脉（anterior choroidal artery），进入侧脑室，参与侧脑室脉络丛的形成；还发出分支分布于外侧膝状体、内囊后肢下部、大脑脚底的中1/3和尾状核等结构。此动脉管径细、行程长、变异多，易发生栓塞。

（2）椎-基底动脉（vertebral-basilar artery）　椎动脉（vertebral artery）起自锁骨下动脉，穿第1～6颈椎横突孔，经枕骨大孔入颅，在脑桥延髓沟腹侧两侧椎动脉汇合成基底动脉。基底动脉（basilar artery）（图8-85）沿脑桥基底沟上行，至脑桥上缘处分为左、右大脑后动脉。

1）大脑后动脉（posterior cerebral artery）：是椎-基底动脉的终末支，绕大脑脚，入海马旁回沟后行（图8-86），皮质支分布于颞叶底面、内侧面和枕叶；中央支经后穿质入脑实质，分布于内囊后肢、内侧膝状体、下丘脑和底丘脑等。还有分支参与第三脑室脉络丛。

2）小脑下后动脉（posterior inferior cerebellar artery）：由椎动脉发出，经延髓与小脑扁桃体间行向后外，分布于小脑下面后部。该动脉行程长有弯曲，若发生栓塞，引起延髓外侧综合征（Wallenberg综合征）（详见脑干断面损伤）。

3）小脑下前动脉（anterior inferior cerebellar artery）：由基底动脉发出，经外展神经、面神经和位听神经的腹侧分布于小脑下面前部。

4）小脑上动脉（superior cerebellar artery）：由基底动脉末端发出，分布于小脑上部。

椎动脉还发出脊髓后动脉（posterior spinal artery）、脊髓前动脉（anterior spinal artery）供血脊髓（见脊髓的动脉）。基底动脉沿途发出迷路动脉（labyrinthine artery）供应内耳迷路。脑桥动脉（pontine artery）供应脑桥基底部。

（3）大脑动脉环（cerebral arterial circle）　又称Willis环，位于脑底面，下丘脑周围，环绕视交叉，由前交通动脉、两侧大脑前动脉、两侧颈内动脉末段、两侧后交通动脉和两侧大脑后动脉共同组成。此动脉环环绕视交叉、灰结节和乳头体，故又称基底动脉环（图8-89）。

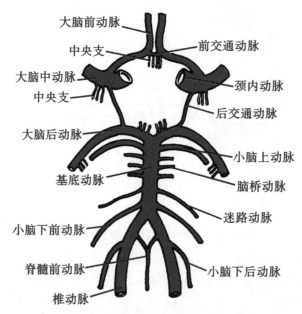

图8-89　大脑动脉环的组成及分支

正常情况下颈内动脉和椎-基底动脉的血液互不相混;在环内动脉血流量减少或慢性阻断时,血液经此环重新分配和代偿,维持脑的血液供应。48%的国人有大脑动脉环发育不良或异常,动脉瘤的发病率较高。大脑前动脉和前交通动脉连接处为动脉瘤好发部位。

2.脑的静脉 脑的静脉无瓣膜,不与动脉伴行,分浅、深两组,两组间吻合广泛(图8-90)。浅静脉收集皮质的静脉血,注入邻近的静脉窦;深静脉汇集深部静脉血,汇合成大脑大静脉注入直窦。脑静脉最后经硬脑膜窦回流入颈内静脉。

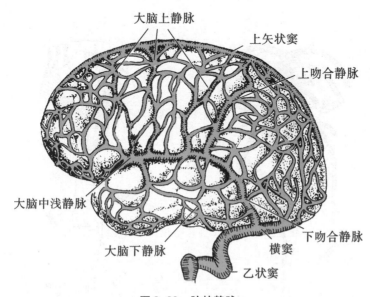

图8-90 脑的静脉

(二)脊髓的血管

1.脊髓的动脉 脊髓血供丰富,其动脉来源于椎动脉系和节段动脉(图8-91,图8-92)。与脑的血液供应不同,脊髓动脉除供应脊髓外,还供应脊髓被膜及椎骨。

(1)椎动脉系 椎动脉发出脊髓前动脉(anterior spinal artery)和脊髓后动脉(posterior spinal artery)。脊髓前动脉发出后在延髓腹侧合成一条,沿脊髓前正中裂下行至脊髓末端。脊髓后动脉为左、右两条,分别沿脊髓的后外侧沟下行,至 C_4 或 C_5 脊髓节段,合为一干下行至脊髓末端。

(2)节段动脉 主要有椎动脉、颈升动脉、肋间后动脉和腰动脉的脊髓支。节段动脉经椎间孔入椎管,分支与脊髓前、后动脉相吻合,在软脊膜表面形成动脉网,共同营养脊髓。

脊髓前、后动脉间借吻合支互相交通形成动脉冠。由动脉冠再分支入脊髓内部。脊髓前动脉分布于脊髓前角、侧角、灰质连合、后角基部、前索和外侧索;脊髓后动脉分布于脊髓后角和后索。

由于脊髓动脉来源不同,动脉吻合存在薄弱区域,可能出现血供不足,这些部位的脊髓易缺血受损,临床上称为脊髓危险区,多见第1~4胸髓和第1腰髓的腹侧部。

2.脊髓的静脉 脊髓静脉的配布与脊髓动脉相似,较动脉多而粗。在脊髓表面形成软膜静脉丛和纵行的静脉干,收纳脊髓实质的静脉,后汇成脊髓前静脉(anterior spinal vein)和脊髓后静脉(posterior spinal vein)。脊髓前、后静脉注入椎内静脉丛,经椎外静脉丛汇入节段静脉,分别与胸、腹、盆腔的其他静脉相交通。脊髓的软膜静脉丛和纵行静脉干与颅内静脉相交通,形成连续无瓣膜的静脉系。故胸腹盆腔内的感染或癌细胞,可经此途径向颅内扩散或转移。

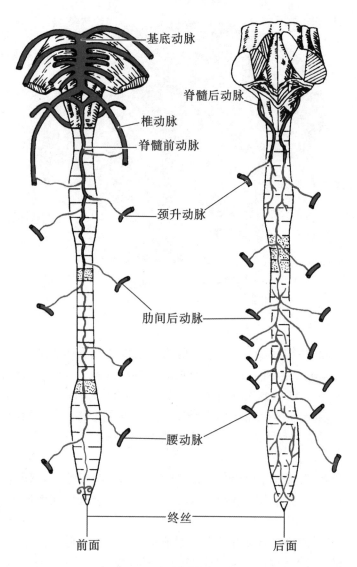

图 8-91　脊髓的动脉

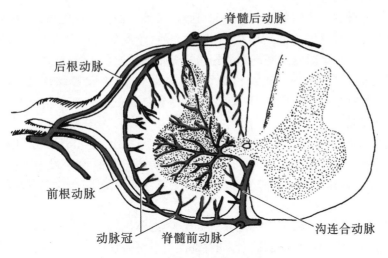

图 8-92　脊髓内部的动脉分布

（新乡医学院　王　省）

第六节　护理应用解剖学

一、注射性与体位性神经损伤

（一）注射性神经损伤

注射性神经损伤（nerve injection injury）是指在临床护理工作中,由于注射药物时操作不当而造成患者神经组织不同程度的损伤和功能障碍,严重者可导致残疾。

1.损伤种类和临床表现　由于用药途径、用药部位以及药物对神经毒性不同,可造成不同部位神经不同程度的损伤。注射性神经损伤的共同表现为受损伤神经的支配区剧痛,静脉注射外漏部位肿胀明显,若不及时发现、处理,易造成局部组织坏死。受损后数分钟至数天内表现为运动功能和感觉功能不同程度的损伤。常见的注射性神经损伤有四种:

（1）坐骨神经损伤　当注射部位偏下,或患者臀部体位姿势不当,致坐骨神经穿出坐骨大孔的位置上移,肌内注射时将药物注入坐骨神经及其周围,造成坐骨神经损伤,主要表现为小腿运动障碍。

（2）桡神经损伤　桡神经沿桡神经沟绕肱骨中段后面行向外下紧贴骨面走行,二者间缺乏软组织缓冲。在此区肌内注射或预防疫苗注射过深均可造成桡神经损伤。在肘窝外侧部,桡神经经肱肌和肱桡肌之间进入前臂的外侧,位置表浅,在此区注射药物外漏可损伤桡神经干或深支。桡神经损伤后表现为抬前臂时呈"垂腕"状,第 1、2 掌骨间背面皮肤出现感觉障碍。

（3）正中神经损伤　正中神经沿肱二头肌内侧沟下行至肘窝,进入旋前圆肌之前位于肘窝正中,位置表浅。肘正中静脉常斜跨其浅层。在肘正中静脉、前臂正中静脉末端或贵要静脉肘窝段注射时药物外漏可致正中神经损伤。在腕部,正中神经位于桡侧腕屈肌腱和掌长肌腱之间的中线上,位置表浅,于此处行内关穴封闭可将其损伤。由于正中神经在两个肌腱之间向远侧经腕横韧带的近侧入腕管,腕掌侧静脉注射时如药物外漏可进入腕管,使其内结构肿胀,管腔狭窄,造成**腕管综合征**(carpal tunnel syndrome),表现为鱼际肌萎缩,手掌变平呈"猿掌",桡侧三个半手指掌面皮肤及桡侧半手掌出现感觉障碍。

(4)臂丛神经损伤 臂丛经斜角肌间隙向外侧穿出,于锁骨后方向外下进入腋窝。进入腋窝前走行于锁骨下动脉的后上方,此处臂丛的神经束最为集中,且位置较浅,上肢手术时常作为臂丛麻醉的部位,若将药物注入神经干,可损伤臂丛的神经束或其分支。

2.防护措施 ①严格遵守护理操作常规,熟练掌握操作技术。②熟悉常用肌内注射和静脉注射部位的局部解剖关系,如臀部注射要坚持选择在臀部外上 1/4 区或髂前上棘和尾骨连线外上 1/3 区域的原则,避开坐骨神经。婴幼儿注射时可将臀肌捏起,以增加其厚度,也可选择股外侧肌。最好不在三角肌区注射,若必须在此区注射,要选择在中、下 1/3 区中部,避开桡神经。因肘横纹以上肱二头肌肉侧沟处的正中神经位置表浅,且与静脉关系密切,因此,肘部静脉注射的高度应严格控制在肘横纹以下进行。禁止在腕掌侧做静脉注射,以免药物漏至腕管内造成腕管综合征。③出现注射性神经损伤,轻者采取保守疗法,促进药物吸收,保护神经,通常在数天至数周内功能可完全恢复。中等程度以上的损伤只有手术治疗才有恢复神经功能的可能。早期可局部切开减压冲洗,中、晚期应做神经松解术,以解除压迫、粘连,改善局部微循环。

(二)体位性神经损伤

体位性神经损伤(postural nerve injury)是指患者在麻醉或昏迷等状态下,处于强迫性体位,肢体长时间处于不适当位置所致的神经损伤。

1.损伤种类和临床表现 由于患者受到的强迫性体位不同,可造成不同部位神经不同程度的损伤,常见的体位性神经损伤有五种:

(1)臂丛神经损伤 肩关节在正常解剖位置或小范围活动时臂丛神经比较松弛,当肩关节呈后伸状态时,可对臂丛产生牵拉力。如果肩关节外展并伴有后伸时,臂丛及五大分支均增加张力,此时易损伤臂丛后束、桡神经或腋神经近段,特别是患者处于麻醉或昏迷状态,肩关节过度外展并伴有旋转位,头部过度偏向对侧时更易出现。

(2)桡神经损伤 当上肢长时间保持外展位,臂部中段的背外侧面置于较硬的物体上,如手术时臂部置于手术台边缘、卧床患者臂部置于病床边缘或运送伤员时臂部置于担架边缘均可致桡神经损伤。为防止小儿或神志不清患者输液时的躁动,将其上肢强迫固定在木板上进行输液,若固定不当也可造成桡神经损伤。桡神经损伤后表现同注射造成的桡神经损伤。

(3)尺神经损伤 尺神经常见损伤部位为臂部和尺神经沟处。当臂部轻度外展并后伸时,臂内侧紧贴于较硬物体上或垂于担架边缘或床缘,醉酒者臂部架在椅背上昏睡等,均可致其损伤。尺神经沟内的尺神经表面仅覆以皮肤和浅筋膜,当受到有棱角物体撞击或长时间置于手术台边缘均可造成尺神经损伤。尺神经损伤的典型症状为"爪形手",感觉障碍表现为手掌和手背内侧缘皮肤感觉丧失。

(4)坐骨神经损伤 坐骨神经在臀部与股部移行处位置相对较浅,昏迷或瘫痪患

笔记栏

者臀下放置便盆时间过长且便盆边缘放置于臀、股皱褶处,易伤及坐骨神经。

(5)腓总神经损伤　腓总神经在绕过腓骨颈处位置表浅,表面仅覆有皮肤和浅筋膜。若患者长时间处于侧卧位伴屈髋屈膝时,下方小腿的外侧面垫在较硬的物体上,腓骨小头周围受力较大,易伤及腓总神经。外科或妇科手术时,双下肢腘窝置于支架上时间过长,支架前外侧缘又过高过硬,也易损伤腓总神经。腓总神经损伤后表现为足不能背屈,趾不能伸,足下垂且内翻,呈"马蹄内翻足",行走时呈"跨阈步态",小腿前、外侧面及足背区感觉障碍。

2.防护措施　①强化责任心,认真执行医护过程中的每一个操作程序。同时要熟悉易损伤神经的局部解剖关系。②安置正确的体位:臂中部外展时禁止垫于手术台边缘、床边缘或担架边缘,以防桡神经受压。上肢外展安置在托盘上或支架板上时应铺软垫且与手术台同高或稍高于手术台15°,以防伤及尺神经。瘫痪、昏迷患者放置便盆时间不可过长,以防坐骨神经受损。翻身不便的患者侧卧时小腿腓骨头处应放置软垫并应经常调整下肢位置。截石位时腘窝部两侧应衬软垫,以防腓总神经受损。使用约束带时应加棉垫或布垫,捆扎关节处时松紧要适宜,注意观察局部情况,发现问题及时处理。③轻度损伤后只要及时解除压迫因素,一般在数天至数周内功能可自行恢复,无须特殊处理。较严重的神经损伤应尽早彻底行神经松解减压、药物治疗、理疗、按摩、穴位针灸或脉冲电刺激。对于严重的保守治疗无效的患者,可行手术探查,依损伤程度分别行神经松解术、神经修复术和神经移植术等。

二、颈丛阻滞麻醉术

将局部麻醉药注入颈丛神经干或丛周围使其所支配的区域产生神经传导阻滞的麻醉方法称为**颈丛阻滞麻醉术**(cervical plexus block anesthesia)。这是临床上常用的麻醉方法之一,常适用于甲状腺手术、颈部淋巴结清扫术、锁骨骨折固定术等。

(一)应用解剖

1.组成和位置　由第1~4颈神经前支相互交织构成,位于胸锁乳突肌上部的深面,中斜角肌和肩胛提肌起始端的前方,第1~4颈椎的前外侧。

2.颈丛分支　有浅支和深支。

(1)浅支　浅支又称为皮支,颈丛浅支在胸锁乳突肌深面集中后,从该肌后缘中点附近穿出深筋膜,然后散开行向各方,分布于一侧颈部皮肤。颈丛浅支的主要分支有:①枕小神经,沿胸锁乳突肌后缘上升,分布于枕部及耳郭背面上部的皮肤。②耳大神经,沿胸锁乳突肌表面向耳垂方向上行,分布于耳郭及附近皮肤。因其位置表浅,附近没有重要结构,常作为临床神经干移植的理想替代物。③颈横神经,横过胸锁乳突肌浅面向前,分布于颈前部皮肤,常与面神经分支间有交通支存在。④锁骨上神经,共有2~4条分支,呈辐射状行向下方和下外侧,越过锁骨达胸前壁上份及肩部,分布于颈侧区下份、胸壁上部和肩部的皮肤。

(2)深支　主要为肌支,支配颈部深层肌、肩胛提肌、舌骨下肌群和膈。膈神经是颈丛重要的分支,起初从前斜角肌上端的外侧浅出下行,继而沿该肌前面下降至其内侧,在锁骨下动、静脉之间经胸廓上口进入胸腔。入胸后经由肺根前方,在纵隔胸膜与心包之间下行到达膈,最后在中心腱附近穿入膈。膈神经的运动纤维支配膈肌的运动,感觉纤维分布于胸膜、心包以及膈下面的部分腹膜。膈神经受到损伤后,同侧半膈肌的功能受到影响,表现为腹式呼吸减弱或消失,严重的可有窒息感。膈神经受到刺激时可发生呃逆。

（二）应用要点

1. 颈丛阻滞麻醉进针部位　颈浅丛阻滞麻醉进针部位:在胸锁乳突肌后缘中点处,将药物注入胸锁乳突肌深面。颈深丛阻滞麻醉进针部位:确定第 2～4 颈椎横突的位置,第 2 颈椎横突在乳突尖下 1.5 cm 处;第 4 颈椎横突在胸锁乳突肌中点;第 3 颈椎横突在第 2、4 颈椎横突连线中点。在上述各点稍后方约 1.0 cm 处与皮肤垂直进针,向后下倾斜,触及横突时回吸无血液和脑脊液,即可缓慢注入局麻药。此外,在第 4 颈椎横突深处注射局麻药 8～10 mL,注药同时,用手压迫远端,封闭颈丛鞘防止药物向第 5 颈椎方向流动。常用于甲状腺手术、颈部瘢痕整形术等颈部手术。膈神经阻滞麻醉进针部位:在胸锁乳突肌锁骨头外侧缘,距锁骨 2.5～3.0 cm 处,前斜角肌前表面进针,回抽无血即可注入药物。常用于膈神经痛的治疗及顽固性膈逆诊断或治疗。

2. 注意事项　①颈丛分深、浅丛,二者同时阻滞,效果较佳。为减少颈深丛阻滞对膈神经影响,一般尽量避免同时双侧阻滞。②严格定位,把握进针方向和穿刺深度。颈椎椎孔大,横突短,因而不可将穿刺针触及横突作为至颈深丛的唯一指标。注射麻药前回抽无血液或脑脊液,以保证和提高颈丛注射的安全性。穿刺针勿入血管或椎管内,用药浓度过高或注药量过大可致喉返神经或膈神经阻滞,故应密切观察呼吸,及时处理。有时可出现 Horner 氏征,须密切观察,可暂不予处理。③颈丛周围结构复杂,颈深丛阻滞麻醉常可波及周围结构,若累及膈神经可引起呼吸困难,累及喉返神经可引起声音嘶哑,药物注入椎动脉可引起毒性反应,穿刺针误入蛛网膜下隙,可引起全脊髓麻醉,应特别注意。

三、颈丛与臂丛阻滞麻醉术

将局部麻醉药注入臂丛神经干周围使其所支配的区域产生神经传导阻滞的麻醉方法称为**臂丛阻滞麻醉术**(brachial plexus block anesthesia)。这是临床上常用的麻醉方法之一,常用于手、前臂、上臂及肩部各种手术。

（一）应用解剖

1. 组成　臂丛由第 5～8 颈神经前支和第 1 胸神经前支的大部分纤维交织而成。该丛的主要结构先经斜角肌间隙向外侧穿出,继而在锁骨中段的后方行向外下进入腋窝。组成臂丛的 5 条脊神经前支经过反复分支、交织和组合后,最后形成 3 个神经束。在腋窝内,3 个神经束分别走行于腋动脉的内侧、外侧和后方,将该动脉的中段包围在中间。这 3 个神经束也因此分别被称为臂丛内侧束、臂丛外侧束和臂丛后束,臂丛的主要分支多发自这 3 条神经束。

2. 位置　依据其发出的局部位置分为锁骨上、下两部。①锁骨上部:包括臂丛的根、干、股。5 条神经根位于斜角肌间隙;3 干位于颈外侧区下部;6 股位于锁骨后方。②锁骨下部:即臂丛的 3 个束。它们在腋窝内围绕腋动脉,周围有筋膜形成的腋鞘包裹。

3. 毗邻　臂丛内下方与胸膜顶和颈根部的血管与神经相邻。主要血管有头臂干、左颈总动脉、左锁骨下动脉及头臂静脉等。主要神经有迷走神经、膈神经和颈交感干等。

（二）应用要点

1. 阻滞部位　臂丛的阻滞部位根据不同的手术部位可分为以下 3 种方法：

（1）肌间沟法　肩部和上臂手术的首选麻醉方法。患者去枕平卧，头偏向对侧，患侧肩下垫薄枕，上肢紧贴身旁。在锁骨上方胸锁乳突肌后缘触及前、中斜角肌与肩胛舌骨肌共同形成的一个三角形间隙，三角形底边处可触及锁骨下动脉搏动，穿刺点即相当于环状软骨边缘第 6 颈椎水平。不宜同时进行两侧阻滞。

（2）腋路法　适用于上臂下 1/3 以下部位手术或骨折手术复位，以手、腕和前臂尺侧部手术为首选。患者平卧去枕，患肢外展 90°，屈肢 90°，手背贴床且靠近头部行军礼状，完全显露腋窝，在腋窝处摸到腋动脉搏动，取动脉搏动最高点为穿刺点。

（3）锁骨上法　患者仰卧，患侧肩下垫一薄枕，头转向对侧，锁骨中点上方约 1 cm处为穿刺点，向内、后、下方向进针找到第 1 肋骨后扇形注药。

2. 注意事项　①肌间沟法可能会误入椎动脉、蛛网膜下隙和硬膜外间隙，应加强对意识、呼吸及循环的观察和监测。肌间沟法还可出现 Horner 氏征、喉返神经和膈神经阻滞等意外与并发症，预防及处理同颈丛阻滞。②避免采用肌间沟法同时双侧阻滞，以防双侧膈神经和喉返神经阻滞造成呼吸抑制。若需同时做双侧臂丛阻滞麻醉，应一侧采用肌间沟法，另一侧采用腋路法或锁骨下法，严格控制单位、时间和用药剂量，防止局麻药中毒。③腋路阻滞时，左手固定针头要稳固，否则易导致穿刺针误入腋动脉内。④臂丛阻滞有发生气胸可能，患者会出现胸闷。应对比阻滞前、后的两肺听诊，患侧呼吸音明显减弱，并伴呼吸困难，即可确定气胸，行 X 射线检查确诊。

四、腰椎穿刺术

腰椎穿刺术（lumbar puncture）是指在严格无菌操作下，将穿刺针头置入蛛网膜下隙的一种技术，是神经科临床常用的检查方法之一，常用于检查脑脊液的性质，对诊断脑膜炎、脑血管病变、脑瘤等神经系统疾病有重要意义。有时也可用于蛛网膜下隙注射药物，以及测定颅内压力和了解蛛网膜下隙是否阻塞等。该操作简便易行，亦比较安全；但如适应证掌握不当，轻者可加重原有病情，重者甚至危及患者安全。

（一）应用解剖

1. 腰椎的特点　腰椎椎体粗壮，横断面呈肾形。椎孔呈卵圆形或三角形。棘突为长方形板状结构，水平伸向后方，末端圆钝，各棘突间隙较宽。因成人脊髓下段达第 1 腰椎下缘，新生儿达第 3 腰椎平面。故临床上通常选择第 3、4 或第 4、5 腰椎棘突间进行穿刺。

2. 腰椎间的连接　腰椎椎弓间的连接韧带有棘上韧带、棘间韧带和黄韧带。**棘上韧带**（supraspinal ligament）起自第 7 颈椎棘突尖部，止于骶正中嵴，腰部最厚最宽，胸部成细索状。棘上韧带的纤维可分为 3 层，深层连接相邻 2 个棘突，且与棘间韧带交织在一起；中层跨越 2～3 个棘突；浅层跨越 3～4 个棘突。老年人棘上韧带可能会发生钙化，给穿刺造成困难。**棘间韧带**（interspinal ligament）连结相邻棘突间的薄层纤维，附着于棘突根部至棘突尖。前方与黄韧带、后方与棘上韧带相移行。腰部的棘间

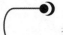

韧带宽而厚,呈四方形。**黄韧带**(ligament flava)位于椎管内,连结相邻两椎弓板之间的韧带,主要由黄色坚韧的弹性纤维构成,纤维走向与椎板垂直。黄韧带在腰部厚而坚韧,因此行腰椎穿刺时,针头穿过黄韧带时有落空感,是进入椎管的重要指征。

3.蛛网膜下隙　脊髓蛛网膜和软脊膜之间较宽阔的间隙称为**蛛网膜下隙**(subarachnoid space),内含脑脊液,成人蛛网膜下隙自第 1 腰椎体下缘至第 2 骶椎平面之间扩大形成终池,此处宽度达 15 mm,内有长的马尾神经根而无脊髓,因马尾神经根游动于脑脊液内,穿刺时不易刺伤,因此,此处是腰椎穿刺的安全部位。

(二)应用要点

1.穿刺部位　患者取侧卧前屈位,成人选择第 3～4 腰椎间隙,小儿选择第 4～5 腰椎间隙处进行穿刺。两侧髂后上棘的连线经过第 4 腰椎棘突,在该标志线上、下方的椎间隙进行腰椎穿刺。

2.穿刺技术　术者用左手固定穿刺点皮肤,右手持穿刺针以垂直背部的方向缓慢刺入,当针头穿过黄韧带时,可感到阻力突然消失有落空感,然后再继续缓慢进针。成人进针深度为 4～6 cm,儿童为 2～4 cm,即可穿破硬脊膜而达蛛膜网下隙。此时可行药物注射或脑脊液的抽取。

3.注意事项　①严格掌握禁忌证,凡疑有颅内压升高者必须先做眼底检查,如有明显视盘水肿或有脑疝先兆者,禁忌穿刺。凡患者处于休克、衰竭或濒危状态以及局部皮肤有炎症、颅后窝有占位性病变者均禁忌穿刺。②穿刺时患者如出现呼吸、脉搏、面色异常等症状时,应立即停止操作,并做相应处理。③抽取脑脊液时将针芯慢慢抽出以防脑脊液迅速流出,造成脑疝。④蛛网膜下隙给药时,应先放出等量脑脊液,然后再等量转换性注入药液。

五、硬膜外穿刺术

硬膜外穿刺术(epidural block)是指将局麻药注入硬膜外隙,阻滞脊神经根,使其支配区域的感觉和(或)运动功能消失的麻醉方法,可在颈、胸、腰、骶各段间隙进行。

(一)应用解剖

硬膜外隙(epidural space)是硬脊膜与椎管内面的骨膜及黄韧带之间的间隙,其内略呈负压,内含疏松结缔组织、脂肪组织、椎内静脉丛和淋巴管,并有脊神经根及其伴行血管通过。由于硬脊膜在枕骨大孔处与骨膜愈合紧密,故硬膜外隙与颅内不相通。各部分的硬膜外隙宽度有较大差异。硬脊膜与后纵韧带之间几乎不存在间隙,而侧面及后面间隙较宽,约 3～5 mm。在腰部宽度可达 5 mm 以上,有利于穿刺成功和硬膜外导管置入。临床硬膜外麻醉即是将药物注入此腔,以阻滞脊神经根内的神经传导。硬膜外隙被脊神经根划分为前、后两腔。在中线上,前腔有疏松结缔组织连于硬脊膜与后纵韧带,后腔有纤维隔连于椎弓板与硬脊膜后面。这些结构以颈段和上胸段的出现率为高,且较致密,是导致硬膜外麻醉出现单侧麻醉或麻醉不全的解剖学因素。

(二)应用要点

1.穿刺部位　患者穿刺体位有侧卧位和坐位两种,临床上主要采用侧卧位。穿刺点应根据手术部位选定,一般取支配手术范围中央的相应棘突间隙。通常上肢穿刺点在第 3～4 胸棘突间隙,上腹部手术在第 8～10 胸棘突间隙,中腹部手术在第 9～11 胸棘突间隙,下腹部手术在第 12 胸棘到第 2 腰棘突间隙,下肢手术在第 3~4 腰棘突间隙,会阴部手术在腰 4~5 间隙。

2. 进针技术　有直入法和侧入法两种。

(1)直入法　在穿刺点做皮丘及皮下浸润麻醉;左手拇指固定皮肤,右手持穿刺针,刺入皮肤及皮下组织后双手持针,双手用力相互拮抗,缓慢推进,经棘上韧带进入黄韧带,有坚韧感,取出针芯,接内含生理盐水和小气泡的注射器,此时推动注射器芯有回弹阻力感,气泡变形,然后边试阻力,边缓慢进针,每次 2 mm 左右,至针尖阻力消失(有明显的落空感)。注入盐水无阻力,气泡不变形,轻轻回抽无血液及脑脊液,根据需要向头(尾)置管,保留导管 3~4 cm,退针,包扎穿刺点。

(2)侧入法　穿刺点离中线 1 cm,针倾斜45°向中线方向刺入黄韧带,其余操作同直入法。完成穿刺后,改平卧位。

3. 注意事项　①遇穿刺困难应更换间隙,切忌反复多次在同一点穿刺,穿刺超过3 次不成功应放弃该麻醉方法。②硬膜外穿刺成功的关键是不能刺破硬脊膜,故特别强调针尖刺破黄韧带时的落空感觉,并且因硬膜外隙呈负压而有抽空感;相反,穿入蛛网膜下隙时,有脑脊液流出并呈正压。③每次注药前应常规轻轻回抽,注意有无血液及脑脊液反流,若遇血液反流应用生理盐水反复冲洗或注入含有肾上腺素的生理盐水冲洗,至流出清澈液体后方可注药,否则更换间隙穿刺或更换麻醉方法。

六、骶管阻滞麻醉术

骶管阻滞麻醉术(Sacral block anesthesia)是经骶管裂孔将局麻药注入骶部硬膜外隙,阻滞骶部脊神经,属于硬膜外阻滞的一种。由于骶管内神经分布丰富,因此局麻药毒性反应发生率略高于其他部位的硬膜外阻滞。又因骶管裂孔的解剖变异较多,易造成穿刺失误或药液由骶管外溢,因此骶管阻滞的失效率亦较其他部位的硬膜外阻滞高。该麻醉术适用于直肠、肛门、会阴手术,也适于小儿腹部手术。

(一)应用解剖

骶骨由 5 块骶椎在 17~23 岁融合而成,呈倒三角形,底向上接第 5 腰椎,尖向下接尾骨。有时第 1 骶椎不与其他椎骨融合,形成第 6 腰椎,称骶椎腰化;有时第 5 腰椎与骶骨融合,称腰椎骶化。以上两种情况常可以刺激坐骨神经根而致慢性腰腿痛。骶骨前面凹陷,上缘中份向前隆凸称岬,中部有 4 条椎体融合形成的横线,横线两端有 4 对骶前孔,有骶神经前支通过。骶骨背面粗糙隆凸,正中线上有棘突融合而成的骶正中嵴,嵴两侧有 4 对骶后孔,分别有第 1~4 骶神经后支穿过,可经这些孔做骶神经阻滞麻醉。骶正中嵴下方有骶管裂孔,裂孔两侧有向下突出的骶角,体表易于触及,是骶管裂孔的定位标志。骶管贯穿骶骨内面,容量 20~25 mL,并随骶骨而弯曲。骶管上接椎管的下部,下口即骶管裂孔。骶神经根位于骶管硬膜外隙两侧,外包纤维鞘和脂肪。第 1~3 骶神经根较粗大,骶神经鞘较厚,周围脂肪较多,这可能成为骶神经麻醉不全的因素。骶段硬膜外隙上大下小,前宽后窄,硬脊膜紧靠椎管后壁,间距为0.1~0.15 cm,骶管麻醉时应注意刺针的角度。硬脊膜囊平第 2 骶椎高度变细,包裹终丝,其前、后方有纤维索把它连于骶管前、后壁上,结合较紧,似有中隔作用,且腔内充满脂肪,这可能是骶管麻醉也会出现单侧麻醉的因素。

（二）应用要点

1. 穿刺部位　患者取左侧卧位，双下肢屈曲。从尾骨尖沿中线向上，即可扪及凹陷的骶管裂孔及两侧的骶角。两骶角连线的中点即为穿刺部位。

2. 穿刺技术　将穿刺针与皮肤垂直刺进皮肤，当刺破骶尾韧带时可有阻力消失的感觉。此时将针干向尾侧倾斜，与皮肤呈 30°～45°顺势推进 2 cm，即可到达骶管腔。

3. 注意事项　①穿刺前，需于骶管裂孔中心做皮内小丘，但不做皮下浸润，否则将使骨性标志不清，妨碍穿刺点定位。②骶管有丰富的静脉丛，除容易穿刺出血之外，对局麻药的吸收也较快，故较易引起轻至重度的局麻药毒性反应。此外，抽吸有较多回血时，应放弃骶管阻滞，改用腰部硬膜外阻滞。③由于硬膜囊下端终止于第 2 骶椎水平，第 2 骶椎的骨性标志是髂后上棘连线，故穿刺针进入深度不得超过此线，否则有刺入蛛网膜下隙的危险。

七、小脑延髓池穿刺术

小脑延髓池穿刺术（cerebellomedullary cisternal puncture）是将穿刺针于小脑延髓池处置入蛛网膜下隙的一种技术，用于抽取脑脊液、减压、气脑造影、下行脊髓造影或注入药物等。通常是因腰脊柱区的畸形、局部感染或蛛网膜下隙粘连而不能行腰椎穿刺或腰椎穿刺无法取得脑脊液时的穿刺技术。临床儿科也可与腰椎穿刺同时进行，用以减压或定量分析等。

（一）应用解剖

脑蛛网膜（cerebralarachnoid mater）是一层薄而透明的结缔组织膜，缺乏血管和神经，其与硬脑膜之间有硬膜下隙，与软脑膜之间有蛛网膜下隙。蛛网膜下隙内充满脑脊液，此隙向下与脊髓蛛网膜下隙相通。脑蛛网膜包被整个脑的表面，除大脑纵裂和大脑横裂处以外，均跨越脑的沟裂而不深入其内，故蛛网膜下隙的大小不一，此隙在某些部位扩大称**蛛网膜下池**（subarachnoid cistern），如视交叉池、脚间池、桥池、四叠体上池等。**小脑延髓池**（cerebellomedullary cistern）是位于小脑与延髓背面之间的蛛网膜下池。该池在枕骨大孔处向下移行为脊髓蛛网膜下隙，向上经正中孔和外侧孔通第四脑室，故临床上可在此处进行穿刺，抽取脑脊液。

（二）应用要点

1. 穿刺部位　患者穿刺体位有侧卧位和坐位两种，临床上主要采用侧卧位。穿刺点的选定有两种方法，即两乳突尖连线中点或枕外粗隆至第 2 颈椎棘突连线的中点。

2. 穿刺技术　局部麻醉后，左手拇指固定第 2 颈椎棘突，右手持针，在选定的穿刺点处缓慢刺入，针刺指向眉间。针尖穿过寰枕筋膜和硬脑膜时，有明显落空感，将针芯拔出有脑脊液流出，即已进入小脑延髓池。如穿刺针遇枕骨大孔后缘骨质受阻，可将针稍退后 1～2 cm，将针尖向下稍移动，再缓慢刺入。穿刺深度随患者年龄、胖瘦而异。成年人 4～7 cm，小儿一般为 3～4 cm。

3. 注意事项　①穿刺时，方向应严格循中线，不可偏向一侧。如穿刺针有血液流出或抽出，则说明穿刺偏向侧方，轻者头痛、呕吐、发热，严重者可引起延髓受压征象。轻者应严格卧床，给予止血药物，腰穿引流血性脑脊液等。严重者疑有颅后窝血肿，应立即行颅后窝探查。②严格掌握穿刺深度，穿刺过深可损伤延髓，一旦损伤延髓应立即终止穿刺,严密观察,积极复苏处理。

八、前囟和后囟穿刺术

前囟和后囟穿刺术(anterior fontanelle and posterior fontanelle punctur)是经囟门将针穿入硬脑膜窦内,自上矢状窦穿刺取血的方法。新生儿患者在疾病诊治中常需采集血液进行检查,通常由于其四肢、头皮及颈部的浅静脉不易穿刺成功,故改用前囟或后囟穿刺取血。其简便,高效,适用于前、后囟未闭合的婴幼儿。

(一)应用解剖

新生儿颅顶各骨尚未完全发育,骨缝见充满纤维组织膜,在多骨交接处,间隙的膜较大,称为**颅囟**(cranial fontanelle)。共有6个囟,前、后囟各一个,两对外侧囟(蝶囟和乳突囟)。

1. **前囟**(anterior fontanelle) 位于冠状缝与矢状缝相接处,呈菱形,是最大的囟。前后径约为40 mm,横径约为25 mm。出生后第3个月其直径为26 mm,面积为137 mm^2,男性略大于女性。前囟以后逐渐变小,通常在1～2岁左右闭合。前囟处从皮肤到上矢状窦的软组织厚度为4.0～4.5 mm。

2. **后囟**(poterior fontanelle) 位于人字缝与矢状缝汇合处,多呈三角形。后囟通常在出生后6个月内闭合。后囟处从皮肤到上矢状窦的软组织厚度为4.5～5.0 mm。

3. **硬脑膜窦**(dural sinus) 为硬脑膜内、外两层在某些部位分开所形成的腔隙,内面衬以内皮细胞,窦内含静脉血,窦壁无平滑肌,不能收缩,固损伤时不易止血,易形成颅内血肿。硬脑膜窦包括上矢状窦、下矢状窦、直窦、横窦、乙状窦、海绵窦、岩上窦和岩下窦。前、后囟穿刺术所穿入的硬脑膜窦为上矢状窦。上矢状窦位于大脑镰上缘,颅顶骨矢状沟内,前方起自盲孔,向后终于窦汇。

(二)应用要点

1. 穿刺部位 前囟的穿刺点选择在前囟的后角正中,患者取仰卧位。后囟的穿刺点选择在后囟正中,患者取俯卧位或侧卧位。

2. 穿刺技术 操作者站在患儿头侧,助手右手托患儿颈部,左手固定头部,使上矢状窦与操作台面垂直。穿刺针穿经皮肤、浅筋膜、帽状腱膜及囟的膜性结构达上矢状窦。可用执笔式持注射器刺入。前囟穿刺时在穿刺点针与头皮间斜向45°进针,针尖指向眉间。后囟穿刺时在穿刺点刺向颅顶方向,针与头皮角度呈35°～40°。穿刺深度4～5 mm,不超过10 mm。要边进针边回抽,有落空感后即停止进针。

3. 注意事项 ①严格无菌操作,防止感染。②针头不宜过粗,硬脑膜缺乏弹性,拔针后针眼不会立即自行闭合,应行局部压迫片刻,以减少漏血。拔针后注意观察穿刺部位出血情况,有出血倾向者不宜采取此类操作。③新生儿后囟穿刺易于成功。④稍大的婴幼儿应选前囟穿刺。前囟处上矢状窦较细,穿刺难度较大。穿刺时进针方向应沿头颅正中矢状方向,不可偏向两侧,勿摇动或转动方向,以免损伤脑组织。

(郑州大学 邵金平)

第九章

内分泌系统

　　内分泌系统(endocrine system)由内分泌腺和内分泌组织组成(图9-1)。内分泌腺血供丰富,没有导管,分泌的活性物质称为激素,激素直接进入血液循环。每种激素作用的特定器官或细胞称为该激素的靶器官或靶细胞。内分泌腺包括甲状腺、甲状旁腺、垂体、肾上腺、松果体和生殖腺等。内分泌组织以细胞团的形式分布于多个器官或组织中,包括睾丸内的间质细胞、卵巢内的黄体和卵泡、胰腺内的胰岛等。另外,脉管和内脏等许多器官组织也兼有内分泌功能。内分泌系统是机体的调节系统,与神经系统共同调控机体的生长发育、新陈代谢、生殖等。

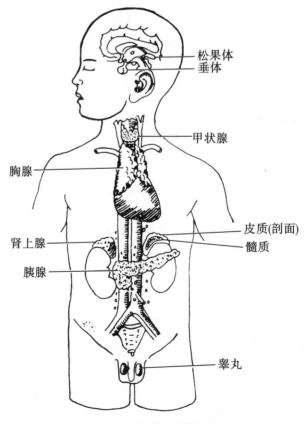

松果体
垂体

甲状腺

胸腺

皮质(剖面)

肾上腺

髓质

胰腺

睾丸

图9-1　内分泌系统概观

第一节 甲状腺及甲状旁腺

一、甲状腺

1. 位置和形态 甲状腺(thyroid gland)由左、右侧叶及中间的峡部构成,呈"H"形(图9-2,图9-3)。成年甲状腺平均重量男性 26.71 g,女性 25.34 g。甲状腺侧叶呈锥体形,位于喉下部与气管颈部的前外侧,上极可高达甲状软骨中部;下极位于第6气管软骨环,后方平对第5~7颈椎高度;甲状腺峡部位于第2~4气管软骨环的前方,大约50%人自峡部向上伸出锥状叶,最长可达舌骨平面。

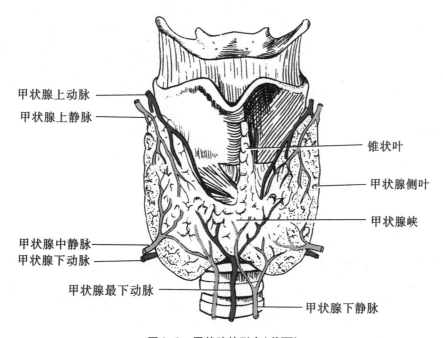

甲状腺上动脉
甲状腺上静脉

锥状叶

甲状腺侧叶

甲状腺峡

甲状腺中静脉
甲状腺下动脉

甲状腺最下动脉

甲状腺下静脉

图9-2 甲状腺的形态(前面)

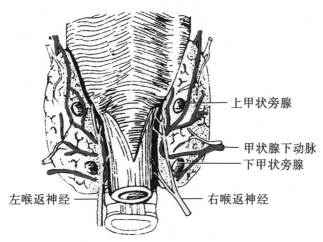

上甲状旁腺

甲状腺下动脉
下甲状旁腺

左喉返神经

右喉返神经

图9-3 甲状腺的形态(后面)

2.毗邻　甲状腺侧叶内侧毗邻气管、喉、咽和食管,背面有甲状旁腺,后外方与颈部血管相邻。气管前筋膜包绕甲状腺,称为甲状腺鞘。甲状腺鞘有纤维束附着甲状软骨、环状软骨和气管软骨环,称为甲状腺悬韧带。做吞咽动作时,甲状腺可随着喉的活动而上、下移动。

3.血供　甲状腺的血供主要源于甲状腺下动脉(锁骨下动脉的分支)和甲状腺上动脉(颈外动脉的分支),部分人有甲状腺最下动脉。甲状腺血供十分丰富。

4.功能　甲状腺分泌甲状腺素,提高神经兴奋性,维持基础代谢率,促进生长发育。其调节机制包括下丘脑-垂体-甲状腺轴控制系统和甲状腺腺体内的自身调节系统。若小儿甲状腺功能低下,不仅引起身体矮小,而且会出现智力低下,即为呆小症。

二、甲状旁腺

甲状旁腺(parathyroid gland)是黄豆大小的、呈棕黄色、卵圆形的腺体,位于甲状腺侧叶的背面甲状腺鞘与固有囊之间(图9-3),通常有上、下两对,共4枚。每枚甲状旁腺平均重量50 mg。甲状旁腺的血供主要来自甲状腺下动脉。

甲状旁腺分泌甲状旁腺素,其主要靶器官为骨和肾,具有升高血钙和降低血磷的作用。在甲状旁腺素和降钙素的共同调控作用下,维持机体血钙的稳定。如对甲状旁腺的解剖学位置缺少足够的认识,就可能导致甲状腺手术中损伤或摘除甲状旁腺而引起低血钙。

第二节　垂　体

1.位置和毗邻　**垂体**(hypophysis)是灰红色的椭圆形小体,位于颅底蝶骨体的垂体窝内,借漏斗连于下丘脑,外包坚韧的结缔组织被膜。成人垂体平均重量男性0.5 g,女性0.6 g(图9-4)。

2.形态　垂体分为前部的**腺垂体**(adenohypophysis)和后部的**神经垂体**(neurohypophysis)两大部分。腺垂体又分为远侧部、结节部和中间部。神经垂体包括神经部和漏斗部,漏斗部与下丘脑相连,包括漏斗柄和正中隆起。通常所说的垂体前叶主要指远侧部和结节部,后叶主要指神经部和中间部。

3.功能　垂体是机体最复杂的内分泌腺。垂体所产生的激素既与身体骨骼和软组织的生长有关,又可影响其他内分泌腺的功能。

垂体前叶分泌的激素主要有生长激素、促甲状腺激素、促肾上腺皮质激素、促性腺激素和催乳素。生长激素可促进肌肉、骨、内脏的生长。若幼年时该激素分泌不足可引起垂体性侏儒症;若该激素分泌过多,在骨骼发育成熟前引起巨人症,在骨骼发育成熟后引起肢端肥大症。促甲状腺激素、促肾上腺皮质激素和促性腺激素分别促进甲状腺、肾上腺皮质和性腺的分泌活动。催乳素促使已发育且具备泌乳条件的乳腺分泌乳汁。垂体后叶主要储存和释放视上核和室旁核分泌的抗利尿激素(血管加压素)和催产素。抗利尿激素作用于肾远曲小管和集合管,可使尿量减少,尿液浓缩;催产素可促进子宫平滑肌收缩,也可促进乳腺分泌乳汁。

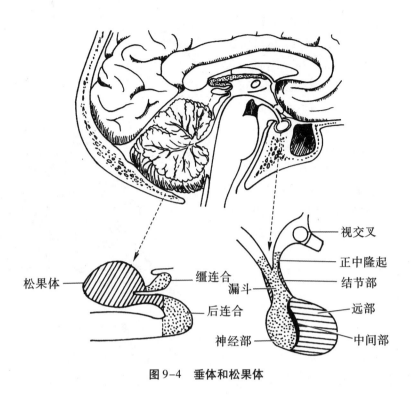

视交叉
正中隆起
结节部
漏斗
松果体
缰连合
远部
后连合
中间部
神经部

图9-4 垂体和松果体

第三节 松果体

松果体(pineal body)是褐色的扁圆锥形小体,又称脑上腺。位于背侧丘脑的内上后方,是上丘脑的一部分,以细柄连于第三脑室顶(图9-4)。松果体被软脑膜延续而来的结缔组织包裹,被膜随血管伸入实质中,将实质分为多个小叶。在儿童时期比较发达,一般7岁后逐渐萎缩退化,腺细胞减少,结缔组织增生。松果体分泌的**褪黑素**(melatonin),影响机体的代谢活动,抑制性腺的发育和活动等。褪黑激素的分泌受到光照的影响。若松果体发生病变,分泌的褪黑素减少,可导致性早熟或生殖器官过度发育;若其分泌功能亢进则可导致青春期延迟。

第四节 肾上腺

肾上腺(adrenal gland)是成对的灰黄色的内分泌器官,位于肾脏上方,左右各一,左侧近似半月形,右侧呈三角形,重约7 g(图9-5)。肾上腺与肾共同包裹在肾筋膜内,少量结缔组织伴随血管神经进入肾上腺实质。肾上腺实质包括周围的皮质和中央的髓质。

肾上腺皮质分泌的激素包括盐皮质激素、糖皮质激素和性激素,其作用分别是调节机体水盐平衡、调节碳水化合物代谢和影响第二性征等。肾上腺髓质分泌儿茶酚胺,主要包括肾上腺素和去甲肾上腺素,其作用是加快心跳,加强心肌收缩力,收缩小动脉以维持血压。当肾上腺髓质发生病变,如出现嗜铬细胞瘤,分泌大量肾上腺素和去甲肾上腺素,主要表现为高血压。

肾上腺的体积较小,血液供应却十分丰富。肾上腺的动脉有上、中、下三支,分布于肾上腺的上、中、下三部。肾上腺上动脉起自膈下动脉;肾上腺中动脉起自腹主动脉;肾上腺下动脉起自肾动脉。

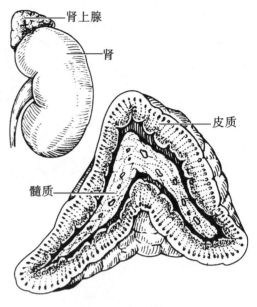

图 9-5 肾上腺

第五节 胰岛

胰岛(pancreatic islet)是许多大小不等和形态不一的细胞团,散布在胰腺中,是胰腺的内分泌部分(图 9-6)。胰岛细胞主要包括 α 细胞、β 细胞、δ 细胞及 PP 细胞。α 细胞分泌胰高血糖素,可升高血糖;β 细胞分泌胰岛素,可降低血糖;δ 细胞分泌生长抑素;PP 细胞分泌胰多肽。胰岛素和胰高血糖素共同调节血糖浓度,维持血糖稳态。

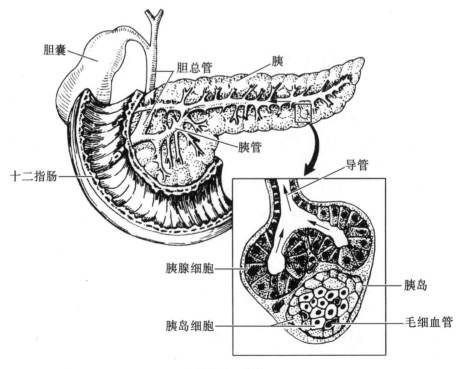

图 9-6 胰岛

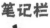

第六节 生殖腺

睾丸（testis）位于阴囊内，左右各一，是男性生殖腺体（图9-7）。一般左侧略低于右侧。睾丸呈微扁的椭圆形，表面光滑，分内、外侧两面，前、后两缘和上、下两端。其前缘游离；后缘有血管、神经和淋巴管出入，并与附睾和输精管的睾丸部相接触。其作用是产生精子和雄激素。雄激素由生精小管的间质细胞分泌，直接进入血液循环，激发男性第二性征的出现，并维持正常的性功能。睾丸随着性成熟而生长，到老年随着性功能的衰退而萎缩。

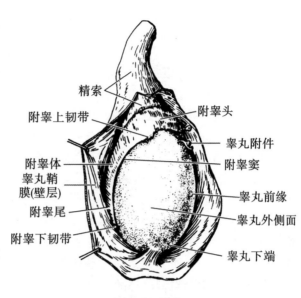

图9-7 睾丸

卵巢（ovary）是女性灰红色的生殖腺体，左右各一，一般左侧大于右侧，质较韧硬，幼女时表面平滑，性成熟后，由于卵泡的膨大和排卵后结瘢，致使其表面凹凸不平。卵巢位于子宫底的后外侧，盆腔侧壁的卵巢窝内（图9-8）。当妊娠时，由于子宫的移动，其位置也有极大的改变。其完全被子宫阔韧带后叶包裹形成卵巢囊。卵巢可产生卵泡，卵巢壁的细胞可产生雌激素和孕激素。雌激素可促进子宫、阴道和乳腺的生长发育，激发并维持女性第二性征。孕激素可刺激子宫内膜增厚和乳腺发育。

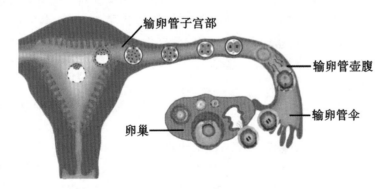

图9-8 卵巢

第七节　护理应用解剖学

一、甲状腺疾病患者的护理与解剖的关系

1.**甲状腺功能亢进症**（hyperthyroidism）　简称甲亢，是指甲状腺功能亢进而产生过多的甲状腺激素，引起以消化、神经、循环等系统兴奋性增高和代谢亢进为主要表现的临床综合征。其原因包括**弥漫性毒性甲状腺肿**（Graves 病）、结节性毒性甲状腺肿和甲状腺自主高功能腺瘤，其中 80% 以上的是 Graves 病引起的。Graves 病具有家族遗传倾向，且年轻女性多发。症状主要有易激动、怕热、失眠、乏力、多汗、食欲亢进、腹泻、消瘦、心悸和女性月经稀少等，少数老年患者症状不典型。Graves 病的体征有程度不等的甲状腺弥漫性肿大、无压痛，甲状腺上、下极可以触及震颤，闻及血管杂音，心血管系统表现有心率加快、心脏增大和脉压差增大等，少数患者出现胫前黏液水肿。眼部表现有单纯性突眼或浸润性突眼。护理过程中注意评估精神状态、营养、皮肤和黏膜、眼征、甲状腺、心脏及其基础代谢率等，防止出现甲状腺危象等严重并发症。

2.**甲状腺功能减退症**（hypothyroidism）　简称甲减，是指甲状腺素合成、分泌或生物学效应不足导致的以甲状腺功能减退为主要特征的代谢综合征，其主要原因有：①自身免疫损伤，最多见自身免疫性甲状腺炎，如桥本甲状腺炎；②甲状腺破坏，包括甲状腺外科手术、¹³¹I 治疗、发育异常等；③碘过量；④垂体或下丘脑病变，促甲状腺释放激素或促甲状腺素释放减少。根据发病程度不同可分为临床甲减和亚临床甲减。甲状腺功能减退症发病较为隐匿，病程长，症状主要以代谢率和交感神经兴奋性均下降为主。典型表现为畏寒、嗜睡、反应迟钝、手足肿胀感、少汗、便秘、心率减慢、女性月经紊乱或不孕等，严重时可有黏液性水肿面容。因此，在护理过程需要关注上述表现。

3.**亚急性甲状腺炎**（subacute thyroiditis）　也称为肉芽肿性甲状腺炎，约占甲状腺疾病5%，40～50 岁女性多见。其病因和病毒感染有关，如流感病毒和腺病毒等。临床表现为起病前 1～3 周有病毒感染史，甲状腺轻中度肿大，甲状腺区有明显的疼痛，可放射到耳部。也可有全身不适、食欲缺乏、心率加快、多汗和乏力等，少数病例出现颈部淋巴结肿大。

4.**甲状腺结节**（thyroid nodule）　是临床常见的病症，一般人群中触诊检出率约5%，约有 10% 甲状腺结节是甲状腺癌。甲状腺结节重点是鉴别其良恶性。良性甲状腺结节的病因有良性甲状腺瘤、多结节性甲状腺肿和甲状腺囊肿等。甲状腺结节可随吞咽动作上下移动，结节的大小、位置、质地、功能及其临床意义各有不同。甲状腺结节的生长可能会影响甲状腺的正常功能，如果结节产生过多激素，患者就会有甲亢症状。食物中碘缺乏或碘过多可能是结节生长的主要因素之一。

二、垂体瘤患者的护理与解剖的关系

垂体瘤（pituitary tumor）是较为常见的临床内分泌腺瘤，约占颅内肿瘤15%，根据肿瘤的大小可分为微腺瘤（直径<10 mm）和大腺瘤（直径>10 mm）。临床表现可分为

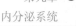

两种:①激素分泌异常表现,可为激素分泌亢进引起的症候群;也可随着垂体腺瘤的增大,压迫正常垂体组织,使垂体功能减退导致内分泌功能障碍,继发性腺、肾上腺皮质、甲状腺功能减退和生长激素缺乏。②病变占位扩张表现,局部脑组织受压迫所产生的症状,一般早期多有头痛,但程度较轻,呈间歇性发作或持续性隐痛。若向上发展可压迫视神经交叉出现视野缺损、视力减退。

三、糖尿病患者的护理与解剖的关系

糖尿病(diabetes mellitus)是一组以慢性高血糖为特征的代谢性疾病,其病理改变为胰岛素分泌缺陷或其生物效应受损,或两者兼有引起。糖尿病患者长期存在的高血糖可引起多种组织损害,导致眼、肾、心、血管、神经等组织器官的慢性损害和功能障碍。病情严重时可出现急性严重并发症,如糖尿病酮症酸中毒。糖尿病分型:①1 型糖尿病,胰岛 β 细胞受损,常导致胰岛素分泌绝对缺乏;②2 型糖尿病,胰岛素分泌相对不足和(或)胰岛素抵抗。③其他特殊类型糖尿病,如胰岛素作用的基因缺陷;④妊娠糖尿病,指妊娠期间的糖代谢异常。其典型临床表现为多饮、多食、多尿和体重减轻。但多数患者没有典型症状,仅在健康体检时发现高血糖。护理过程中注意评估营养状况、皮肤完整性、酮症酸中毒、低血糖、糖尿病足等严重并发症,指导患者适量运动,控制饮食。

（郑州大学　徐高磊）

参考文献

[1]张伟宏. 护理解剖学[M]. 北京:人民卫生出版社,2014.

[2]刘荣志,张伟. 人体解剖学[M]. 郑州:郑州大学出版社,2014.

[3]游言文,徐玉英. 实用人体解剖学图谱[M]. 郑州:郑州大学出版社,2015.

[4]柏树令. 系统解剖学[M]. 2版. 北京:人民卫生出版社,2010.

[5]刘桂萍. 护理应用解剖学[M]. 北京:人民卫生出版社,2010.

[6]丁自海,范真. 人体解剖学[M]. 2版. 北京:人民卫生出版社,2012.

[7]张伟宏,郑老须. 人体解剖学与组织胚胎学[M]. 北京:军事医学科学出版社,2013.

[8]丁自海. 人体解剖学[M]. 北京:人民卫生出版社,2013.

[9]柏树令. 系统解剖学[M]. 8版. 北京:人民卫生出版社,2014.

[10]蒋文华. 神经解剖学[M]. 上海:复旦大学出版社,2002.

[11]徐达传. 系统解剖学[M]. 3版. 北京:高等教育出版社,2012.

[12]柏树令,应大君. 系统解剖学[M]. 8版. 北京:人民卫生出版社,2013.

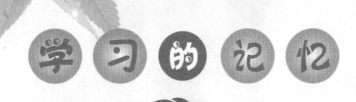

小事拾遗：⋯⋯⋯⋯⋯⋯⋯⋯⋯⋯⋯⋯⋯⋯⋯⋯⋯⋯⋯⋯⋯⋯⋯⋯⋯⋯⋯⋯⋯⋯⋯⋯⋯⋯⋯⋯⋯

⋯⋯⋯

⋯⋯⋯

⋯⋯⋯

⋯⋯⋯

⋯⋯⋯

⋯⋯⋯

学习感想：⋯⋯⋯⋯⋯⋯⋯⋯⋯⋯⋯⋯⋯⋯⋯⋯⋯⋯⋯⋯⋯⋯⋯⋯⋯⋯⋯⋯⋯⋯⋯⋯⋯⋯⋯⋯⋯

⋯⋯⋯

⋯⋯⋯

⋯⋯⋯

⋯⋯⋯

⋯⋯⋯

⋯⋯⋯

学习的过程是知识积累的过程，也是提升能力、稳步成长的阶梯，大家的小注释、理解汇集成无限的缘分、友情和牵挂，请简单手记这一过程中的某些"小事"，再回首时定会有所发现、有所感悟！

学习的记忆

姓名：＿＿＿＿＿＿＿＿＿

本人于20＿＿＿年＿＿＿月至20＿＿＿年＿＿＿月参加了本课程的学习

此处粘贴照片

任课老师：＿＿＿＿＿＿＿＿　＿＿＿＿＿＿＿＿　班主任：＿＿＿＿＿＿＿＿

班长或学生干部：＿＿＿＿＿＿＿＿　＿＿＿＿＿＿＿＿　＿＿＿＿＿＿＿＿

我的教室（请手写同学的名字，标记我的座位以及前后左右相邻同学的座位）